OPERATIVE APPROACHES IN ORTHOPEDIC SURGERY AND TRAUMATOLOGY

2nd Edition

骨科手术入路图解

Founded by

Rudolf Bauer [奥]

Fridun Kerschbaumer [德]

Sepp Poisel [奥]

主编

Fridun Kerschbaumer [德]

Kuno Weise [德]

Carl Joachim Wirth [德]

Alexander R. Vaccaro [美]

主 译　张　伟　王新伟

副主译　于晓巍　陈宇杰　孙　辉

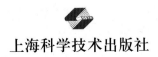

上海科学技术出版社

图书在版编目（CIP）数据

骨科手术入路图解 /（德）弗里登·克什鲍默
（Fridun Kerschbaumer）等主编；张伟，王新伟主译 .
—上海：上海科学技术出版社，2020.1（2024.6 重印）
ISBN 978-7-5478-4519-6

Ⅰ. ①骨⋯　Ⅱ. ①弗⋯　②张⋯　③王⋯　Ⅲ. ①骨疾病
－外科手术－图解　Ⅳ. ① R68-64

中国版本图书馆 CIP 数据核字（2019）第 141656 号

Original title: Operative Approaches in Orthopedic Surgery and Traumatology, 2/e
Founded by Rudolf Bauer / Fridun Kerschbaumer / Sepp Poisel
Edited by Fridun Kerschbaumer / Kuno Weise / Carl Joachim Wirth / Alexander R. Vaccaro
Illustrations by Gerhard Spitzer / Holger Vanselow / Reinhold Henkel

上海市版权局著作权合同登记号 图字：09-2016-409 号

骨科手术入路图解

Founded by　Rudolf Bauer [奥]　Fridun Kerschbaumer [德]　Sepp Poisel [奥]
主　编　　Fridun Kerschbaumer [德]　Kuno Weise [德]　Carl Joachim Wirth [德]　Alexander R. Vaccaro [美]
主　译　　张　伟　王新伟
副主译　　于晓巍　陈宇杰　孙　辉

上海世纪出版（集团）有限公司
上 海 科 学 技 术 出 版 社　出版、发行
（上海市闵行区号景路 159 弄 A 座 9F-10F）
邮政编码 201101　www.sstp.cn
浙江新华印刷技术有限公司印刷
开本 889×1194　1/16　印张 27　插页 4
字数 600 千字
2020 年 1 月第 1 版　2024 年 6 月第 4 次印刷
ISBN 978-7-5478-4519-6/R · 1883
定价：248.00 元

内容提要

　　本书为国际上最为经典的描述骨科与创伤外科手术入路的图谱之一，被美国骨科医师协会列入美国骨科专科医师培训阶段推荐阅读书目。其通过新颖的编写理念、简洁的文字风格以及精美的手术解剖插图表现出来的手术入路展示方式，重新定义了临床教授骨科手术入路的范式。自 1987 年第 1 版问世后本书便得到了业内的高度赞誉，是临床骨科医生案头必备的参考书。

　　新版沿承了第 1 版的编写风格，内容包括四个部分，按照人体的部位逐步展开，包括脊柱（前路和后路）、骨盆与下肢、肩部与上肢，基本涵盖了临床上常用的各个部位手术入路。对每一种入路的介绍包括主要适应证、患者准备、体位、麻醉和切口、显露、切口闭合。其中重点部分为"显露"，以大量绘制精美、解剖层次清晰细致的线条图，结合精练的文字说明，将手术显露的过程一步步清晰地展现给读者。

译者名单

主　译

张　伟　王新伟

副主译

于晓巍　陈宇杰　孙　辉

译　者

（以姓氏笔画为序）

王占超　尹博浩　刘敬文　关俊杰　吴天一

张保焜　陈　宇　陈泓弛　周祖彬　单浩杰

胡津铨　顾一飞　徐　辰　徐　俊　殷文靖

董敏杰　潘晨皓

编者名单

-------------------------------- 主编 --------------------------------

Fridun Kerschbaumer, MD

Professor

Head of the Orthopaedic Surgery and Rheumatology Department

Red Cross Hospital

Frankfurt, Germany

Kuno Weise, MD

Professor

Formerly Head of the BG Trauma Hospital Tübingen

University of Tübingen

Tübingen, Germany

Carl Joachim Wirth, MD

Professor

Formerly Head of the Department of Orthopaedic Surgery

Hannover Medical School

Hannover, Germany

Alexander R. Vaccaro, MD, PhD

Richard H. Rothman Professor and Chairman of Orthopaedic Surgery

Professor of Neurosurgery

Co-Director of the Delaware Valley Spinal Cord Injury Center

Co-Chief of Spine Surgery

Co-Director of the Spine Fellowship Program

President of the Rothman Institute

Thomas Jefferson University

Philadelphia, Pennsylvania, USA

编者

Rudolf Bauer, MD
Professor
Formerly Department of Orthopaedic Surgery
Medical University of Innsbruck
Innsbruck, Austria

Michael Dienst, MD
Associate Professor
OCM Orthopaedic Surgery Munich
Munich, Germany

Oliver Eberhardt, MD
Department of Orthopaedic Surgery
Olgahospital
Stuttgart, Germany

Karin Häringer, MD
Center for Orthopaedic Surgery and Traumatology
Städtisches Klinikum München Bogenhausen
Munich, Germany

Bernhard Hirt, MD
Professor
Head of the Department of Clinical Anatomy
Institute of Anatomy
University of Tübingen
Tübingen, Germany

Dankward Höntzsch, MD
Professor
Department of Medical Technology Development
BG Trauma Hospital Tübingen
University of Tübingen
Tübingen, Germany

Frank Kandziora, MD
Professor
Head of the Center for Spinal Surgery
BG Trauma Hospital Frankfurt
Frankfurt, Germany

Fridun Kerschbaumer, MD
Professor
Head of the Orthopaedic Surgery and Rheumatology
Department
Red Cross Hospital
Frankfurt, Germany

Dieter Kohn, MD
Professor
Head of the Department of Orthopaedic Surgery
Saarland University
Homburg, Germany

Philipp Lobenhoffer, MD
Professor
Sportsclinic Germany
Hannover, Germany

Markus Michel, MD
Orthopaedic Center Münsingen
Münsingen, Switzerland

Sepp Poisel, MD†
Professor
Formerly Institute of Anatomy
University of Innsbruck
Innsbruck, Austria

Andreas Roth, MD
Professor
Head of the Division for Total Joint Replacement
University Hospital Leipzig
Leipzig, Germany

Fabian Stuby, MD
Senior Surgeon at the Department for Trauma
and Reconstructive Surgery
BG Trauma Hospital Tübingen
University of Tübingen
Tübingen, Germany

Alexander R. Vaccaro, MD, PhD
Richard H. Rothman Professor and Chairman of Orthopaedic
Surgery
Professor of Neurosurgery
Co-Director of the Delaware Valley Spinal Cord Injury Center
Co-Chief of Spine Surgery
Co-Director of the Spine Fellowship Program
President of the Rothman Institute
Thomas Jefferson University
Philadelphia, Pennsylvania, USA

Kuno Weise, MD
Professor
Formerly Head of the BG Trauma Hospital Tübingen
University of Tübingen
Tübingen, Germany

Carl Joachim Wirth, MD
Professor
Formerly Head of the Department of Orthopaedic Surgery
Hannover Medical School
Hannover, Germany

Thomas Wirth, MD
Professor
Head of the Department of Orthopaedic Surgery
Olgahospital
Stuttgart, Germany

Oleg Yastrebov, MD
Department for Trauma and Reconstructive Surgery
Diakoniekrankenhaus Henriettenstiftung
Hannover, Germany

英文版序
(2nd Edition)

30 多年前，我有幸在奥地利因斯布鲁克大学骨科医院接受了住院医生之后的培训。除了有机会跟随像 Rudolf Bauer 和 Fridun Kerschbaumer 这样知名的骨科医生一起进行复杂的手术外，科室内卓越的学术氛围深深地吸引了我。时至今日，这一氛围和不断增强的求知欲一直激励着我不断思考。当然，我的这些同事们给予我的最有价值的礼物还是英文版的 *Operative Approaches in Orthopedic Surgery and Traumatology*（《骨科手术入路图解》）。

大学医学院极其成功的肌肉骨骼解剖系列课程给了我们很大的动力，激发我们要去为各个层次的医生提供关于骨科手术入路独一无二、引人入胜的视觉体验。《骨科手术入路图解》（第一版）经过 Bauer 医生、Kerschbaumer 医生与解剖学家 Sepp Poisel 通力合作而成，共积累了 593 张高质量的手绘图，同时配以简介的文字说明，涵盖了手术的所有重点，包括手术适应证、体位、切口、危险性、切口闭合注意事项和并发症。

本书第 1 版出版后不仅饮誉全世界，而且重新定义了教授手术入路的范式。在我的从医生涯中，这本书常被放在手术室触手可及之处，给我和我的手术团队不可或缺的参考和指导。实际上，我的手术同事们常常亲切地称其为"The Book"。

后来，Poisel 医生辞世，Bauer 医生也退休了。为了适应临床发展的需要，Kerschbaumer 医生决定要对这本书进行修订。我们为 Kerschbaumer 医生的远见喝彩。在新版中，他们修正了手术指征，扩充了手术入路，增补了如何减少软组织损伤以及微创内镜和关节镜技术，而这些都是现代临床实践中的新的标准操作。在这一最新版本中，超过 700 张清晰的解剖学插图基本覆盖了临床骨科医生应关注的骨科手术操作。

第 2 版的编写基于作者们自己多年丰富的临床经验总结，而非汇编而成，这确保了该书的编写质量。一个由国际上在各自专业领域中有着丰富手术经验的学者和医生们组成的编写团队成功地创造了这一综合性的新资源。四位知名的编撰者（Kerschbaumer，Weise，Wirth 和 Vaccaro）不仅保留了原著的精神，更在此基础上成功地提升了新版的质量。

在世界范围内，这本著作已经成为当今骨科临床医生和相关专业人员的宝贵财富。我深信，我们的后辈们必将继续得益于并感激这本教科书式的"The Book"。

Ronald W. Lindsey, MD

英文版序

(1st Edition)

关于骨科手术入路的教科书并不少见。实际上，每年都有新的关于手术入路解剖的图书出现。可能有人会问，是否有必要拥有更多的类似图书？这些图书是否雷同？是否可以不参照标准的解剖教科书而直接获得某一特殊手术入路的必要信息？

对此，Bauer 教授及其同事们的答案是明确的：不是。实际上，他们为我们提供了一本最为有效且令人激动的书，我在阅读中享受了乐趣。而且我们的确很幸运，这样一本出色的图书也被翻译成了英文。

正如 Bauer 教授及其同事们所描述的，这本图解展示了从皮肤切口到特殊目标器官的标准手术入路，并配以详细的图示来描述相关的解剖情况。整本书中对手术入路的显露过程采取简洁的风格，使读者可以很容易按照插图所示进行实际操作。我特别喜欢图示的展示方式，使读者可以清晰地看到解剖内容，而不是像普通的教科书那样。图示位于插图的左右两侧，特别是颈椎部位，阅读非常便捷。文中通过有章法的结构和层次，系统地描述了手术暴露过程，对并发症进行了讨论，并对一些特殊入路的危险性进行了提示，这些都大有裨益。

很明显，Bauer 教授及其同事在绘画方面有丰富的经验。Bauer 教授在英语地区的骨科界非常有名。他 1937 年 12 月 25 日出生于维也纳，曾于维也纳大学学医，并于 1962 年获得了医学博士学位。1974 年他获得因斯布鲁克大学助教身份，到 1976 年已经成为大学附属医院的教授。他一共发表了 200 多篇学术论文，并在众多领域著书立说。同时他是欧洲和北美多个骨科协会的通讯成员，因其在创伤、脊柱以及小儿与成人重建骨科领域的造诣而备受尊重。

我们非常幸运这本专著被翻译成了英文。这是一份独一无二的、杰出的贡献。我认为她值得被所有的骨科医生和医学中心收藏。

David S. Bradford, MD

1987 年秋

中文版前言

对于手术医生来说，准确和清晰的入路显露，既方便手术中完成观察和操作，又尽可能减轻或避免手术造成的损伤，无疑是手术的最基本也是最重要的一环。直接或间接的经验告诉我们：几乎每一位手术医生的成长，都是从熟悉和掌握一种手术入路开始的。

然而，当前似乎出现了一种新的现象，当然实质上还是一种假象。这主要来自两大方面的原因。第一，因为信息化和网络技术的飞速发展，通过互联网和移动终端似乎可以随手获取各种手术方法和技术的资源，让外科医生特别是年轻的外科医生获得了便捷、高效的学习途径。这无疑是科技发展带来的巨大裨益，但也容易为外科医生带来另一个"诱惑"，那就是直接获取手术操作特别是各种固定技术的细节，而忽视了手术前期的一些重要技术细节，特别是手术入路的选择和实施。第二，因为外科技术也在日新月异地发展，微创、导航、机器人辅助等技术不断被应用于临床，毫无疑问这是外科技术发展的一个重要趋势，但也带来一个新的问题，少数医生因为个人兴趣的原因或者单位（团队）规划的原因，直接掌握了这些微创的手术技术，但还没有掌握足够的相应的开放手术技术。在他们看来，似乎很多传统的手术入路是过时的或者无用的。

然而，从我从事骨科医生这个职业26年来的体会来看，这种想法是错误的，有时甚至是有一定危险的。作为一名成熟和负责任的手术医生，熟练掌握与将要施行的手术相关的所有入路其实是非常重要的。因为，对入路的熟悉和掌握就意味着对手术局部解剖的熟悉和掌握。而且，任何一种手术计划在手术过程中都可能因为具体情况变化而变得不合适或者不可行，这时候就需要随时切换成替代方案。而这在计划的微创或导航手术中就随时可能发生，而替代手术方案往往是常规的开放性手术。因此，"开展微创手术之前，应该先有开展常规开放性手术的基础"的说法可能不一定那么绝对，但在当前往往还是有道理的。所以，无论开放性手术还是微创手术，手术者都应当尽快熟练掌握与之相关的所有入路和手术技术，这一点是非常重要的。

很高兴有机会和志同道合的同行一起，利用繁忙的医教研工作之余的点滴时间，将这部权威的专著翻译成中文，奉献给大家。作为美国骨科医师协会（AAOS）推荐的临床培训和考试书目，本书的价值和实用性无须赘述。我们希望这本最新版的《骨科手术入路图解》，能为大家带来一点帮助，并受到你们的喜爱。

张 伟

主任医师，博士生导师

上海交通大学附属第六人民医院骨科

2019 年 5 月

英文版前言

在骨科和创伤手术时，对手术入路的熟练掌握是手术成功的先决条件。27 年前，由 Rudolf Bauer，Fridun Kerschbaumer 和 Sepp Poisel 共同编著并出版发行了一本有关骨科手术入路的图文并茂的教科书，书中由已故的 Gerhard Spitzer 教授绘制的手术插图精美绝伦、独一无二。

近些年，微创技术以及内镜和关节镜技术取得了新进展，为了涵盖这些新技术的手术入路，对该书的修订势在必行。此外，新版本也加入了创伤手术中关于软组织保护的技术。由 17 名作者共同编撰的新版本汇聚了他们各自的专业经验，新版由 Spitzer，Holger Vanselow 和 Reinhold Henkel 三位教授配图。

与第一版的编写形式相同，所有新补充的手术入路要么通过手术示教的分步记录展示，要么由作者在尸体上演示，以插图的形式记录下来。

新增插图中的解剖标志由德国蒂宾根大学手术解剖部的解剖学专家标注。手术入路的适应证及相关参考文献也被纳入并更新。

本书新版获得了许多人的大力支持，包括：Albrecht Hauff 医生和 Udo Schiller 医生，Georg Thieme Verlag 出版社的 Antje-Karen Richter 和 Silvia Haller，Thieme 出版公司的 Angelika-Marie Findgott 和 Martina Habeck 博士，以及对新章节进行翻译的 Geraldine O'Sullivan。

我们也非常感激蒂宾根大学手术解剖部主任 Bernhard Hirt 教授，借助他们的实验室，我们完成了解剖过程并录制了视听档案。同时感谢我们的插画师 Vanselow 先生，他所绘制的新入路插图保持了与原著 Spitzer 教授基本一致的画风。

Fridun Kerschbaumer, MD

Kuno Weise, MD

Carl Joachim Wirth, MD

Alexander R. Vaccaro, MD, PhD

目　录

脊柱，后路手术
Spine, Posterior Approaches /77

骨盆与下肢
Pelvis and Lower Extremity /99

13 足 Foot /230

肩部与上肢
Shoulder and Upper Extremity /277

脊柱，前路手术
Spine,
Anterior Approaches

1 颈椎与颈胸椎交界区 Cervical Spine and Cervicothoracic Junction

1.1 C1~C2（C3）经口入路
R. Bauer, F. Kerschbaumer, S. Poisel

1.1.1 主要适应证
- 创伤性齿突骨折或假关节形成
- 肿瘤
- 骨髓炎
- 齿突游离小骨

1.1.2 术前准备（患者、体位、麻醉、切口）
该入路需打开病变部位松质骨腔。因此，手术开始前需要进行彻底的口腔消毒。术中应使用抗生素，且需在关闭切口之前局部使用抗生素。患者体位为仰卧位，头部处于低位，颈椎轻微过伸。麻醉医生位于患者一侧，术者站在头端，助手站在头部两侧。

麻醉时行气管切开可使经口入路的操作更加便利。但气管切开并不是必需的：在病情无特殊的情况下，可行经鼻插管，或行经口插管，并在术中使用长压舌板将通气管向侧方牵开。将带有特制挡板的张口器置入患者口中，该挡板可将舌压向下方（图 1.1）。用拉钩将软腭向上拉开。

1.1.3 显露椎体
使用手术刀于咽后壁沿正中线切开，以便触及寰椎前结节。以此为起点，向下延伸至 C2 或 C3 水平。切口长 5~6 cm（图 1.2）。此时可见颈长肌（图 1.3），将其从中线分开。使用拉钩将 C1 和 C2（也可为 C3）前方软组织由中央向两侧牵开，从而显露寰椎前结节侧块及枢椎椎体。可使用弹性压舌板扩开术野，使用电凝止血（图 1.4）。寰椎可由正中线向两侧显露，不超过 2 cm。但 C2 和 C3 椎体显露不得超过正中线旁开 1 cm。尤其在显露 C2 下缘时，有损伤椎动脉风险（图 1.5）。拉钩在寰椎侧块旁有可能会贯穿下颌后窝，从而导致第 9 和第 12 对脑神经受损。

1.1.4 切口闭合
可使用可吸收线间断缝合 2 层，闭合伤口。

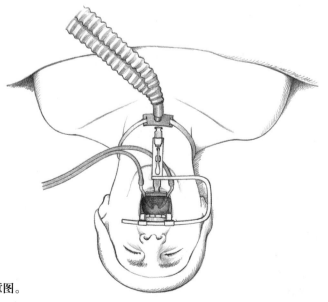

图 1.1 经口入路，气管切开，置入开口器及压舌挡板后示意图。

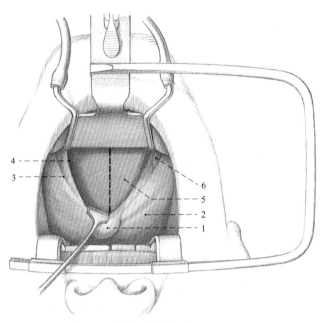

图 1.2 牵开软腭，纵向切开咽后壁。

1 腭垂（悬雍垂）	4 腭咽弓
2 软腭	5 咽后壁及其黏膜
3 腭舌弓	6 腭扁桃体

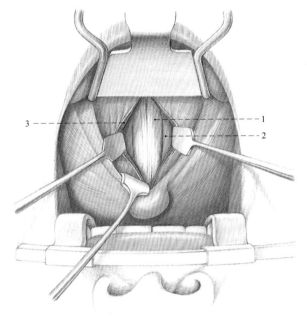

图 1.3 咽后壁切开后示意图。

1 颈长肌
2 头长肌
3 咽上缩肌

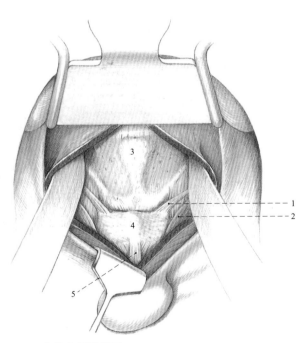

图 1.4 寰椎和枢椎显露。

1 颈长肌
2 头长肌
3 枢椎椎体
4 寰椎前结节
5 寰枕前膜

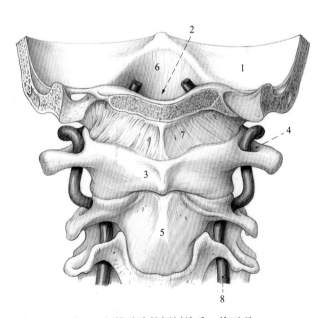

图 1.5 C1 和 C2 与椎动脉的解剖关系，前面观。

1 枕骨鳞部	5 枢椎椎体
2 枕骨大孔	6 覆膜
3 寰椎前结节	7 寰枕内侧膜
4 横突孔	8 椎动脉

1.2 C3~T2 前方入路

R. Bauer, F. Kerschbaumer, S. Poisel

1.2.1 主要适应证

- 创伤
- 退行性变
- 肿瘤
- 脊柱关节炎

1.2.2 入路侧选择

在颈椎上段及中段，选择左侧或右侧入路均可。当然，这也要取决于病变所在侧。右利手的医生通常青睐右侧入路。但在显露 C6 及以下节段时，左侧入路更有助于避免喉返神经的损伤。因为喉返神经走行变异较大，右侧走行位置常更高。

1.2.3 体位和切口

患者置于仰卧位，除了存在某些新鲜骨折，一般无须颅骨牵引。在肩胛区置一肩垫，如需将颈椎置于过伸位，可于颈下垫一个圆形垫枕。将头偏向对侧，用胶布将双侧肩部下拉。手术在气管插管全麻下完成。

切口的类型取决于手术显露所涉及的节段范围。如果只需显露 1 或 2 个节段，可选择平行于颈部皮纹的横行切口。横切口的位置可参考如下：

- C3 和 C4：下颌下方 2 横指，舌骨水平切口
- C4 和 C5：甲状软骨水平切口
- C5 和 C6：环状软骨水平切口
- C6~T1：锁骨向上 2 横指水平切口

需要多个节段颈椎长范围显露时，可在胸锁乳突肌前方行纵向切口。切口范围可自下颌角向下延伸，最远可至胸骨柄（图 1.6）。可沿同方向切开颈阔肌，并向两边分离以显露颈浅筋膜。通常需要结扎横行的颈部浅静脉和颈横神经的分支（图 1.7）。

将胸锁乳突肌向侧方牵开，舌骨下肌向中央牵开。此时可见肩胛舌骨肌上腹横向穿过术野（图 1.8）。潜行游离该肌腹，使用 2 道结扎线将其结扎，并从中离断，断端向两侧牵开。以钝头剪刀解剖打开气管前筋膜。至此，可用手指触及椎体。筋膜下横行的静脉（甲状腺中静脉）常需结扎（图 1.9）。然后将气管前筋膜向头端和尾端钝性分离，此过程中会牺牲掉颈深神经襻的横向分支。手指可于外侧触及颈总动脉的搏动。小心地将血管神经鞘（内含颈总动脉、颈内静脉、迷走神经）向外侧牵开，将内脏鞘（内为气管、喉、甲状腺、胸骨舌骨肌和胸骨甲状肌）向内侧牵开（图 1.9，图 1.10）。

1.2.4 显露 C2~C6 椎体

进一步在颈部椎前筋膜及喉和食管间向内侧和头端分离，此步骤最好用手指完成。如需进一步向头端显露 C3 或 C2 椎体，则需找到甲状腺上动脉，并将其结扎（图 1.11）。

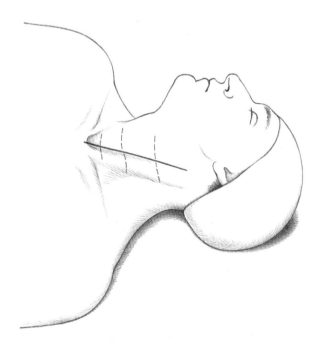

图 1.6　颈椎前方入路。纵切口和显露不同节段相应的横切口。患者取仰卧位，头偏向对侧且颈椎轻度后仰。

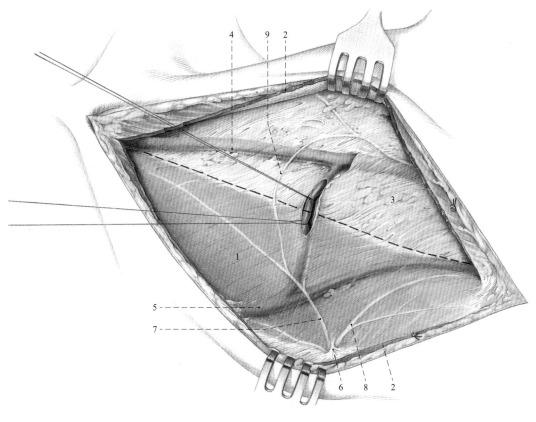

图 1.7 纵向切开皮下组织及颈阔肌后，确认胸锁乳突肌前缘，沿该前缘打开颈部浅筋膜。结扎横静脉和颈浅神经襻分支。

1 胸锁乳突肌及颈筋膜浅层
2 颈阔肌的切口边缘
3 颈筋膜浅层
4 颈前静脉
5 颈外静脉
6 Erb 点（又名颈丛皮支点。译者注：颈丛的皮下集中区，常为颈部皮神经组织的穿刺点）
7 颈横神经
8 耳大神经
9 颈神经襻浅支

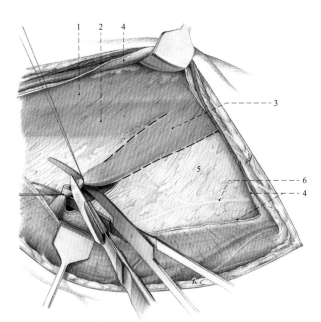

图 1.8 潜行分离肩胛舌骨肌上腹，并结扎离断。

1 胸骨舌骨肌
2 胸骨甲状肌
3 肩胛舌骨肌
4 颈筋膜浅层
5 颈筋膜气管前层
6 颈深神经襻

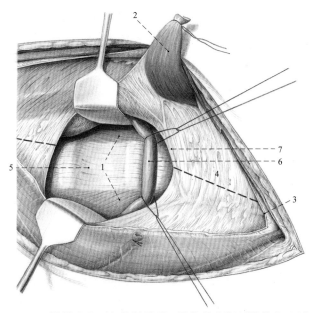

图 1.9 钝性分离颈气管前筋膜；结扎并离断颈横静脉及颈深神经襻。置入钝性拉钩，并在外侧神经血管束和内侧内脏结构之间进一步解剖。

1 颈长肌
2 肩胛舌骨肌
3 颈筋膜浅层
4 颈筋膜气管前层
5 第 6 颈椎和椎前筋膜
6 甲状腺中静脉
7 颈深神经襻

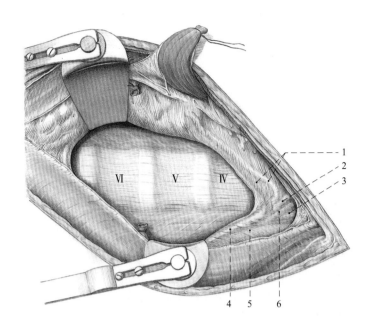

图 1.10　使用 Cloward 撑开器撑开显露椎前筋膜及第 4~6 颈椎前方。

1　甲状腺上动、静脉
2　舌动脉
3　颈外动脉
4　颈总动脉
5　颈内静脉
6　面静脉
Ⅳ~Ⅵ　第 4~6 颈椎

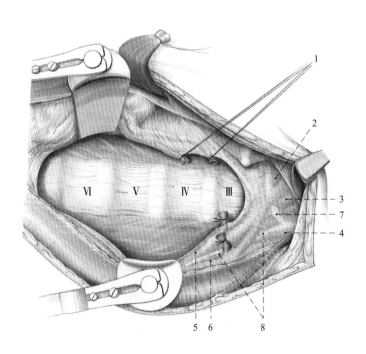

图 1.11　C4 以上椎体的显露需要结扎和离断甲状腺上动脉。

1　甲状腺上动、静脉
2　舌动脉
3　面动脉
4　颈外动脉
5　颈总动脉
6　颈内静脉
7　舌下神经
8　颈深神经襻
Ⅲ~Ⅵ　第 3~6 颈椎

1.2.5 解剖部位

参阅图 1.12，图 1.13。

显露近端颈椎时需注意以下解剖结构：甲状腺上动脉、舌动脉和面动脉。这些均为颈外动脉的分支，必要时予以结扎。舌下神经自头端发出，向尾端走行，在颈外动脉前方转向进入舌肌，术中需注意避免损伤。

喉上神经及其内、外支起始于迷走神经，走行于舌动脉和面动脉深部，而后入喉。在头端，舌咽神经自颅底向内侧走行，最终进入咽上缩肌。

变异走行的静脉必要时可予以结扎（图 1.14）。

入路示意图见图 1.15 和图 1.16（红色箭头）。

1.2.6 显露 C7~T2 椎体

如需显露尾端颈椎和上 2 节胸椎，术中需游离甲状腺下动脉并将其结扎。使用剪刀、棉球及手指将气管前筋膜进一步向尾端钝性分离（图 1.17）。

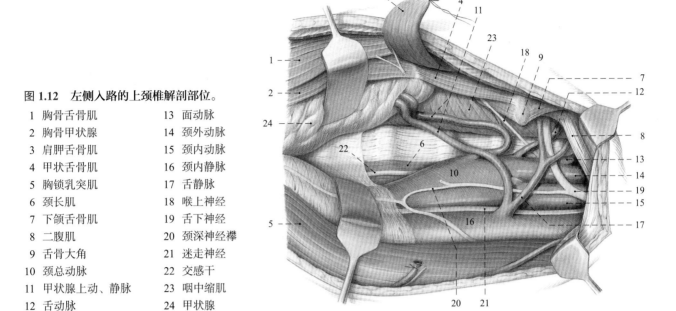

图 1.12　左侧入路的上颈椎解剖部位。

1　胸骨舌骨肌	13　面动脉
2　胸骨甲状腺	14　颈外动脉
3　肩胛舌骨肌	15　颈内动脉
4　甲状舌骨肌	16　颈内静脉
5　胸锁乳突肌	17　舌静脉
6　颈长肌	18　喉上神经
7　下颌舌骨肌	19　舌下神经
8　二腹肌	20　颈深神经襻
9　舌骨大角	21　迷走神经
10　颈总动脉	22　交感干
11　甲状腺上动、静脉	23　咽中缩肌
12　舌动脉	24　甲状腺

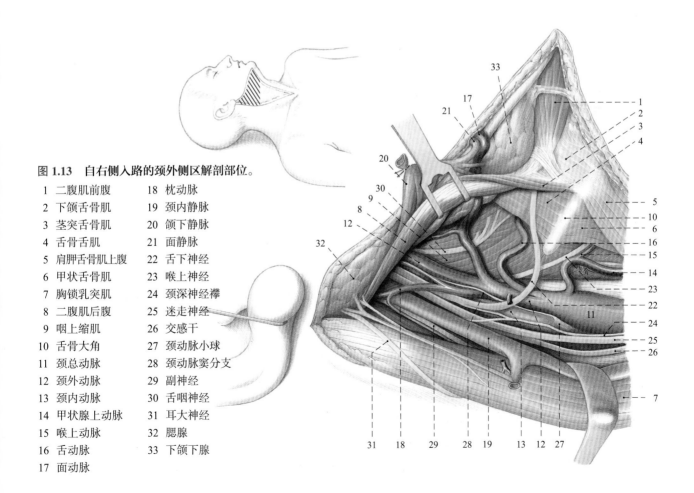

图 1.13　自右侧入路的颈外侧区解剖部位。

1　二腹肌前腹	18　枕动脉
2　下颌舌骨肌	19　颈内静脉
3　茎突舌骨肌	20　颌下静脉
4　舌骨舌肌	21　面静脉
5　肩胛舌骨肌上腹	22　舌下神经
6　甲状舌骨肌	23　喉上神经
7　胸锁乳突肌	24　颈深神经襻
8　二腹肌后腹	25　迷走神经
9　咽上缩肌	26　交感干
10　舌骨大角	27　颈动脉小球
11　颈总动脉	28　颈动脉窦分支
12　颈外动脉	29　副神经
13　颈内动脉	30　舌咽神经
14　甲状腺上动脉	31　耳大神经
15　喉上动脉	32　腮腺
16　舌动脉	33　下颌下腺
17　面动脉	

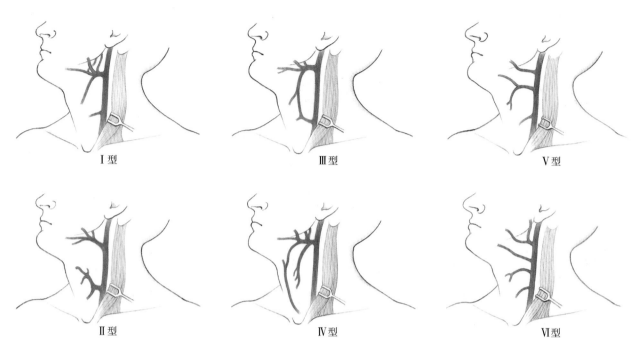

Ⅰ型   Ⅲ型   Ⅴ型

Ⅱ型   Ⅳ型   Ⅵ型

图 1.14　颈内静脉回流的变异。

Ⅰ型　甲状舌面干（45%）
Ⅱ型　舌面干（9%）
Ⅲ型　舌面干合并静脉弓（12%）
Ⅳ型　甲状舌面干合并颈前静脉交通支（15%）
Ⅴ型　甲状舌干（7%）
Ⅵ型　三支静脉分别单独回流（12%）

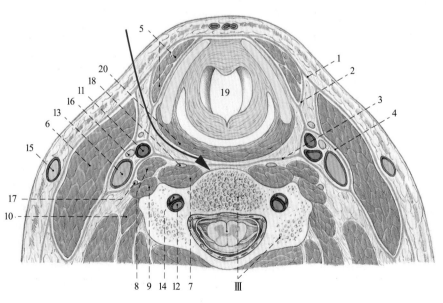

图 1.15　第 3 颈椎水平的断层解剖。

1　颈筋膜浅层
2　颈筋膜气管前层
3　颈筋膜椎前层
4　颈筋膜，颈动脉鞘
5　舌骨下肌
6　胸锁乳突肌
7　颈长肌
8　头长肌
9　前斜角肌
10　中斜角肌
11　颈总动脉
12　椎动脉
13　颈内静脉
14　椎静脉
15　颈外静脉
16　迷走神经
17　膈神经
18　交感干
19　喉
20　咽
Ⅲ　第 3 颈椎

图 1.16 第 6 颈椎水平断层解剖。

1 胸骨舌骨肌
2 胸骨甲状腺
3 胸锁乳突肌
4 颈长肌
5 前斜角肌
6 中斜角肌
7 后斜角肌
8 颈总动脉
9 颈内静脉
10 颈外静脉
11 椎动、静脉
12 气管
13 食管
14 甲状腺
15 颈筋膜浅层
16 颈筋膜气管前层
17 颈筋膜椎前层
18 迷走神经
19 喉返神经
VI 第 6 颈椎

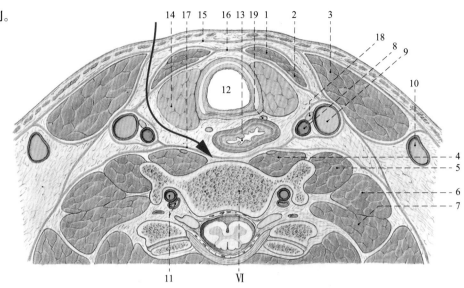

图 1.17 下颈椎及颈胸交界处（C6~T2）显露：甲状腺下动脉结扎与离断。

1 甲状腺下动脉
2 甲状腺中静脉
3 甲状腺上动、静脉
4 颈内静脉
5 颈总动脉
6 颈深神经襻
V ~ VII 第 5~7 颈椎

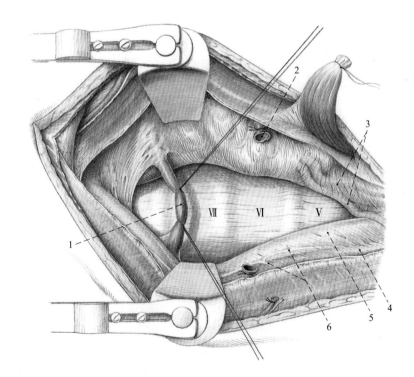

1.2.7 解剖部位

下颈椎及上胸椎前方有以下结构覆盖，从头端向下分别为：

左侧入路（图 1.18，图 1.19）：甲状腺下动脉，自甲状腺颈干或锁骨下动脉发出，并横向跨越椎体前方，进入甲状腺的下极。颈交感干和星状神经节大致位于颈长肌同一水平略靠前方，椎动脉在其外侧。再

往尾端为胸导管，自胸腔发出，走行于锁骨下动脉前方，最终汇入静脉角。胸膜顶大致在第 1 胸椎水平，位于颈长肌和锁骨下动脉之间。喉返神经自迷走神经发出，在左侧绕过主动脉弓，上行于气管食管沟内，进入喉部。在以上解剖结构中，只有甲状腺下动脉可以结扎。所有神经，除交感干与喉返神经间的吻合支外，均需予以保留。胸导管也需保护。

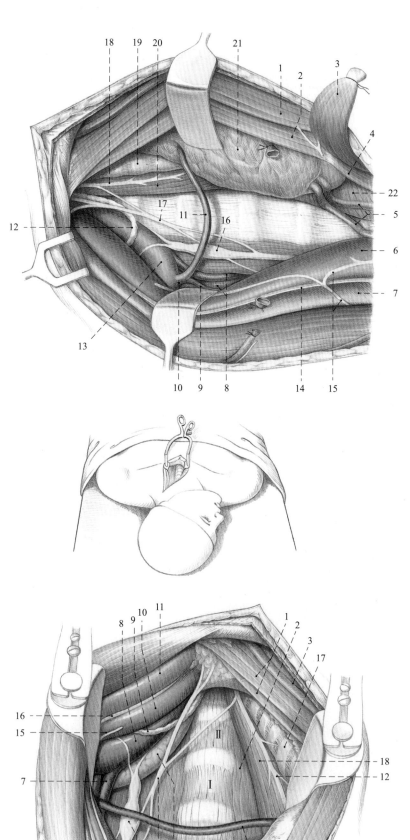

图 1.18　从左侧视角观察下颈椎解剖部位。注意喉返神经和胸导管走行。未显示颈筋膜。

1　胸骨舌骨肌
2　胸骨甲状肌
3　肩胛舌骨肌
4　甲状舌骨肌
5　甲状腺上动、静脉
6　颈总动脉
7　颈内静脉
8　椎动、静脉
9　颈升动脉
10　甲状腺颈干
11　甲状腺下动脉
12　胸导管
13　锁骨下动脉
14　迷走神经
15　颈深神经襻
16　星状神经节
17　交感神经干
18　喉返神经
19　气管
20　食管
21　甲状腺
22　咽

图 1.19　自左上方视角观察颈胸交界区解剖部位。注意胸膜顶与椎体关系。未显示颈筋膜。

1　胸骨舌骨肌和胸骨甲状肌
2　颈长肌
3　颈外静脉
4　左下甲状腺动脉
5　颈总动脉
6　颈内静脉
7　椎动脉
8　锁骨下动脉
9　胸导管
10　颈总动脉
11　颈内静脉
12　喉返神经
13　星状神经节
14　交感神经干
15　颈深神经襻
16　迷走神经
17　气管
18　食管
19　胸膜顶
Ⅰ、Ⅱ　第 1、2 胸椎
Ⅶ　第 7 颈椎

于中线分离椎前筋膜至双侧颈长肌。使用宽骨膜剥离器在前纵韧带两侧将颈长肌剥开，直至横突基底部（图1.20，图1.21）。椎体前表面的骨膜下

显露也可先使用电刀纵向离断前纵韧带，并使用骨剥分离松解开。在此显露过程中可出现椎体前方滋养孔出血，可用骨蜡进行止血。术中定位最可靠的

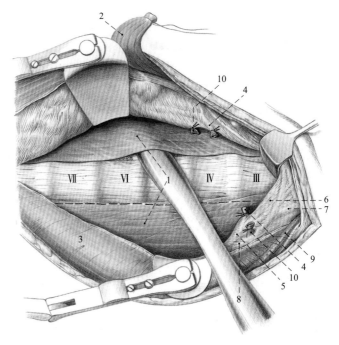

图1.20 椎前筋膜打开后外观；向两侧分离颈长肌，显露椎体至横突基底部。替代方法：分离前纵韧带骨膜下显露椎体。从左侧视角。

1 颈长肌
2 肩胛舌骨肌
3 胸锁乳突肌
4 甲状腺上动脉
5 颈总动脉
6 舌动脉
7 颈外动脉
8 颈内静脉
9 颈外静脉
10 甲状腺上静脉
Ⅲ～Ⅶ 第3~7颈椎

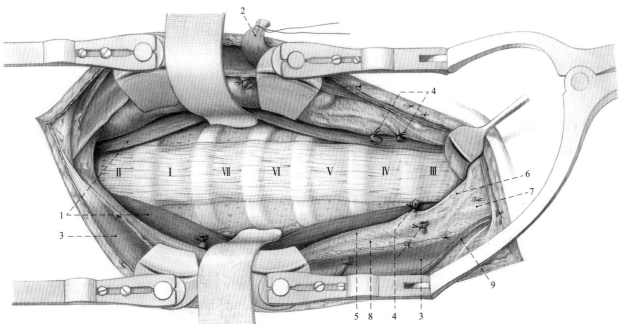

图1.21 左前侧入路剥离双侧颈长肌后显露C3~T2椎体。

1 颈长肌
2 肩胛舌骨肌
3 胸锁乳突肌
4 甲状腺上血管
5 颈总动脉
6 舌动脉
7 颈外动脉
8 颈内静脉
9 颈外静脉
Ⅲ～Ⅶ 第3~7颈椎
Ⅰ、Ⅱ 第1、2胸椎

方法是将针刺入椎间盘后，使用图像转换装置或 X 线侧位透视进行判断。第 6 颈椎膨大的横突（亦称颈动脉结节、Chassaignac 结节）通常可在颈长肌侧方深部触及。然而，在不到 10% 的病例中，C7 横突孔内有椎动脉走行，其亦可有膨大的横突。图 1.21 显示 C3~T2 范围的颈椎左侧前方入路术野。除了 Cloward 撑开器，具有宽接触面的柔韧挡板，可在横突基底部进行侧方撑开，在进行广泛颈椎显露时具有良好的效果。

右侧入路： 右侧入路和左侧入路的差异主要为喉返神经走行的差异（图 1.22）。在右侧，喉返神经自迷走神经发出水平各有差异，在锁骨下动脉深部绕行，然后斜向上走行于椎体前表面，进入气管食管沟。通常，该神经在甲状腺下动脉深部，但在特殊病例中也会从动脉的前方经过，这种情况下，术中拉钩可能会损伤或横行拉断该神经。

1.2.8 切口闭合

在切口闭合过程中，需将离断的肩胛舌骨肌重新缝合。建议使用 Redon 引流管留置伤口引流。

1.2.9 风险

对内脏鞘的过度牵拉可造成薄壁的食管损伤或咽水肿。撑开器的压迫（尤其小心过短的撑开器）可能会造成喉返神经的损伤导致声带麻痹。在颅颈交界区显露时，有可能会损伤舌下神经，导致

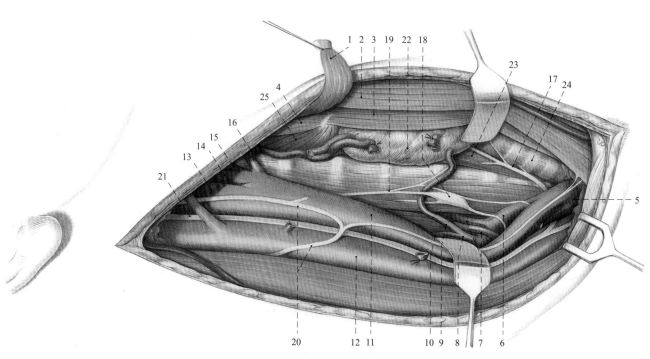

图 1.22 从右侧视角观察颈椎解剖部位。注意喉返神经走行。

1 肩胛舌骨肌	8 甲状颈干	15 舌动脉	22 甲状腺
2 胸骨舌骨肌	9 甲状腺下动脉	16 甲状腺上动脉	23 食管
3 胸骨甲状肌	10 颈升动脉	17 喉返神经	24 气管
4 甲状舌骨肌	11 颈总动脉	18 星状神经节	25 咽
5 头臂干	12 颈内静脉	19 交感神经干	
6 锁骨下动脉	13 颈内动脉	20 颈深神经襻	
7 椎动、静脉	14 颈外动脉	21 迷走神经	

舌肌的单侧麻痹。喉上神经的损伤，尤其是外支的损伤，可能导致喉黏膜感觉障碍和环甲肌麻痹，从而引起术后声音嘶哑和构音障碍。Honor 综合征由交感神经干损伤引起，特别是在星状神经节区域横向游离过度时。如果使用的剥离子过窄，在横突间滑动时，可能会损伤椎动脉。前路显露颈胸交界区时，胸导管或胸膜腔顶可能会受损，从而可能导致乳糜胸或气胸的后果。

1.2.10 注意事项

在具备充足的解剖知识的前提下，以上入路相对较为容易掌握且并发症发生率较低。这是颈椎前方显露的标准入路。Henry，Whitesides 和 Kelly，Verbiest，Nanson，Hodgson 等描述了其他前方和侧方入路。这些入路特别适合显露脊神经、椎动脉、斜角肌间隙，但并不适合从前方清晰地显露颈椎。对于上颈椎的显露，尤其是颅颈交界区，Riley 描述了一种入路：包括下颌下间隙的广泛骨显露，以及颞下颌关节脱位和下颌下腺的切除。

1.3 下颈椎及上胸椎前方入路（Cauchoix，Binet 及 Evrard 入路）

R. Bauer, F. Kerschbaumer, S. Poisel

1.3.1 主要适应证
- 骨折脱位需行内固定
- 肿瘤
- 关节脊柱炎

1.3.2 入路侧选择
手术选择为左侧入路。

1.3.3 体位和切口
参阅图 1.23。

体位同颈椎前路手术一样：患者置于仰卧位，头朝向右侧，在肩胛及颈部下方放置垫子使颈椎后仰。

自剑突尖端至胸骨柄做跨越胸骨的皮肤切口，并向上、向左延伸至胸锁乳突肌前缘（图 1.7~图 1.10）。分开皮下组织及颈阔肌，在胸锁乳突肌前

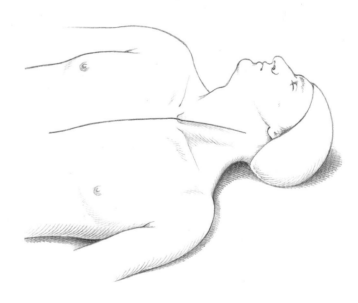

图 1.23 颈胸骨切开术。经胸骨正中线及左侧胸锁乳突肌前缘的皮肤切口。

方打开颈浅筋膜。

在侧方的神经血管束和内侧的内脏结构间钝性分离，显露颈椎前方。使用棉棒将胸骨下脂肪及胸腺残余自胸骨柄向尾端分离。将剑突尖端自尾端的肌肉腱膜剥离，胸骨下脂肪自头端向尾端分离。使用胸骨刀或胸骨锯居中切开胸骨。在行胸骨骨膜止血后，插入胸廓撑开器，缓慢打开胸廓。过程中必须避免损伤胸膜。随后，显露、潜行分离并结扎横断胸骨舌骨肌、胸骨甲状肌和肩胛舌骨肌（图1.24，图1.25）。将之前打开的气管前筋膜进一步向尾端钝性分离，直至显露出左侧头臂静脉（左无名静脉）。该静脉可根据需要进行显露、双侧双重结扎并离断。如果存在有附属的半奇静脉（图1.26），即可以获得充足的静脉回流。

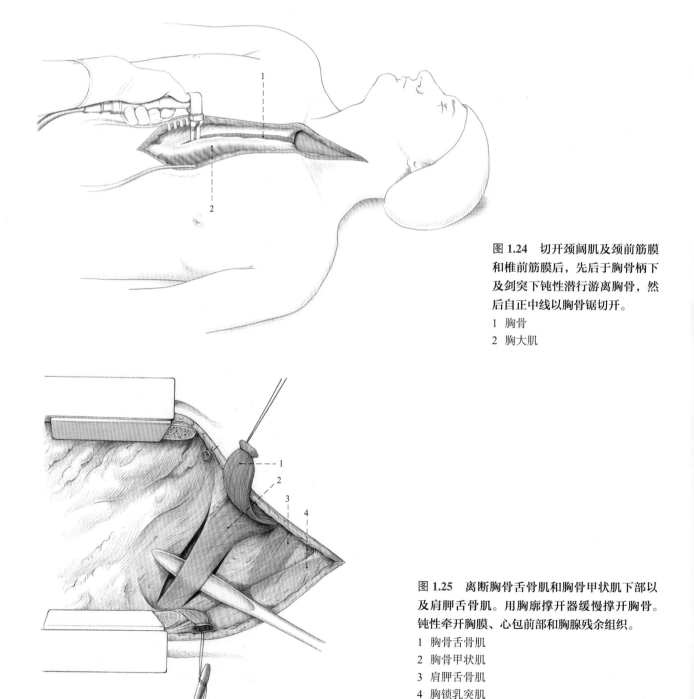

图 1.24　切开颈阔肌及颈前筋膜和椎前筋膜后，先后于胸骨柄下及剑突下钝性潜行游离胸骨，然后自正中线以胸骨锯切开。
1　胸骨
2　胸大肌

图 1.25　离断胸骨舌骨肌和胸骨甲状肌下部以及肩胛舌骨肌。用胸廓撑开器缓慢撑开胸骨。钝性牵开胸膜、心包前部和胸腺残余组织。
1　胸骨舌骨肌
2　胸骨甲状肌
3　肩胛舌骨肌
4　胸锁乳突肌

1.3.4 解剖部位

自头端向尾端，C6~T3 椎体前方依次可显露以下结构（图 1.27）：

- 甲状腺下动脉和椎动脉。
- 伴随星状神经节的交感神经干。
- T1 水平的胸膜顶。
- 胸导管，自锁骨下动脉和颈总动脉之间进入左静脉角。

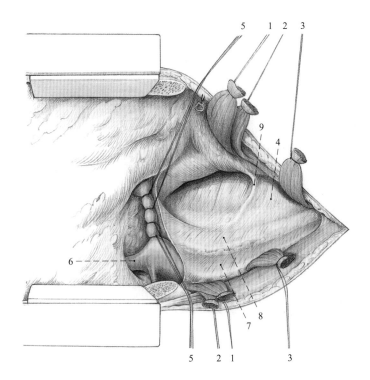

图 1.26　显露并双重结扎左侧头臂静脉。向尾端分离颈椎气管前筋膜及椎前筋膜。

1　胸骨甲状肌
2　胸骨舌骨肌
3　肩胛舌骨肌
4　颈筋膜椎前层
5　左头臂静脉
6　副半奇静脉
7　颈内静脉
8　颈总动脉
9　甲状腺下动脉

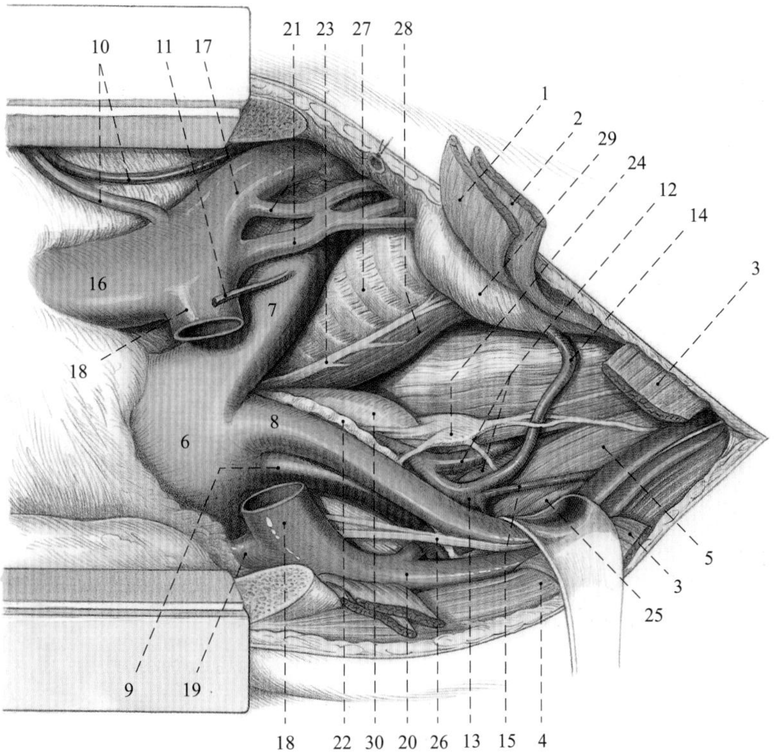

图 1.27　颈胸交界区解剖部位。左侧视角。

1　胸骨甲状肌	16　上腔静脉
2　胸骨舌骨肌	17　右头臂静脉
3　肩胛舌骨肌	18　左头臂静脉
4　胸锁乳突肌	19　副半奇静脉
5　前斜角肌	20　颈内静脉
6　主动脉弓	21　甲状腺奇静脉丛
7　头臂干	22　胸导管
8　左颈总动脉	23　喉返神经
9　左锁骨下动脉	24　星状神经节
10　胸廓内血管	25　膈神经
11　胸腺支	26　迷走神经
12　椎动、静脉	27　气管
13　甲状颈干	28　食管
14　甲状腺下动脉	29　甲状腺
15　颈升动脉	30　胸膜顶

- 头臂静脉。
- 主动脉弓及头臂干、左颈总动脉和左锁骨下动脉起始部。
- 迷走神经，在颈总动脉和颈内静脉的血管鞘内向尾端走行，并在主动脉弓下发出左侧喉返神经，喉返神经自气管与食管之间向头端上行进入喉部。

1.3.5 显露椎体

参阅图 1.28。

为了清楚地显露椎体，需找到并结扎、离断甲状腺下动脉。使用棉棒自头端向尾端顺序显露椎前筋膜。小心地将食管、气管及颈胸膜向内侧牵拉，同时将胸导管及血管向外侧牵拉。从正中分离并牵开气管前筋膜。使用骨剥将颈长肌向两侧牵开直至肋横突关节或肋椎关节基底部。使用挡板将血管轻柔地向外侧牵开，将内脏结构向内侧牵开。牵拉时切勿使用暴力。

1.3.6 切口闭合

参阅图 1.29。

闭合切口时，使用缆线缝合胸骨。使用保留缝线重建肩胛舌骨肌、胸骨舌骨肌和胸骨甲状肌。间断缝合关闭颈阔肌。建议使用 2 根 Redon 引流管进行切口引流。

1.3.7 风险

风险包括胸膜受损、由于撑开器压力过大而导致胸腔损伤、喉返神经受损以及胸导管受损。

1.3.8 注意事项

这一入路的缺点是因正中切开胸骨而增加的工作量，以及离断头臂静脉可能导致的术后左臂区域静脉回流的紊乱，而在显露第 3 胸椎时，可以不离断头臂静脉。但行椎体切除或内固定时，这一操作是有必要的。

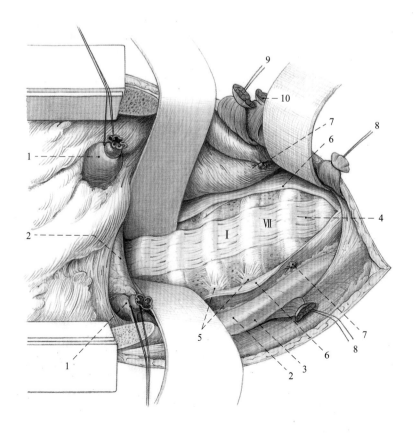

图 1.28　颈胸交界区 C6~T3 的显露。使用挡板将血管及内脏结构向侧方轻柔地牵开。

1　左头臂静脉
2　左颈总动脉
3　左颈内静脉
4　前纵韧带
5　肋头辐状韧带
6　颈长肌
7　甲状腺下动脉
8　肩胛舌骨肌
9　胸骨甲状肌
10　胸骨舌骨肌
Ⅶ　第 7 颈椎
Ⅰ　第 1 胸椎

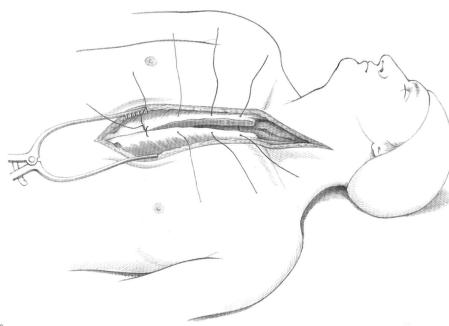

图 1.29 使用缆线缝合关闭胸骨。

2 胸椎 Thoracic Spine

2.1 T4~T11 经胸腔入路

R. Bauer, F. Kerschbaumer, S. Poisel

2.1.1 适应证
- 脊柱后凸
- 脊柱侧凸
- 椎体骨折
- 脊柱肿瘤
- 脊柱炎

2.1.2 入路侧选择

一般来说，胸椎手术入路可选择右侧入路或左侧入路。除非病情需要，一般选择右侧入路（可避开左侧走行的主动脉）。但对于脊柱侧凸患者，选择凸侧入路更好。

2.1.3 切除肋骨的背外侧胸廓切开术

骨科手术中胸廓切开术需行肋骨切除。这一入路即使在伴有脊柱畸形和胸廓畸形的成人手术中亦能获得良好的手术视野。并且，切除的肋骨可为椎体融合提供植骨材料。

2.1.4 肋骨切除选择

切口位于病变处上位 2 根肋骨，由于肋骨是向下方弯曲走行，因此从近端向尾端切除肋骨更为容易。如果选择切除的肋骨太靠近远端，将难以显露病变处上缘。对于年轻人和肋骨浮动的患者，显露时容易到达切除的肋骨所对应的椎体。如果仍然难以显露，可使用同样方法切除相邻上位肋骨。以下入路可便于对应椎体的显露。

- 切除第 5 肋：T5~T11 入路。
- 切除第 6 肋：T6~T12 入路。
- 切除第 7 肋：T7~L1 入路。

当然，也有例外。对于肋骨走行较水平的患者，切除第 6 肋可以显露 T5~T11；对于肋骨下降度较大的患者，切除第 5 肋可能只显露到 T6~T11。此外，对于脊柱曲度严重异常以及代偿性胸廓畸形的患者，该入路仅能显露 2~3 节椎体。

2.1.5 体位和切口

患者取侧卧位，肾区垫高和轻度折叠手术床可使手术操作区域扩大。手术切口沿切除的肋骨略呈 S 形，在肩胛骨下缘处，切口与其弧度一致。自棘突旁 4 指切开至肋软骨边界（图 2.1）。接着，沿背阔肌走行横向分离（图 2.2）。由于神经支配（胸背神经），操作时应尽可能远离该神经（图 2.32，图 2.33）。

前锯肌在切口浅层。可将手指伸至肩胛骨下方触及该肌肉组织，并由上至下数出肋骨。第 1 肋通常无法触及，因此，通常触及到的第 1 根肋骨是

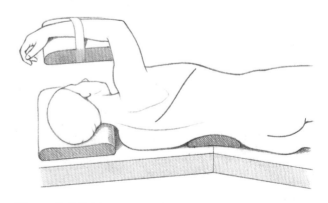

图 2.1 体位和切口。

第 2 肋。前锯肌也需要切开，并尽可能沿尾端分离出胸长神经（图 2.3）。在骨膜剥离器保护下沿所选肋骨，使用电刀自后至前分离骨膜至肋软骨（图 2.4）。在肋骨上缘，沿切口方向，根据肋间肌走行，自后向前切开；在肋骨下缘，则根据肋间肌走行，自前向后切开。此后，使用肋骨剥离器可完整地显露肋骨（图 2.5）。

充分准备之后，在肋骨与软骨交界处将肋骨横断，然后提起断端，用肋骨剪在肋横突关节外侧 2 指处横断肋骨。此时，可在肋骨床内打开胸腔（图 2.6）。

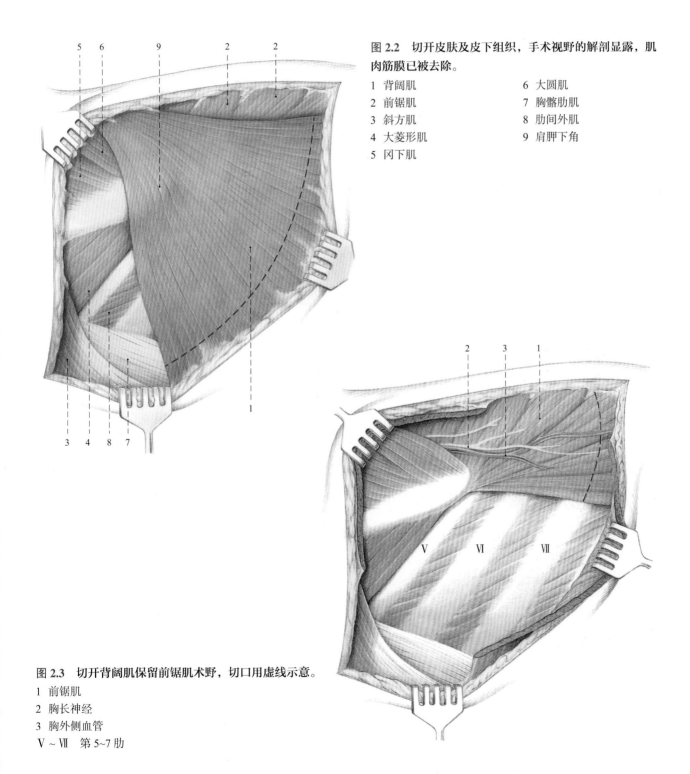

图 2.2 切开皮肤及皮下组织，手术视野的解剖显露，肌肉筋膜已被去除。

1 背阔肌		6 大圆肌
2 前锯肌		7 胸髂肋肌
3 斜方肌		8 肋间外肌
4 大菱形肌		9 肩胛下角
5 冈下肌		

图 2.3 切开背阔肌保留前锯肌术野，切口用虚线示意。
1 前锯肌
2 胸长神经
3 胸外侧血管
Ⅴ ~ Ⅶ　第 5~7 肋

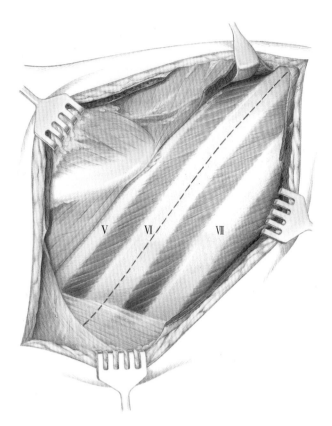

图 2.4　切开前锯肌术野。沿第 6 肋上红色虚线切开骨膜。
Ⅴ ~ Ⅶ　第 5~7 肋

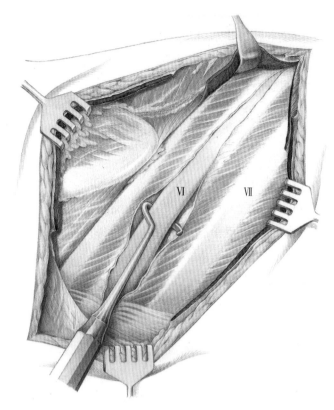

图 2.5　切开骨膜并使用肋骨剥离器显露出肋骨。
Ⅵ、Ⅶ　第 6、7 肋

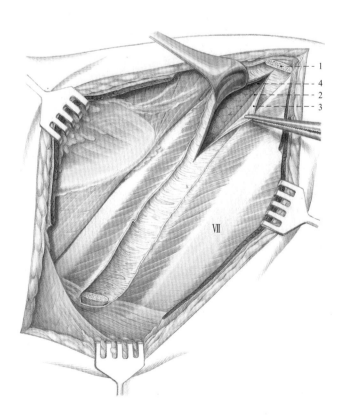

图 2.6　切除肋骨，残余部分骨膜及肋胸膜。
1　切除第 6 肋骨干
2　肋胸膜
3　骨膜
4　肺
Ⅶ　第 7 肋

2.1.6 胸廓切开术

儿童和青少年胸部活动度较大，可经肋间入路行胸廓切开。此手术尤其适用于手术节段少，且患者不需要肋骨骨质作为植骨材料的患者。患者体位和切口类型与背外侧胸廓切开术相同，切开背阔肌和前锯肌，显露预定的肋间通道。通常，可以在肋间肌和壁胸膜之间插入探针，以探针深度作为标记，电刀切开肋间肌（图2.7）。壁胸膜切开后的操作同切除肋骨的背外侧胸廓切开术。

胸膜完全横断后，置入胸腔撑开器，缓慢、小心撑开胸腔。将肺向前牵拉，清楚显露被壁胸膜覆盖的椎骨（图2.8）。

2.1.7 解剖部位

后纵隔和后胸膜腔的解剖结构如图2.9~图2.11所示。

接下来对后纵隔最重要的结构进行简要探讨（图2.12，图2.13）。显露椎体时，应尽可能避免损伤胸导管，否则可能发生乳糜胸。图2.12显示胸导管的变异走行，提示胸导管基本上沿右侧主动脉走行。奇静脉和半奇静脉的变异如图2.13所示。通常，椎体显露仅从中间横断肋间静脉，而无须触及纵向走行的静脉。

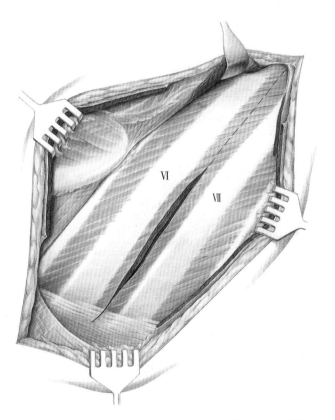

图 2.7　胸膜腔肋间入路。在第6和第7肋骨之间切断肋间肌。小心切开下肋上缘，以免损伤肋间血管和肋间神经。
Ⅵ、Ⅶ　第6、7肋

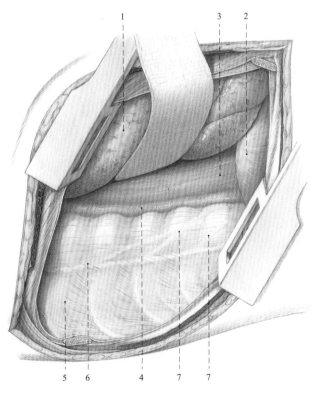

图 2.8　进入胸腔后视图。保留壁胸膜（肋胸膜和纵隔胸膜）。
1　右肺
2　膈膜
3　食管
4　奇静脉　　　　　　　　　⎫
5　肋间血管　　通过壁胸膜可见
6　交感神经干
7　内脏大神经　　　　　　　⎭

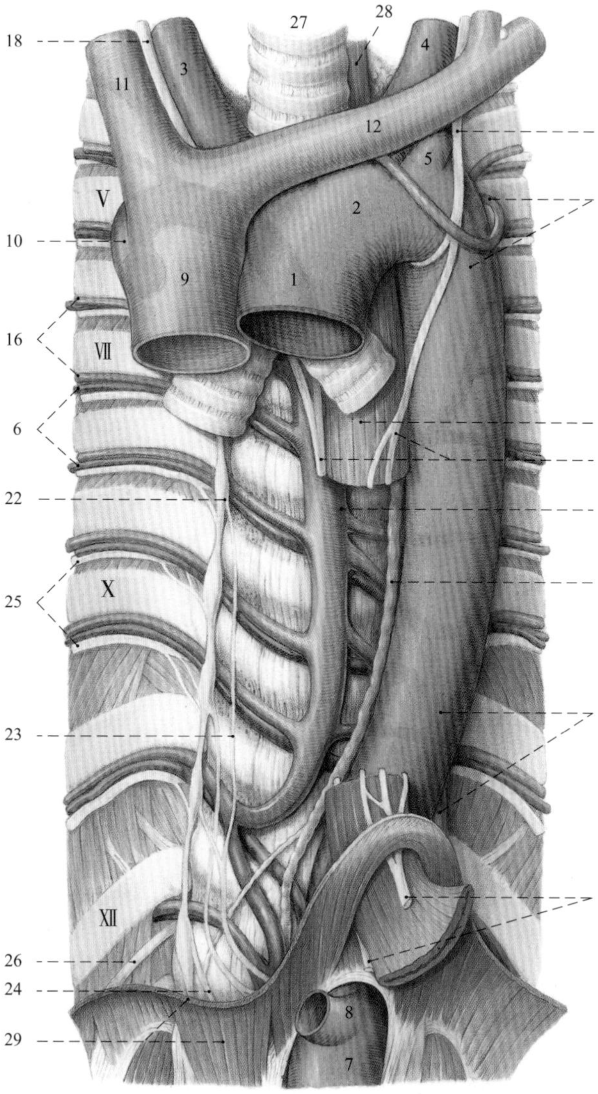

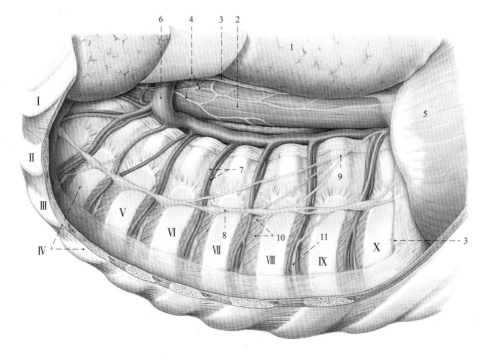

图 2.9　后纵隔和胸膜后的解剖部位。

1　升主动脉
2　主动脉弓
3　头臂干
4　左颈内动脉
5　胸主动脉
6　肋间动脉
7　腹主动脉
8　腹腔干
9　上腔静脉
10　奇静脉开口
11　右头臂静脉
12　左头臂静脉
13　副半奇静脉
14　奇静脉
15　半奇静脉
16　肋间静脉
17　胸导管
18　右迷走神经
19　左迷走神经
20　食管丛
21　迷走神经干
22　交感神经干及神经节
23　大内脏神经
24　小内脏神经
25　肋间神经
26　肋下神经
27　气管
28　食管
29　膈膜
Ⅴ～Ⅻ　第 5~12 肋

图 2.10　后纵隔右半及右后胸膜腔解剖部位。

1　右肺
2　食管
3　顶叶胸膜切迹
4　迷走神经食管丛
5　胸横膈膜
6　奇静脉
7　肋间血管
8　交感神经干
9　大内脏神经
10　交通支
11　肋间神经
Ⅰ～Ⅹ　第 1~10 肋

图 **2.11** 后纵隔左半和左后胸膜间隙解剖。

1 左肺
2 胸主动脉
3 顶叶胸膜切迹
4 副半奇静脉
5 交感神经干
6 交通支
7 大内脏神经
8 小内脏神经
9 肋间神经
10 肋间血管
11 胸横膈膜

Ⅰ ~ Ⅹ　第 1~10 肋

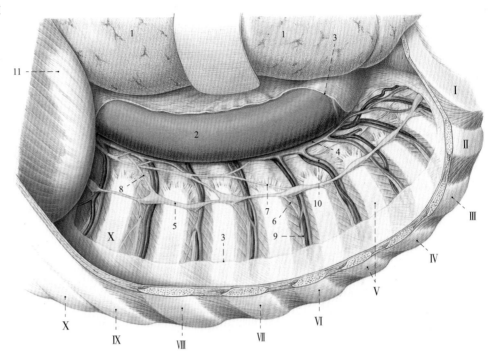

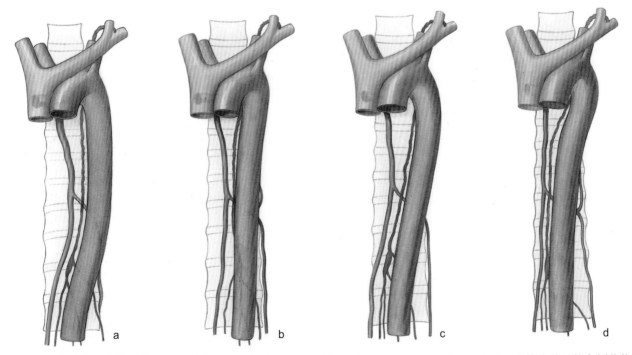

图 **2.12**　主动脉、奇静脉和胸导管相对胸椎的位置变异（参考 Kubik，1975）。胸导管－主动脉－奇静脉单元的左侧移位可能与年龄相关（83% 的左侧移位患者年龄在 70 岁以上）。

a　左侧位置（36%）。

b　中间位置（20%）。

c　倾斜位置（17%）。

d　右侧位置（6%）。

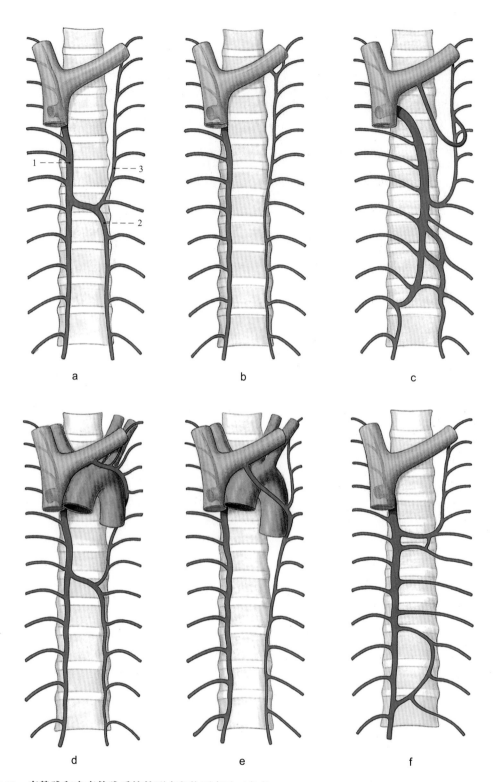

图 2.13　奇静脉和半奇静脉系统的形态和位置变异（参考 Adachi，1933；Corder，et al.，1938；以及我们自己的观察研究）。

a "经典分型"。
　1 奇静脉
　2 半奇静脉
　3 副半奇静脉
b 奇静脉与半奇静脉之间无吻合。

c 多条吻合网及年龄相关的交通支向奇静脉左侧移位。
d 半奇静脉主动脉头侧弓。
e 奇静脉后主动脉弓，奇静脉与半奇静脉之间无交通支。
f 无半奇静脉时，多椎体前吻合术。

2.1.8 脊髓血供

脊髓血供对脊柱手术非常重要。因此，有必要就脊髓主要血供系统进行简要探讨（图2.14，图2.15）。

脊髓血供由两个不同的动脉系统构成，一个是由椎体动脉供应，即向后发出2支脊髓后动脉和1支脊髓前动脉；另一部分是由后肋间动脉的分支供应。

开胸脊柱手术时仅需留意后动脉，即后肋间动脉后支的脊柱支（图2.15）。经椎间孔到达脊髓并与脊髓前动脉吻合的节段动脉在数量和口径上有很大的变异，因此难以据此进行分型。目前至少

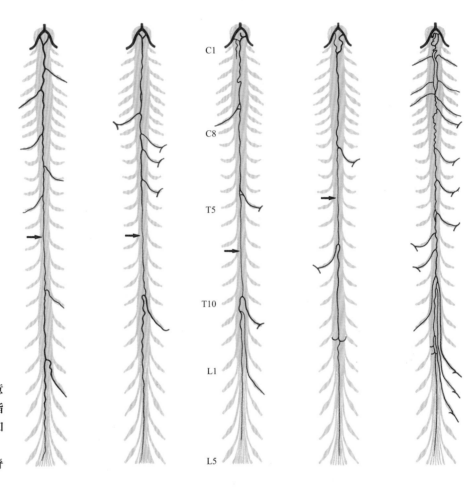

图 2.14 脊髓节段供血示意图。"关键供应区"由箭头指示（参考 Dommisse，1974 和 Kahle，et al.，1976）。
C1，C8，T5，T10，L1，L5 脊神经

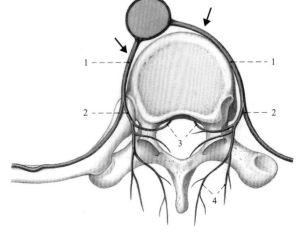

图 2.15 横切面上椎管和脊髓的血液供应示意图（参考 Crock，et al.，1977）。箭头指向术中合适的血管结扎点。
1 后肋间动脉
2 后支
3 脊髓分支
4 肌肉和皮肤分支

发现有 2~16 个脊髓分支（Domisse，1974），这些分支向不同节段的脊髓供血。最大口径的血管是根最大动脉（Adamkiewicz 动脉），该动脉 80% 发自 T7~L4 的左后肋间动脉（绝大多数在 T9~T11）。

需要指出的是，虽然 Adamkiewicz 动脉非常重要，但单靠它不足以维持尾段脊髓的血供。事实上，在维系脊髓血供方面，有多条不同节段的髓内滋养动脉起着至关重要的作用。这与脊柱外科医生的经验是一致的。尤其是在治疗脊柱侧凸患者的过程中，对 4~16 个节段动脉进行结扎，并没有造成任何神经功能障碍。但无论如何，在手术允许的范围内保护节段性脊髓动脉还是非常必要的。

脊髓走行中，分别有颈膨大、胸膨大和腰膨大区域。供给颈部和腰部的血管分支的数量和大小大于供给胸段的分支。因此，胸段被描述为一个分水岭。脊髓血供的"关键供给区"通常位于第 4 和第 9 胸椎体之间。在这个区域手术时要格外小心。

胸椎前入路显露椎体时，尽可能向前切断节段动脉是很重要的；当然，分离血管时需尽量轻柔且适度地向椎体背侧短距离游离（图 2.15）。由此可以保留连接椎管内、外节段动脉的动脉弓。为避免损伤脊髓分支，应尽量减少在椎间孔附近使用电凝止血。

2.1.9 脊柱侧凸胸廓切开部位的选择
参阅图 2.16，图 2.17。

对于脊柱侧凸患者，开胸术常选择凸侧入路。由于椎体明显旋转以及后肋在凸侧隆起，开胸后即能看到手术节段的椎体，位于所切除肋骨下仅数厘米。胸部大血管常常或基本上不伴随侧凸曲线走行，而往往走行在凹侧。这意味着左侧为凸侧时从

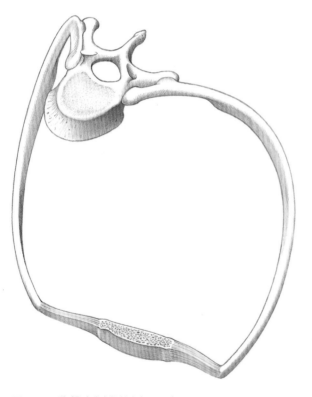

图 2.16　胸椎右侧脊柱侧凸示意图。右侧肋部的身体几乎紧靠胸椎。

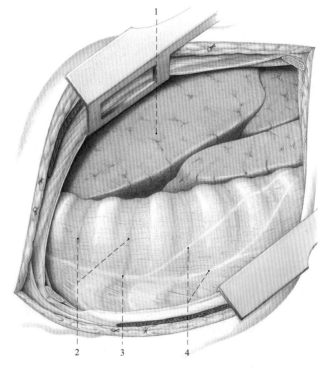

图 2.17　右侧胸弯患者打开胸膜腔视图。椎前胸腔尚未打开，脊柱凸向右侧胸膜腔，右肺向左侧移位。

1　右肺
2　肋间血管
3　交感干
4　大内脏神经

左侧入路开胸, 主动脉位于脊柱右侧。

2.1.10 显露椎体

打开胸腔后, 应尽量将壁胸膜从椎体中线切开, 尤其是脊柱侧凸患者, 切开时应充分考虑存在椎体扭转 (图 2.16)。在中线暴露、结扎和横断节段性血管, 椎体和椎间盘便可完全呈现在术野中 (图 2.18)。

2.1.11 胸腔切开及肋骨切除术的闭合
参阅图 2.19。

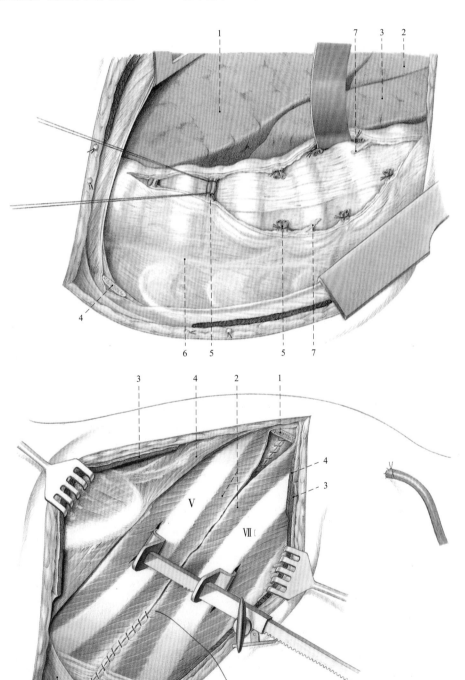

图 2.18 手术部位: 打开椎前胸膜, 结扎或横断部分肋间血管。

1 右肺上叶
2 右肺中叶
3 右肺下叶
4 第 6 肋切除残端
5 肋间血管
6 经筋膜可见交感干
7 大内脏神经

图 2.19 用肋骨合拢器闭合胸腔。

1 第 6 肋切除残端
2 外侧肋间肌
3 背阔肌
4 前锯肌
5 斜方肌
6 胸髂肋肌
Ⅴ、Ⅶ 第 5、7 肋

闭合切口前留置胸腔引流管，并使用肋骨合拢器复位肋骨。常规连续缝合胸膜、骨膜和肋间肌（图2.19）。然后连续缝合侧前锯肌和背阔肌（图2.20）。

2.1.12 经肋间胸廓切开术的闭合

参阅图2.21。

肋骨边缘穿入可吸收缝线，先不打结。为避免损伤肋间动脉和术后出血，不应将缝线直接置于下位肋骨下缘。应在肋骨合拢器的保护下，将胸膜和肋间肌缝合，然后将肋骨周边缝线打结，皮下、皮肤逐层缝合。

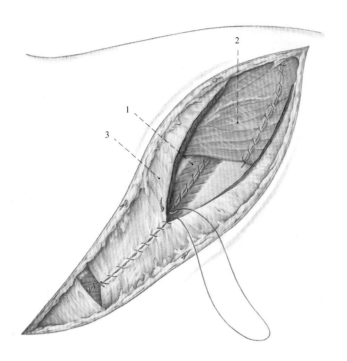

图2.20 胸腔肌肉筋膜的缝合。
1 外侧肋间肌
2 前锯肌
3 背阔肌

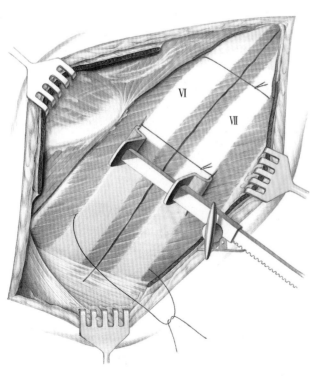

图2.21 经肋间胸廓切开术后胸腔闭合。
Ⅵ、Ⅶ 第6、7肋

2.2 前方经胸膜入路显露 T3~T11（Louis 入路）

R. Bauer, F. Kerschbaumer, S. Poisel

2.2.1 主要适应证

• 椎体骨折
• 脊柱肿瘤
• 脊椎炎

2.2.2 入路侧选择

通常，此术式选择右侧入路。

2.2.3 体位、肋骨切除选择和切口

参阅图 2.22。

患者取仰卧位，右臂屈曲并向上抬，直至前臂与下颌骨水平接近。前臂用金属套索固定。

在右乳房周围做一个凸向尾端的弧形切口。切口从腋中线外侧开始，到胸骨右侧边界结束。此时可根据手术需要，切口可向上或向下平移 1 个或 2 个节段。皮肤切口通常沿着第 4 肋骨前部，但根据要达到的椎体区域而变化。在女性患者，皮肤切口是在乳房下方肋骨横切后不易裂开的褶皱处进行的，乳房向上推移。根据目标手术区域，以下肋软骨被切断：

• 切除第 2、3 肋，行 T3~T9 肋间入路。
• 切除第 3、4 肋，行 T4~T10 肋间入路。
• 切除第 4、5 肋，行 T6~T11 肋间入路。

切开皮肤及皮下组织，可使用电刀水平切开浅层肌肉（胸大肌及前锯肌，图 2.23）。切开第 5 肋骨骨膜。骨膜剥离器分离第 5 肋肋骨膜的上半部分，从肋骨的上缘剥离肋间隙的纤维肌肉，从外侧向内侧移动。骨膜剥离器剥离范围应在胸骨外侧缘 1.5 cm 以外，不要接近胸骨，以免造成胸骨内动脉损伤。

接着，骨膜下剥离第 4 肋，在胸骨外侧缘 13 mm 以外处结扎并离断肋间组织。

在胸骨外侧缘以外 1.5 cm 以及第 4 肋骨下方或第 5 肋软骨交界处，置入带钩剥离子，在其保护下（图 2.24）切开离断 2 根肋软骨即可很好地显露撑开器撑开的第 4、5 肋间隙。若需较宽范围的暴露，可能需切除更多的肋软骨，同时撑开器更偏向于头端或尾端。

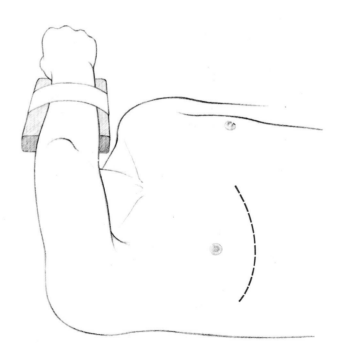

图 2.22 Louis 提出的前路胸廓切开术体位和切口。

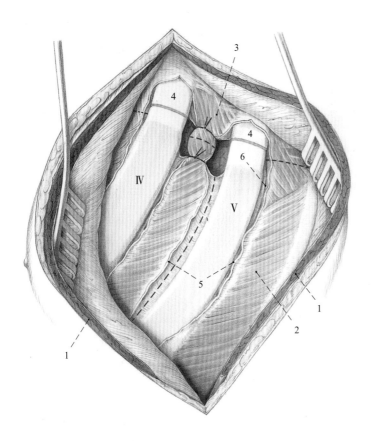

图 2.23　胸大肌横断术后视图。切开第 4 和第 5 肋骨的骨膜。在肋软骨的水平上切断肋骨，虚线标识切开肋间组织。

1　胸大肌
2　肋间外肌
3　肋间内肌
4　肋软骨
5　骨膜
6　肋间静脉
Ⅳ、Ⅴ　第 4、5 肋

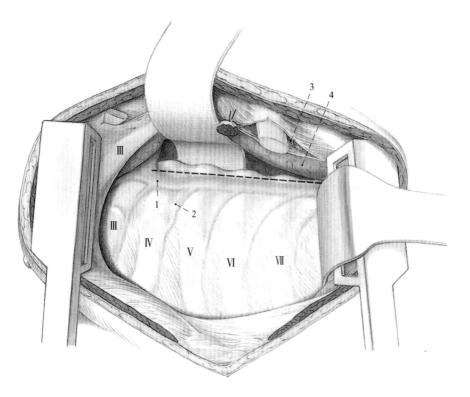

图 2.24　开放胸腔和置入肋间撑开器视图。壁胸膜在奇静脉左侧（虚线）的脊柱旁，由此处切开。

1　奇静脉
2　肋间静脉
3　肋间血管
4　肺
Ⅲ ～ Ⅶ　第 3~7 肋

2.2.4 显露椎体

将右肺向内侧牵移,并用拉钩固定(图 2.24)。横膈膜需用弧形拉钩向尾端牵开:可以通过顶叶胸膜清楚地看到奇静脉。纵向切开椎前胸膜至奇静脉左侧,如 Louis 所述。在上胸椎,这种方法的优点是不需要结扎节段静脉(图 2.25)。在需显露的区域内将节段动脉结扎后离断(图 2.26),然后椎体即可显露在术野内。

当显露 T3 和 T4 椎体时,由于节段静脉和动脉在这些椎体上交错行走,而且多个血管覆盖在一个椎体上(图 2.10),因而显露比较困难。为了避免过多地切断节段动脉,壁胸膜可在奇静脉弓水平的两个节段动脉之间略呈对角切开(图 2.27)。椎体在节段动脉之间可以显露,奇静脉弓可以结扎并横断。

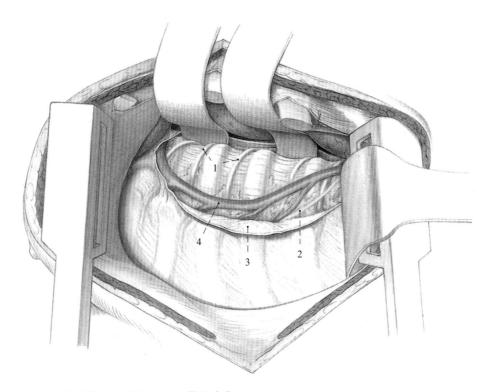

图 2.25 壁胸膜切开后视图,可见节段动脉。

1 肋间动脉
2 内脏大神经
3 壁胸膜
4 奇静脉

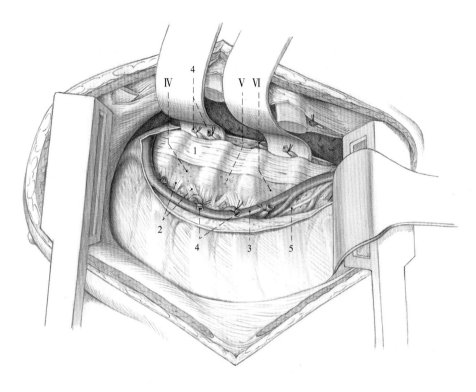

图 2.26　节段动脉横断后视图，显露 T4~T6 椎体。
1　前纵韧带
2　肋骨头放射韧带
3　奇静脉
4　肋间后动脉
5　内脏大神经
Ⅳ ~ Ⅵ　第 4~6 胸椎体

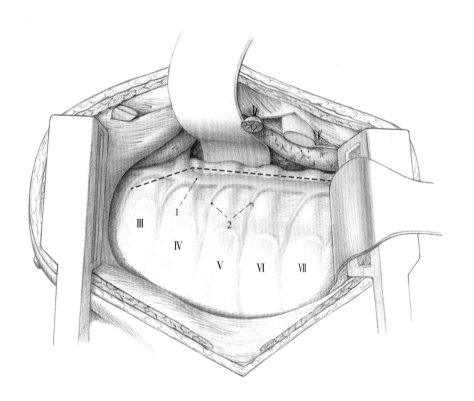

图 2.27　切断奇静脉弓以显露 T3 和 T4，如此可以在斜向走行的动脉之间显露椎体。
1　奇静脉
2　肋间后静脉
Ⅲ ~ Ⅶ　第 3~7 肋

2.3 高位胸廓开胸术（T1~T4）

R. Bauer, F. Kerschbaumer, S. Poisel

2.3.1 主要适应证

• 脊柱结核

• 脊柱肿瘤

显露这个部位很困难，如需显露颈胸交界区，包括下颈椎，参考 Cauchoix 和 Binet 的经验，可行经胸骨入路（参阅 1.3 相关内容，图 1.23~ 图 1.29）。

然而，由于解剖学的原因，颈椎前方入路与 Louis 胸廓切开术（图 2.28）或高位胸廓切开术（图 2.29）结合使用更为可行。

2.3.2 入路侧选择

一般来说，上胸椎手术既可以行右侧入路，也可以行左侧入路。

2.3.3 体位和切口

手术从右侧进行时，患者躺在左侧（当然，若从左侧进行，患者需躺在右侧）。右臂尽可能靠近头端。皮肤切口从上胸椎靠近棘突的区域开始，然后围绕肩胛骨前角呈弧形弯曲（图 2.30）。之后，如图 2.31 所示，沿着一条弯曲的线切开斜方肌，

由于神经支配，切开时尽可能靠近脊柱；尽可能靠近尾端，切开背阔肌（图 2.32，图 2.33）。在下一层，在肩胛骨附近分开菱形肌，而前锯肌则尽可能向后分开，以避免损伤胸长神经（图 2.34，另见图 2.3）。然后可用拉钩把肩胛骨提起来（图 2.35）：最上位的肋骨显露在外，可以用经典的方式从头端向尾端计数。第 3 根肋骨或第 4 根肋骨（图 2.35）可根据所需椎体的水平，按常规方式经骨膜下切除。如果必须显露 T1 和 C7，那么第 3 根肋骨也要切除。分离切开斜角肌，切除第 2 肋骨，这样可以更方便向上方显露。在此之后，置入胸部撑开器（图 2.36）

2.3.4 显露椎体

将上胸椎的壁胸膜纵向切开，结扎节段血管后切断。应该注意，在上胸椎，肋间血管倾斜地穿过椎体，在同一个椎体上可有多条节段性血管。这已在介绍 Louis 入路时进行探讨，此处不再赘述（参阅 2.2.4 相关内容）（图 2.10）。

2.3.5 切口闭合

置入胸腔引流管并进行常规切口闭合（参阅 2.1.11 和 2.1.12 相关内容，图 2.19~ 图 2.21）。

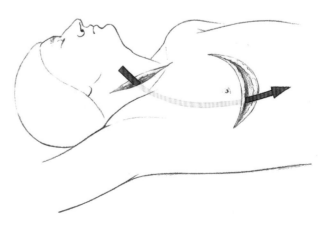

图 2.28　Louis 提出的通过前外侧入路结合胸廓切开术进入颈胸交界处的示意图。

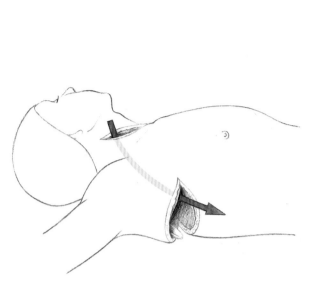

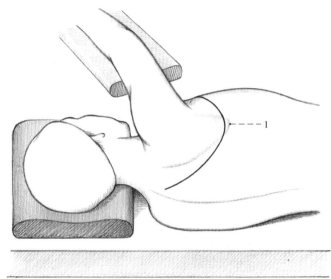

图 2.29　前外侧入路结合高位胸廓切开术进入颈胸交界区的示意图。

图 2.30　高位胸廓切开术的体位和切口。
1　肩胛下角

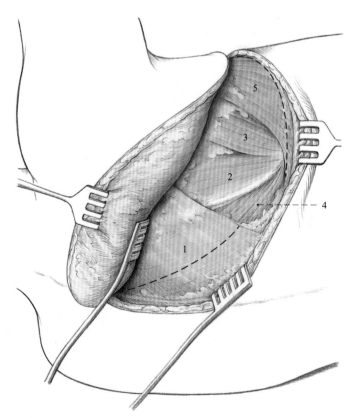

图 2.31　皮肤和皮下组织切开后术野显露。虚线为斜方肌和背阔肌的分界。

1　斜方肌
2　冈下肌
3　大圆肌
4　菱形肌
5　背阔肌

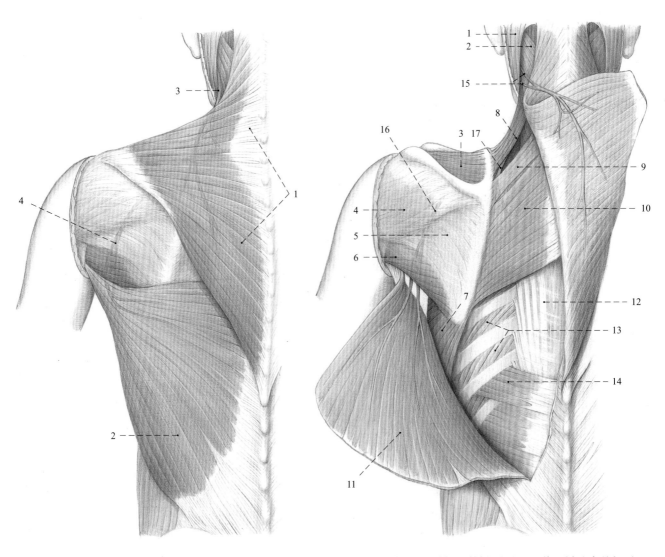

图 2.32　斜方肌、背阔肌神经支配图。

1　斜方肌
2　背阔肌
3　副神经
4　胸背神经

图 2.33　为了更好地显露神经支配，肌缘已被分离并打开。

1　胸锁乳突肌
2　头夹肌
3　冈上肌
4　三角肌
5　冈下肌
6　大圆肌
7　前锯肌
8　肩胛提肌
9　小菱形肌
10　大菱形肌
11　背阔肌
12　髂肋肌
13　肋间外肌
14　上后锯肌
15　副神经及斜方肌支
16　胸背神经
17　肩胛后神经

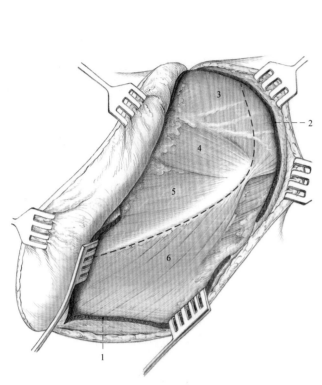

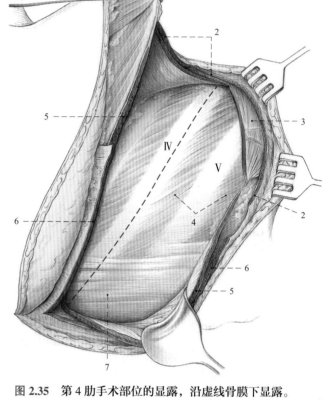

图 2.34　手术部位：浅层肌肉层横断后，沿虚线在肩胛骨周围切开，切开大菱形肌和前锯肌。

1　斜方肌	4　大圆肌
2　背阔肌	5　冈下肌
3　前锯肌	6　大菱形肌

图 2.35　第 4 肋手术部位的显露，沿虚线骨膜下显露。

1　大圆肌	5　大菱形肌
2　背阔肌	6　斜方肌
3　前锯肌	7　髂肋肌
4　肋间外肌	Ⅳ、Ⅴ　第 4、5 肋

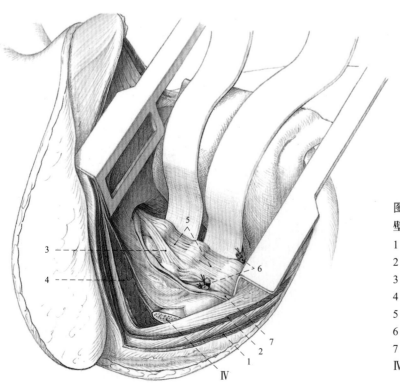

图 2.36　胸膜腔打开后术野。最上位胸椎在壁胸膜切开和节段性血管横断后得以显露。

1　斜方肌

2　大菱形肌

3　颈长肌

4　背部内在肌

5　覆盖第 2 和第 3 胸椎的前纵韧带

6　肋间血管

7　交感神经干

Ⅳ　第 4 肋

2.4 微创胸腔镜辅助下胸椎手术

F. Kandziora

2.4.1 主要适应证

- 后凸畸形
- 脊柱侧凸
- 椎体骨折
- 脊柱肿瘤
- 脊柱炎和椎间盘炎
- 椎间盘突出
- 脊柱退变

2.4.2 术前准备

除正确定位外，还需要单肺通气，尤其是在全胸腔镜操作时。摆好体位后，需通过支气管镜检查双肺插管位置是否正确。在少数胸椎或胸腰段左侧入路情况下（T12、L1、L2），可以不采用单肺通气，尤其是计划行胸腔镜微创辅助入路时。然而，必须确保呼气末正压尽可能低，以便肺部被牵开。

2.4.3 入路侧选择

考虑到胸主动脉走行，纯胸腔镜操作和微创胸腔镜辅助入路在 T1~T10 时选择右侧入路，在 T11~L2 时选择左侧入路。脊柱侧凸时，可以不完全遵循这一原则。通常是从凸侧入路。单侧肿瘤或椎间盘脱垂等特殊情况下，也可忽略这一原则。

2.4.4 体位

全胸腔镜手术和胸腔镜辅助微创手术时，患者均行侧卧位。左侧入路需要向右侧摆放体位。

接下来，我们将以左侧入路为重点进行阐述（图 2.37，图 2.38）；右侧入路则相反。

左侧入路手术时，需外展并上抬左臂，但抬高外展不得超过 90°，以免损伤臂丛。手术床应可调节，在必要时调节成需要的角度以便扩大肋间宽度。但是，手术台的倾斜角度不能引起脊柱侧凸。特别是计划行内固定时，应避免脊柱固定在侧凸位。C 臂机需能在患者周围自由移动。胸腔镜操作时，视频监视器在患者的脚边，主刀医生站在患者的背侧，助手站在患者的前方。

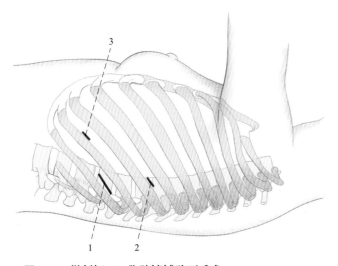

图 2.37 微创切口，胸腔镜辅助下手术。
1 胸腔小切口
2 光学通道
3 拉钩通道

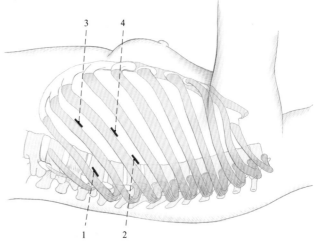

图 2.38 全胸腔镜手术的切口。
1 工作通道
2 光学通道
3 拉钩通道
4 抽吸通道

2.4.5 定位

用 C 臂机定位手术区域：术前这些定位标记可投射在皮肤上。例如当计划行椎体次全切除术时，需切除的椎体的头尾端边界前壁和后壁以及相邻的 2 个椎体需投射标记到皮肤上。

在胸腔镜辅助微创手术中（图 2.37），应标记手术区域中心，以及肋骨所在位置（图 2.37，1）。还应标记胸腔镜（通道）入口（图 2.37，2）。左侧入路时，通道置于切口头端 2~3 个肋间隙。右侧入路时，通道置于切口尾端 2~3 个肋间隙。照明通道通常位于皮肤切口中心，切口呈前后向。如有必要，将照明通道向前倾斜 30° 可更好地观察椎体后壁。另外，也可置入内镜下拉钩通道（撑开器通道：图 2.37，3）。在左侧经内镜辅助手术中，拉钩通道位于工作通道前 10~15 cm 处。除撑开器系统外，还可使用拉钩将横膈膜和（或）肺部牵开。

全胸腔镜手术中（图 2.38），第 1 个胸腔镜通道（工作通道：图 2.38，1）直接标记在病变区域中相应肋骨上缘。在左侧胸腔镜手术中，第 2 个

通道（光学通道：图 2.38，2）位于工作通道头端 2~3 个肋间隙内，其可根据病变所在区域向前、向后选择。向前 2~3 cm 有助于椎体后壁视野；向后则可改善椎管内的术野。对于椎间盘突出的患者，如有必要，可置入内镜下拉钩通道（拉钩通道：图 2.38，3）。在左侧胸腔镜操作中，该通道位于工作通道前 10~15 cm 处，通常在头端 1 个或 2 个肋间隙的空间。拉钩用于固定胸膜和肺部。最后，打开第 4 个通道用于抽吸和冲洗（抽吸通道：图 2.38，4），该通道位于光学通道和拉钩通道之间的中线上。不同的通道方案的制订需因人而异。

2.4.6 切口

胸腔镜辅助微创手术中，需使用撑开器系统（图 2.39）。皮肤切口呈斜形，从头端略向前部切开至尾部略向后部，跨越肋骨及病变中心。切口长为 4~8 cm，小切口胸廓切开术切口在肋间，不需切除肋骨。在分离背阔肌和前锯肌后（图 2.40），于肋

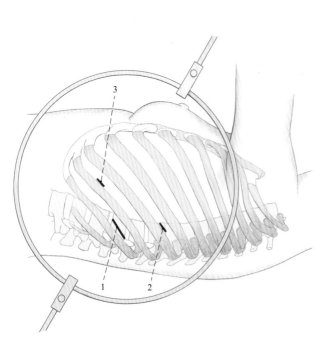

图 2.39　在手术部位放置撑开器系统。
1　工作通道
2　光学通道
3　拉钩通道

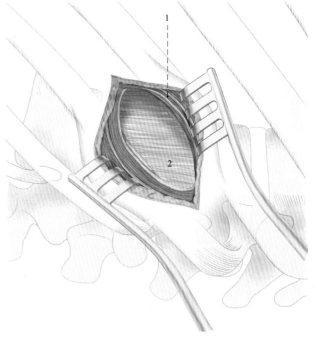

图 2.40　肋间小切口：背阔肌和前锯肌的切口。
1　前锯肌
2　肋间外肌

骨上缘切开肋间肌（图 2.41）。随后是壁胸膜（图 2.42），注意保护肺部。

2.4.7 手术操作

在分离壁胸膜时，应行单肺通气以避免肺脏意外损伤。

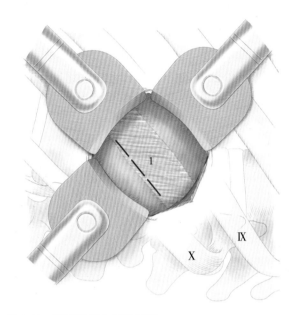

图 2.41 切开肋骨上缘肋间肌。
1 肋间外肌
IX、X 第 9、10 肋

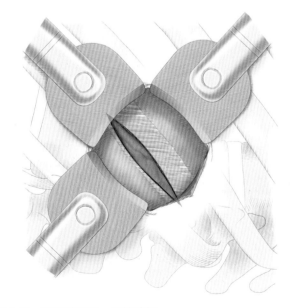

图 2.42 壁胸膜切口，保护肺部。

胸腔镜辅助微创手术中，首先通过小切口引入胸腔镜，并评估整个胸腔空间（图 2.43）。此时，需行单肺通气并确保肺充分萎陷。如有必要，可通过支气管镜抽吸进一步排空肺，然后在胸腔镜直视下置入照明通道。胸腔镜下，当胸腔镜位于肋间凹陷处时，可以感知到。此时，应通过触诊肋间隙再次确认先前标记的切口位置是否正确（图 2.43）。确定切口位置后，切开长约 2 cm 切口。在胸腔镜下置入后，钝性分离相应肋骨前方肌肉，经肋骨上缘钝性进入胸腔间隙。胸腔镜下打开剪刀（图 2.44）。钝性分开壁胸膜，之后将撑开器置入胸腔。然后将胸腔镜从小切口中取出，并切换到引入的撑开器内（照明通道；图 2.45）。

为便于显露，此时可在小切口中放置自动撑开

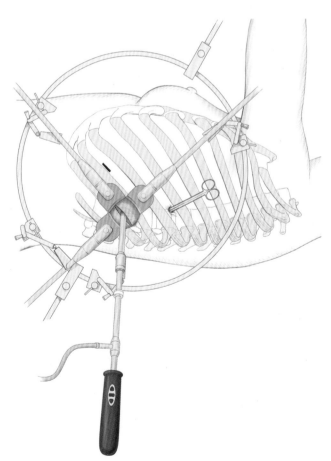

图 2.43 胸腔镜在小切口胸椎手术中的应用及对胸腔进行评估。

器。或在前方 10~15 cm 处做一个额外切口，通过这个切口引入 1 把拉钩（拉钩通道；图 2.45），必要时用其压下横膈膜。

如切口大小不足以完全显露病椎，除了用拉钩拉伸肋间隙或延长皮肤切口外，还可以进行肋骨截骨术。根据所需空间，截骨的位置可以在切口前、后边界处选择。截除肋骨时应保留肋间神经血管束。需要指出的是，部分肋骨切除术并非必须。

单纯胸腔镜手术中，首先放置工作通道（图 2.38，1）。工作通道切口的长度取决于手术器械的性质和大小。例如，如果拟行可扩张椎体置换术，则工作通道切口可延长至约 4 cm 的长度。或者，在全胸腔镜手术将要结束时，可以延长工作通道切口，以便于安装内植物。行 2~3 cm 小切口置入 2 把 Langenbeck 撑开器，确认单肺通气后，可视下分离壁胸膜，放置工作通道。放置第 1 个通道后，通过这个通道引入光源。最后，在胸腔镜下置入其他通道，如图 2.44。然后将胸腔镜从工作通道转换到照明通道（图 2.46）。最后，扇形牵开器、抽吸导管、器械等通过其他通道引入（图 2.47）。

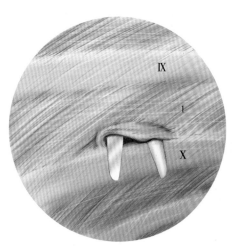

图 2.44　胸腔镜下剪刀撑开入胸视图。
1　肋间内肌
Ⅸ、Ⅹ　第 9、10 肋

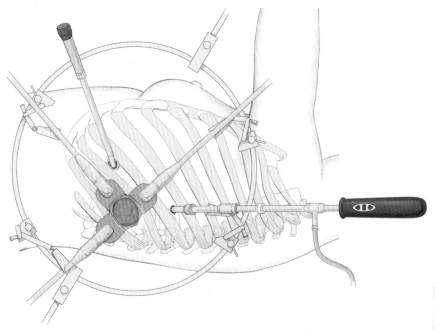

图 2.45　置入照明通道，将撑开器系统放置得更深一些。如有必要，还可以开放一个拉钩通道。

2.4.8 椎前解剖

两种入路的椎前解剖相同，首先必须定位准确。胸腔镜下可见的病变标志（如脊柱结构）或外伤后的椎前血肿，都有助于定位。或者，在疑似位置的椎间盘上放置 1 根克氏针。并利用术中影像对其位置进行正确评估。不建议在椎体前部插入克氏针，因为节段性血管可能在此处受伤。

通过克氏针准确定位脊柱节段后，调整光镜，

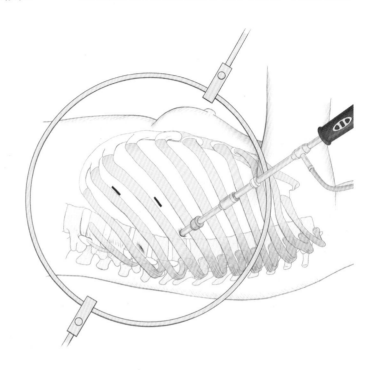

图 2.46 将胸腔镜从工作通道转换到照明通道。

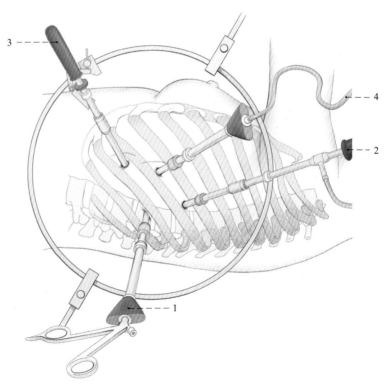

图 2.47 通道位置和器械介绍。
1 工作通道内的抓钳
2 胸腔镜的照明通道
3 拉钩通道内的扇形撑开器
4 抽吸通道内的带吸引管

以便识别图 2.48 中的结构。必须确保显示器可清楚显示手术者所操作的手术部位：在左侧小开胸手术中，主动脉在显示器头端，横膈膜在左侧，肋横突关节在后方。然后在病椎区域的壁胸膜上纵向切

开，通过触诊椎体前边界和肋横突关节来确保切口位置。如果需要切开横膈膜（在 L1 和 L2 节段），首先用双极烧灼标记切口线，然后在横膈膜上做一个弧形切口。侧胸壁应留有至少 1 cm 的边缘，以便再次对合。然后钝性分离节段间血管（图 2.49），将动脉分离并剪断（图 2.50）。在节段血管和椎体之间使用棉棒，将椎前组织从椎间盘钝性分离。最后，可见整个椎体得以显露。

在胸腔镜辅助微创手术中，常使用撑开器系统，撑开器可以移动，以保持手术术野清晰。器械和光镜也可以固定到撑开器系统上，有助于光学系统的稳定，这些通常需由助手进行固定。

2.4.9 切口闭合

胸腔镜辅助微创手术中的微创开胸手术与标准开胸手术相似，套管通道分 2 层进行闭合，第 1 层是肌肉组织，然后是皮肤缝合。如果通过套管通道放置引流管，建议预留缝线，以便拔除引流管后再次打结闭合胸腔。

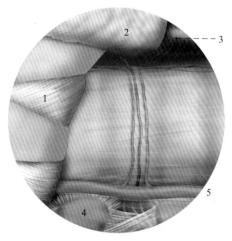

图 2.48 胸腔镜可视术野：头端为肺和主动脉，横膈膜位于左侧，肋横突关节位于后部。

1 横膈膜   4 肋横突关节
2 肺   5 半奇静脉
3 胸主动脉

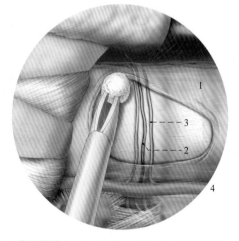

图 2.49 壁胸膜纵切口及钝性分离节段性血管。
1 壁胸膜
2 肋间后动脉
3 椎外前静脉丛
4 半奇静脉

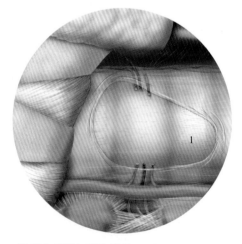

图 2.50 节段血管的切断和椎体显露。
1 椎间盘

3 胸腰椎交界区 Thoracolumbar Junction

3.1 脊柱 T9~L5 水平经腹膜后胸膜外入路（Hodgson 入路）

R. Bauer, F. Kerschbaumer, S. Poisel

3.1.1 主要适应证

- 脊柱侧凸
- 脊柱后凸
- 椎体骨折
- 脊柱肿瘤
- 脊柱感染

3.1.2 入路侧选择

总的来说，胸腰交界区可从左侧或右侧进行显露。如手术指征没有明确的限定，一般可采用左侧入路。这主要是根据解剖特点决定，左侧膈肌位置较低，且右侧肝脏遮挡以及右侧有下腔静脉。而对于脊柱侧凸而言，入路通常选择凸侧。

3.1.3 肋骨切除选择

在脊柱侧凸患者的手术中，往往需要行肋骨切除。常切除第 9 或第 10 肋。切除第 10 肋时，能更好地显露 T10 和 T11 节段；而切除第 9 肋时，则能够显露更头端的脊柱节段。年轻患者通常存在浮肋，通过切除对应的肋骨，即可充分显露相应节段椎体。但如果按照上述方式显露，显露范围仍不满意，则可考虑将其上一节肋骨以同样方式切除。理想状态下切除对应肋骨能够达到如下的显露效果：

- 切除第 9 肋：显露 T9~L5 节段。
- 切除第 10 肋：显露 T10~L5 节段。

3.1.4 体位和切口

参阅图 3.1。

患者取右侧卧位，切口自后方靠近中线处开始，沿第 10 肋行至肋软骨处，接着自上腹、中腹区沿节段神经分布斜向远端行进（图 3.2），远端止于脐部或耻骨联合。但如果仅需显露胸腰交界区脊柱，则可适当缩短切口。切开皮肤后，使用电凝进一步切开。在显露过程中彻底止血非常重要，明确出血点应当立即夹闭并电凝止血。接着将背阔肌沿第 10 肋走行切开（图 3.3，图 2.32，图 2.33）。将切口远端的腹外斜肌

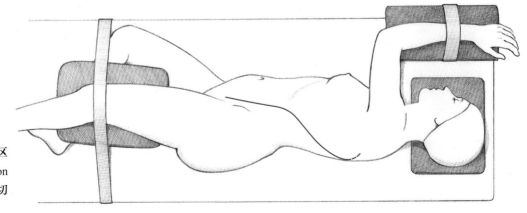

图 3.1 胸腰交界区脊柱入路（Hodgson 入路）的体位和切口示意图。

沿着肌肉纤维分离以显露第10肋（图3.4）。

将腹膜从腹壁分离这一步骤在后续手术过程中极为重要。以组织剪钝性分离腹深层肌肉（腹内斜肌和腹横肌），并插入2把钝头钩子行进一步分离显露（图3.4）。此时，即可见到位于深层的腹膜。将深层的腹膜以纱布或棉棒自一侧腹壁向中线推开。腹部深层肌肉的显露应沿着肋弓方向，平行于血管神经的走行进行。按照此法于腹膜后显露上腰椎（图3.5）。随后将腹膜于膈肌下方进行分离。

随后用电刀将第10肋骨骨膜切开（图3.6），用骨膜剥离器彻底显露第10肋。该步骤应当沿肌肉纤维附着方向进行分离，即肋骨上缘显露时应当从后向前分离，而肋骨下缘则应当从前往后分离。在第10肋肋软骨交界处将肋骨离断，同时将游离的第10肋提起并用肋骨剪自后方予以去除。此时可沿着去除第10肋后的肋骨床纵向分离壁胸膜以进入胸腔（参阅2.1.4相关内容，图2.4~图2.6）。必要时可进一步延长切口行开胸术，在此过程中残余的肋骨可进一步显露至肋椎关节处，并以肋骨剪去除。去除残余肋骨时应尽量避免切除肋骨头，否则会引起大量出血。随后切除肋软骨，此处可作为后面切口闭合时的标记（图3.7）。

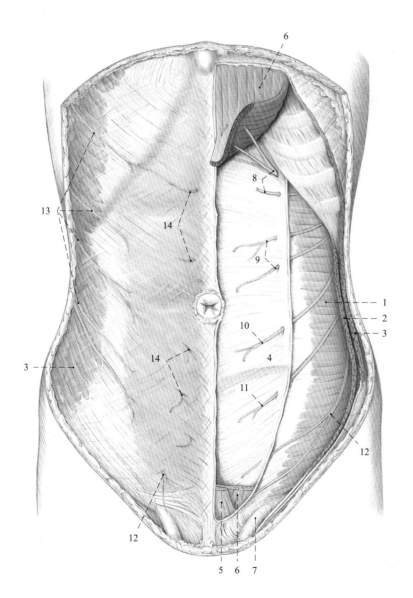

图3.2　腹壁神经分布显露示意图。

1　腹横肌
2　腹内斜肌
3　腹外斜肌
4　腹直肌鞘（后叶）
5　锥状肌
6　腹直肌
7　精索
8　第9肋间神经
9　第10肋间神经
10　第11肋间神经
11　肋下神经
12　髂腹下神经
13　腹外侧皮神经支
14　腹前侧皮神经支

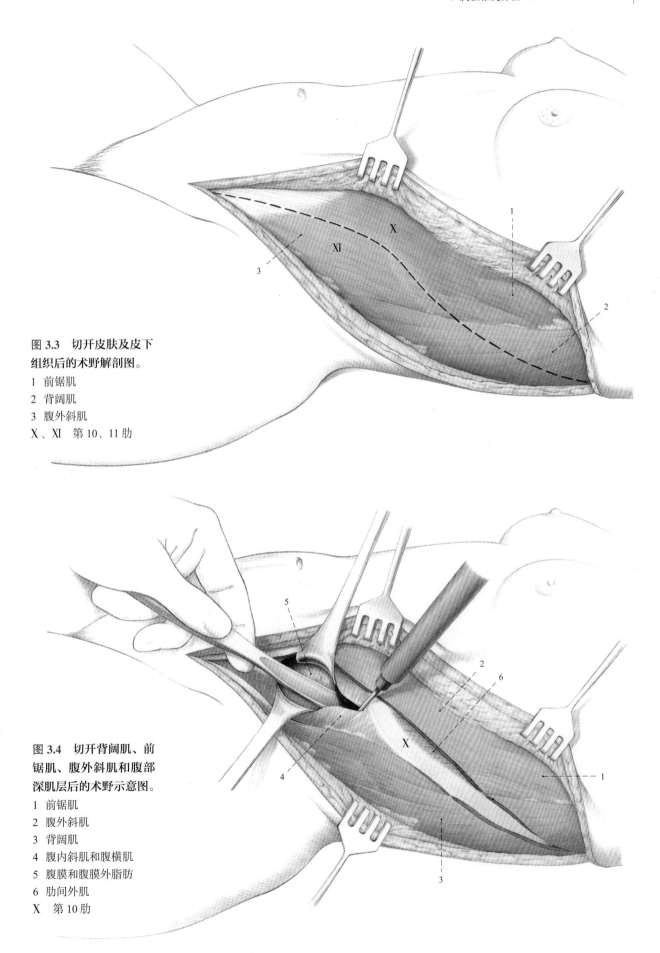

**图 3.3　切开皮肤及皮下
组织后的术野解剖图。**
1　前锯肌
2　背阔肌
3　腹外斜肌
X、XI　第 10、11 肋

**图 3.4　切开背阔肌、前
锯肌、腹外斜肌和腹部
深肌层后的术野示意图。**
1　前锯肌
2　腹外斜肌
3　背阔肌
4　腹内斜肌和腹横肌
5　腹膜和腹膜外脂肪
6　肋间外肌
X　第 10 肋

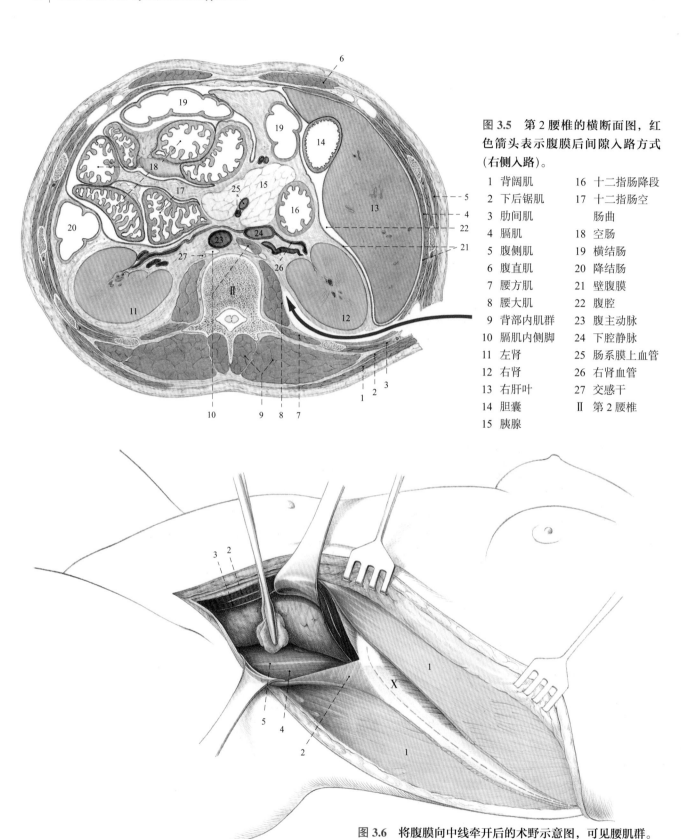

图 3.5　第 2 腰椎的横断面图，红色箭头表示腹膜后间隙入路方式（右侧入路）。

1	背阔肌	16	十二指肠降段
2	下后锯肌	17	十二指肠空
3	肋间肌		肠曲
4	膈肌	18	空肠
5	腹侧肌	19	横结肠
6	腹直肌	20	降结肠
7	腰方肌	21	壁腹膜
8	腰大肌	22	腹腔
9	背部内肌群	23	腹主动脉
10	膈肌内侧脚	24	下腔静脉
11	左肾	25	肠系膜上血管
12	右肾	26	右肾血管
13	右肝叶	27	交感干
14	胆囊	Ⅱ	第 2 腰椎
15	胰腺		

图 3.6　将腹膜向中线牵开后的术野示意图，可见腰肌群。同时腹膜将沿着第 10 肋的虚线进行分离。

1	腹外斜肌	4	腰大肌
2	腹内斜肌	5	髂腹下神经
3	腹横肌	X	第 10 肋

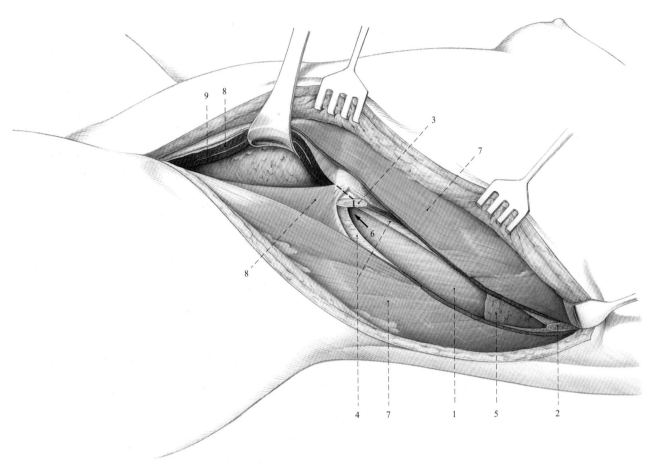

图 3.7 将第 10 肋切除及打开部分胸腔后的术野示意图。肋软骨应按照图示虚线进行切除。

1 覆盖膈胸膜的膈肌
2 第 10 肋残端
3 第 10 肋软骨
4 肋骨骨膜和肋间胸膜
5 左肺下叶

6 肋膈隐窝
7 腹外斜肌
8 腹内斜肌
9 腹横肌

由于之前已将腹膜与膈肌进行了分离，此时可在直视下切开膈肌。切除时应当自肋骨附着点旁开约 2 cm 起，弯向后方延伸至脊柱（图 3.8），如此即可避免膈神经及血管损伤（图 3.9）。

建议在显露过程中随时在切口两侧组织穿线标记，有助于后期组织缝合（图 3.10）。随后放置肋骨撑开器进行撑开，而腹膜内脏器及肺则可由助手通过拉钩适当牵开。

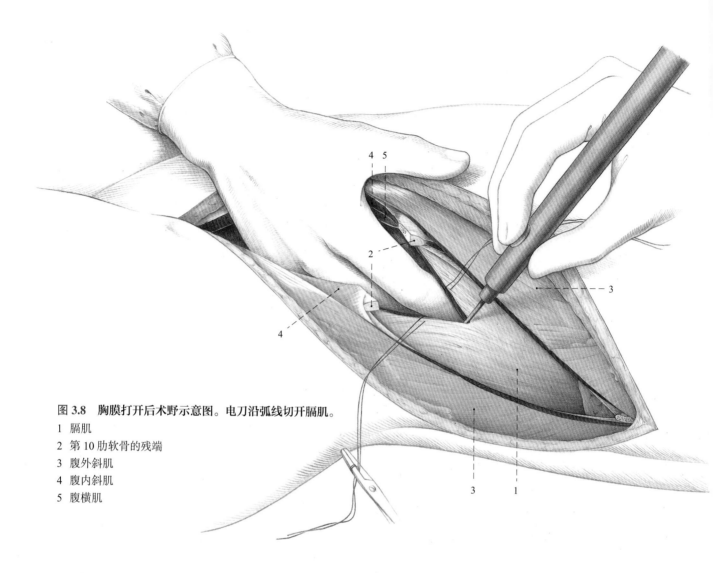

图 3.8 胸膜打开后术野示意图。电刀沿弧线切开膈肌。
1 膈肌
2 第 10 肋软骨的残端
3 腹外斜肌
4 腹内斜肌
5 腹横肌

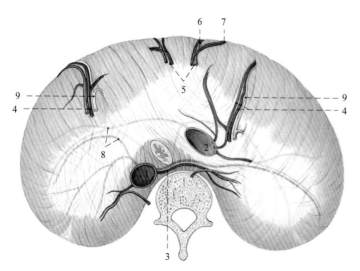

图 3.9 膈肌及膈血管神经分布示意图（头端视角）。
1 主动脉
2 下腔静脉
3 上横膈血管
4 心包膈血管
5 胸廓内血管
6 腹壁上血管
7 膈肌血管
8 下横膈血管
9 膈神经

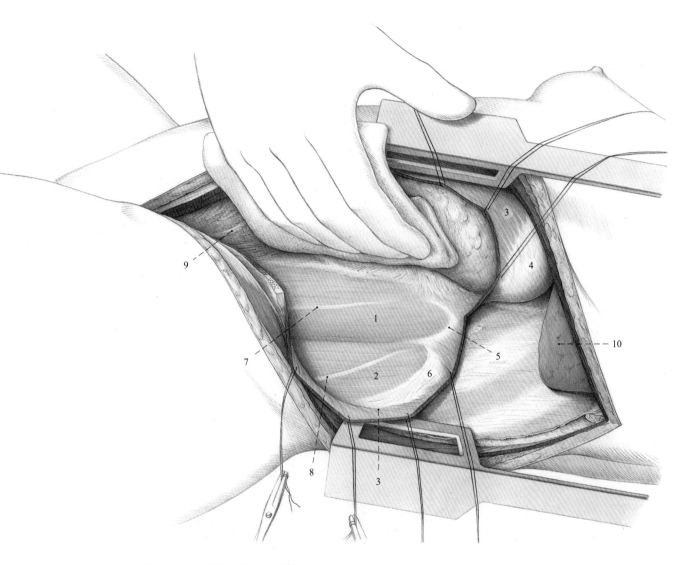

图 3.10 打开胸膜及显露左侧腹膜后间隙术野示意图。

1 腰大肌   6 外侧弓状韧带

2 腰方肌   7 髂腹股沟神经

3 膈肌   8 髂腹下神经

4 膈肌，膈中心腱   9 输尿管

5 内侧弓状韧带   10 肺

下一步要切断膈肌左膈肌脚的腰椎部分。但在离断之前应仔细显露下列结构，避免损伤（图3.11）。首先，内脏大神经与腰升静脉（或奇静脉）伴行，从两侧膈肌脚的中间穿过并沿中线向远端汇合至腹腔神经丛。稍外侧处可见交感神经干于侧方膈肌脚处上行穿过膈肌，因此左侧膈肌脚应当在外侧或中央弓状韧带上方约 1.5 cm 处行切除。在此过程中，推荐将一带沟的导向器或是弯钳置于主动脉裂孔处，以此分离膈肌脚并小心切除膈肌，从而避免切除过程中损伤交感神经干及上端的内脏神经（图3.12）。此外，一些小的节段血管或腰静脉分支在此过程中可适当进行结扎并离断。

覆盖于脊柱上的腹膜后组织及壁胸膜，可用钳子提起后沿着脊柱轴性切除分离。随后可将壁胸膜向两侧牵开，并用弯钳从横跨椎体的节段血管下将血管轻轻抬起，行结扎与离断（图3.13）。

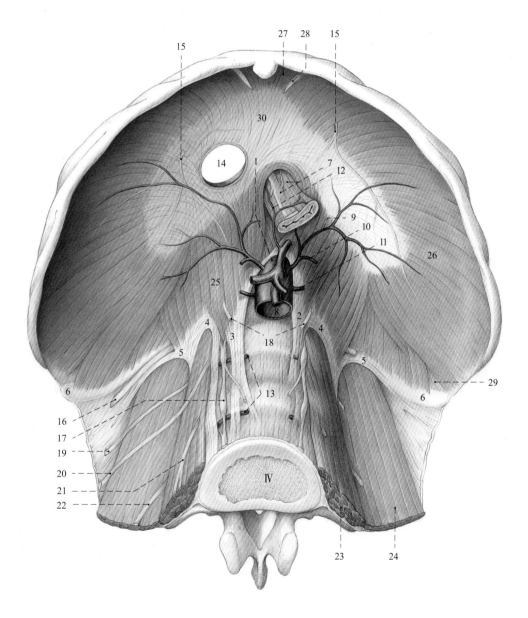

图 3.11 膈肌及周围组织解剖示意图。

1 中央弓状韧带
2 左膈肌脚
3 右膈肌脚
4 内侧弓状韧带
5 外侧弓状韧带
6 第 12 肋
7 食管及前方迷走神经干
8 主动脉腹腔干及肠系膜上动脉
9 膈下动脉
10 肾上腺上动脉
11 肾上腺中动脉
12 胃左动脉食管支
13 腰动脉
14 下腔静脉
15 膈神经
16 肋间神经
17 交感神经干
18 内脏大神经
19 髂腹下神经
20 髂腹股沟神经
21 生殖股神经
22 股外侧皮神经
23 腰大肌
24 腰方肌
25 膈肌的腰椎部分
26 膈肌的肋骨部分
27 膈肌的胸骨部分
28 胸肋三角
29 腰肋三角
30 中心腱
Ⅳ 第 4 腰椎

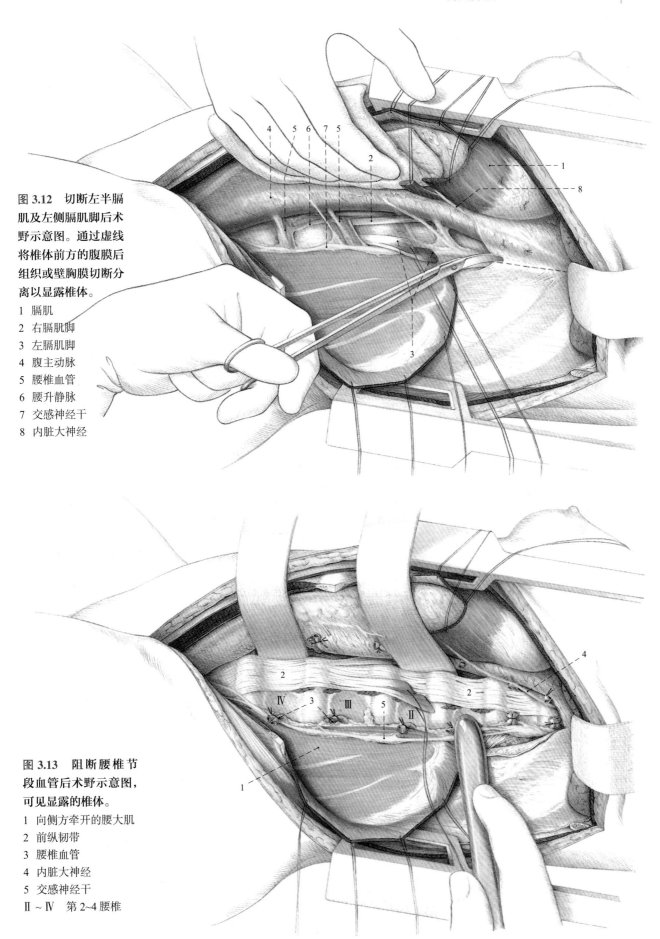

图 3.12　切断左半膈肌及左侧膈肌脚后术野示意图。通过虚线将椎体前方的腹膜后组织或壁胸膜切断分离以显露椎体。
1　膈肌
2　右膈肌脚
3　左膈肌脚
4　腹主动脉
5　腰椎血管
6　腰升静脉
7　交感神经干
8　内脏大神经

图 3.13　阻断腰椎节段血管后术野示意图，可见显露的椎体。
1　向侧方牵开的腰大肌
2　前纵韧带
3　腰椎血管
4　内脏大神经
5　交感神经干
Ⅱ～Ⅳ　第2~4腰椎

3.1.5 显露椎体

显露椎体时应先从椎间盘开始，因为椎间盘区域更为明显且无血管覆盖。用棉子卷在椎间盘或椎体表层向两侧分离软组织，显露至两侧横突根部，并向两侧牵开交感神经干（图 3.13）。将腰大肌与椎间盘的附着点进行分离以便更好地显露椎间孔（图 3.14）。

切口足够长时，该法可显露部分头端以及骶髂部的骶骨（图 3.15）。此过程应小心处理好髂腰血管的显露和离断。

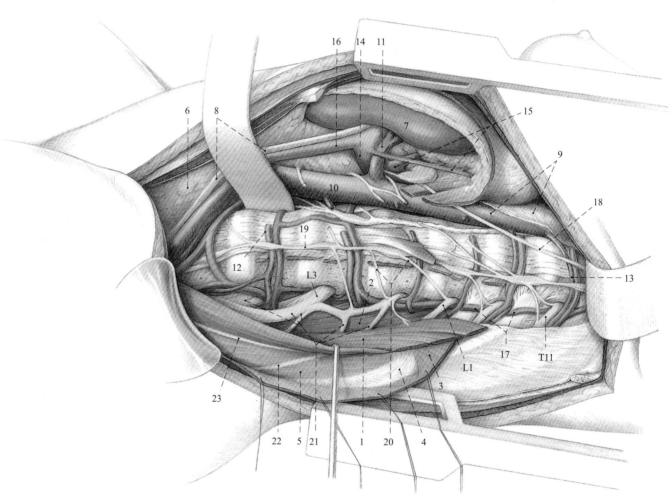

图 3.14　左侧腹膜后间隙及左侧胸膜后间隙解剖示意图。

1	腰大肌浅层	14	肾静脉
2	腰大肌深层	15	肾上腺静脉
3	膈肌	16	卵巢静脉
4	外侧弓状韧带	17	腰升静脉
5	腰方肌	18	内脏大神经
6	腹膜	19	交感神经干
7	左肾	20	神经交通支
8	输尿管	21	腰丛
9	胸主动脉	22	髂腹下神经
10	腹主动脉	23	髂腹股沟神经
11	肾动脉	T11	
12	腰动脉	L1	脊髓神经根前支
13	肋间动脉	L3	

3.1.6 切口闭合

切口闭合时应首先将腰大肌恢复至原位。在此过程中左侧膈肌脚的解剖复位尤为重要（图 3.16）。在处理胸部区域时，壁胸膜应当在脊柱表层行连续缝合。随后在胸外间断缝合膈肌，自后正中向前侧方逐步闭合。最后将之前切开用作标记的第 10 肋软骨进行缝合（图 3.17）。缝合后放置胸腔引流管，以肋骨闭合器将切除肋骨恢复原位，注意将壁胸膜于肋骨床下进行缝合，同时将胸壁肌肉（肋间肌肉、背阔肌、前锯肌）及腹部肌肉按照其解剖位置逐层缝合。

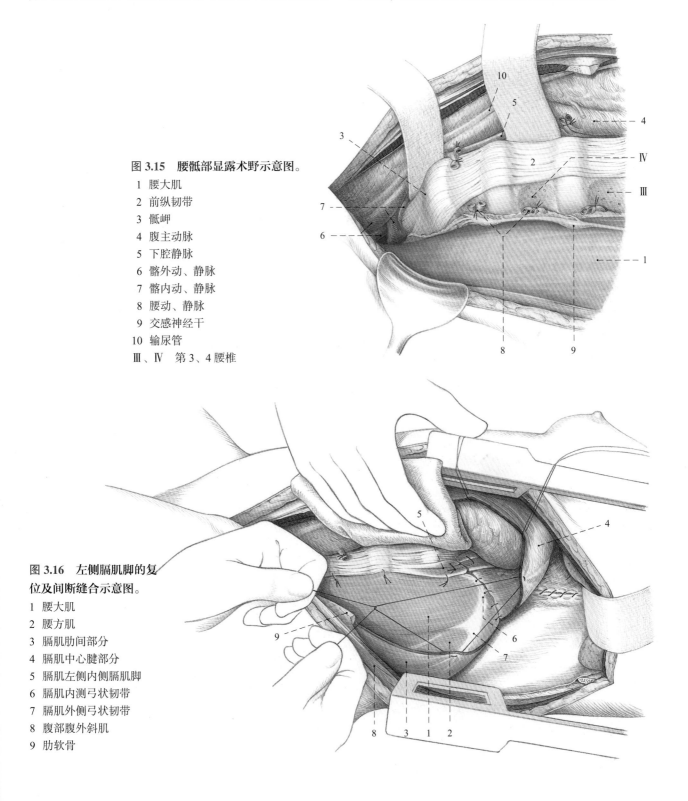

图 3.15 腰骶部显露术野示意图。

1 腰大肌
2 前纵韧带
3 骶岬
4 腹主动脉
5 下腔静脉
6 髂外动、静脉
7 髂内动、静脉
8 腰动、静脉
9 交感神经干
10 输尿管
Ⅲ、Ⅳ 第 3、4 腰椎

图 3.16 左侧膈肌脚的复位及间断缝合示意图。

1 腰大肌
2 腰方肌
3 膈肌肋间部分
4 膈肌中心腱部分
5 膈肌左侧内侧膈肌脚
6 膈肌内测弓状韧带
7 膈肌外侧弓状韧带
8 腹部腹外斜肌
9 肋软骨

3.1.7 胸腰椎右侧 Hodgson 入路

该术式与左侧入路类似，只是方向相反（图 3.5）。而其最主要的区别在于腹部膈肌的显露。由于位于右侧膈肌下方的部分肝叶与膈肌融合，大小约为一掌左右，因此仅能显露小部分肋骨旁膈肌。

而此区域的膈肌被切断后，即可将其与肝叶一起向左侧逐步牵开。除此之外，下腔静脉也可能会造成些许困难，因为只有在离断右侧腰静脉后才可能将下腔静脉向左侧牵开（参阅 3.2.4 相关内容，图 3.20，图 3.21）。

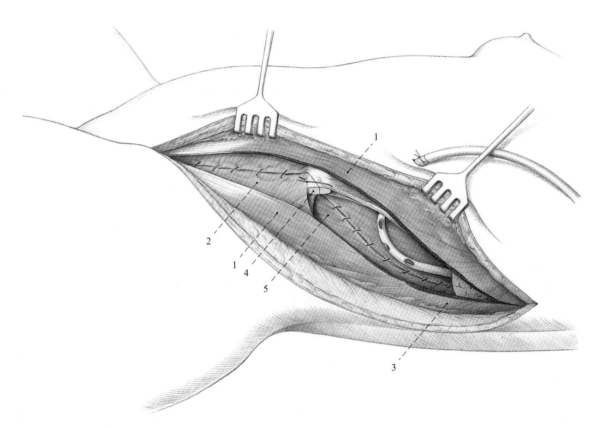

图 3.17 膈肌及腹部肌肉的缝合。

1 腹外斜肌
2 腹内斜肌
3 背阔肌
4 第 10 肋软骨
5 膈肌

3.2 胸腰椎 T4~L5 双重开胸入路（Bauer 入路）

R. Bauer, F. Kerschbaumer, S. Poisel

如果除胸腰交界区及腰椎以外还需显露大部分胸椎，可以在 Hodgson 术式的基础上再行双重开胸术。

3.2.1 主要适应证
- 绝大多数长侧凸

3.2.2 入路侧选择
一般而言左侧与右侧入路均可。

3.2.3 开胸水平选择
通常切口选择在相应椎体表面投影至少上一位肋间隙水平，随后即可在该处进行肋间开胸术并结合 Hodgson 的第 10 肋切除入路的方法进行胸腰椎显露。

例：第 6 肋间隙开胸术结合第 10 肋切除术显露 T7~L5 脊柱。

3.2.4 体位和切口
根据患者左、右入路的需要进行左、右侧卧位。切口起始于后正中线附近，沿肋骨（以第 6 肋为例）切开，于略微超过腋前线处向尾端延伸。切口经过右上腹部及右下腹部（可根据显露需求决定下端切口长短；图 3.18）延伸至髂嵴前方内 3 指宽处。向远端及后方逐渐分离皮下组织直至第 10 肋可被显露（图 3.19）。此后的步骤与 Hodgson 入路相同（参阅 3.1.4 相关内容，图 3.3ff）。

背阔肌及前锯肌尽量向尾端分离（图 2.32，图 2.33），随后见腹外斜肌，沿其肌纤维方向进行分离，并将腹部深层肌肉切开。腹膜显露后在纱布保护下配合器械向内侧牵开，以分离出右外侧及后方腹壁。由于解剖限制，从右侧膈肌处能分离出的腹膜非常有限，此外右侧肝叶后方有大约一掌的区域与膈肌连接紧密。因此在切除第 10 肋并显露第 10 肋软骨后，将膈肌紧贴肋骨进行切开，并将膈肌与紧贴其上的肝脏一并逐步向内侧牵开，从而为后方膈肌的处理提供更好的术野空间（图 3.20）。在此过程中，在腹肌断端处缝线标记。随后分离右侧膈肌脚，并按照个人习惯将覆盖于脊柱前方的后腹膜组织及壁胸膜切开分离，同时离断腰椎节段血管，并将下腔静脉向左牵开（图 3.21）。至此可将脊柱从 L5 甚至是骶骨开始显露，至少可及 T11 水平。

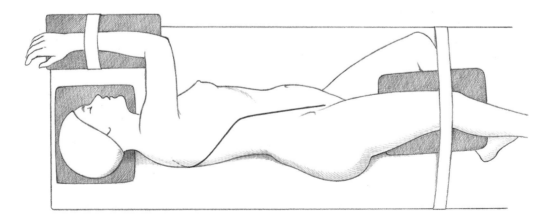

图 3.18　胸腰椎脊柱双重开胸入路（Bauer 入路）手术的体位摆放和切口示意图。

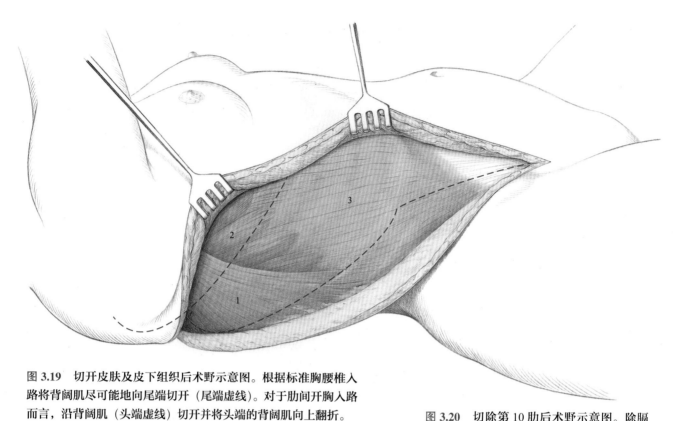

图 3.19　切开皮肤及皮下组织后术野示意图。根据标准胸腰椎入路将背阔肌尽可能地向尾端切开（尾端虚线）。对于肋间开胸入路而言，沿背阔肌（头端虚线）切开并将头端的背阔肌向上翻折。

1　背阔肌
2　前锯肌
3　腹外斜肌

图 3.20　切除第 10 肋后术野示意图。除膈肌切除外还包括右侧膈肌脚的切除及右腹膜后间隙显露。

　1　背阔肌
　2　前锯肌
　3　腰大肌
　4　腰方肌
　5　膈肌
　6　膈肌的右侧膈肌脚
　7　下腔静脉
　8　交感神经干
　9　内脏大神经
10　髂腹下神经
11　生殖股神经
12　右下肺叶
XI、XII　第 10、11 肋

图 3.21　阻断脊柱节段性滋养血管后的下胸椎及腰椎显露术野示意图。可见肝脏的下缘及下腔静脉。

1　内侧弓状韧带
2　外侧弓状韧带
3　交感神经干
4　内脏大神经
5　下腔静脉
6　腰动、静脉
7　肋间后动、静脉
8　肝脏

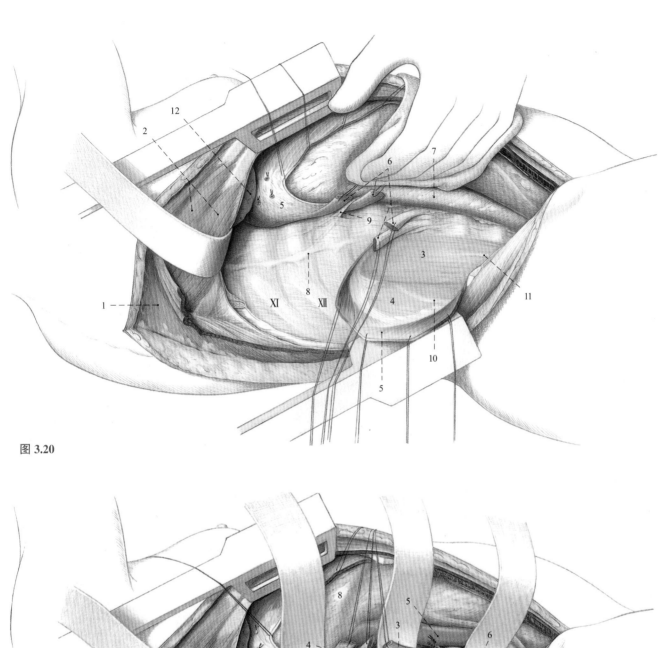

图 3.20

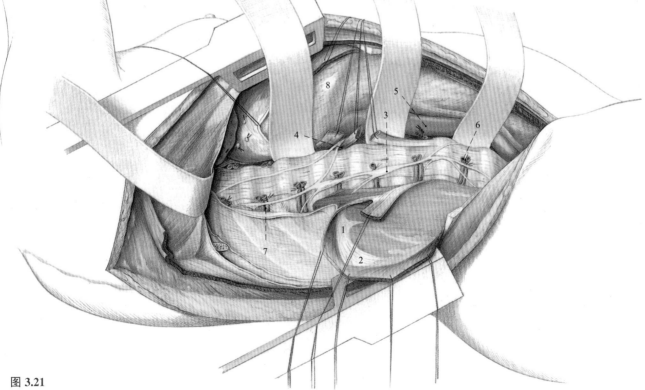

图 3.21

腰背阔肌向上牵开后，可于第 6 肋间行经肋间隙开胸术（以第 6 肋为例，参阅 2.1.6 相关内容，图 3.19，图 2.7）。切开第 6 肋间隙，打开胸腔并将肋骨撑开器置入其中（图 3.22）。而位于胸腰段的壁胸膜切口亦可向头端进一步延伸，在此过程中注意进一步将显露的脊柱前方血管进行结扎和离断。而位于肋间开胸处与胸腰椎入路之间的肋骨（通常

3~4 根），可根据手术需要从头端或尾端进行依次离断以更好显露相应椎体节段。

3.2.5 切口闭合

肋间开胸术的切口闭合可根据个人习惯将肋间隙缝合（图 2.21）。此外，可根据 Hodgson 入路的标准切口闭合方式进行闭合（图 3.16，图 3.17）。

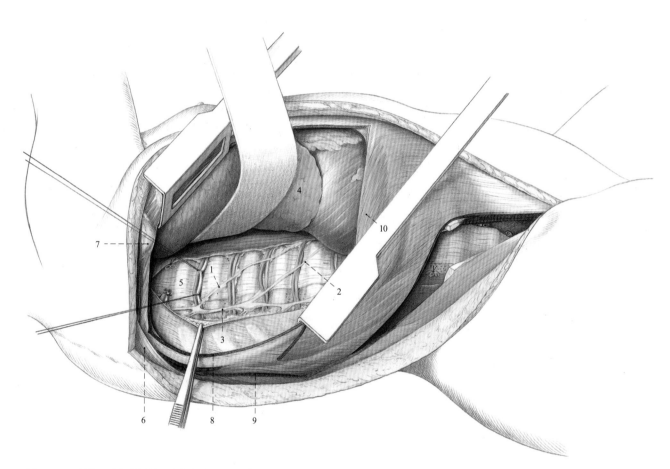

图 3.22 于第 6 肋间行肋间开胸术后术野示意图。可见显露的胸椎，而在右侧边缘处可见胸腰椎入路切口。

1 内脏大神经
2 内脏小神经
3 交感神经干
4 肺
5 前纵韧带
6 斜方肌
7 肩胛骨内侧边缘
8 内侧肋间肌肉
9 背阔肌
10 前锯肌

3.3 腹膜后胸膜外胸腰椎 T11~L5 入路（Mirbaha 入路）

R. Bauer, F. Kerschbaumer, S. Poisel

3.3.1 主要适应证

- 后凸畸形
- 肿瘤
- 脊柱炎

如要清晰显露胸腰交界区的多节椎体，则应常规行经胸膜的 Hodgson 入路。而当仅需显露 1~2 节胸腰交界区的椎体时则可考虑行 Mirbaha 胸膜外入路。

通常而言，对于胸腰交界区脊柱，该入路无论从左侧或右侧进入均可。在没有病变因素限制入路的情况下（例如胸腰椎后凸伴局部侧凸、肿瘤偏向生长等情况），左侧入路更为常用。在介绍 Hodgson 入路时我们以左侧入路为例，在介绍 Mirbaha 胸膜外入路时我们将以右侧为例描述。

3.3.2 体位和切口

参阅图 3.23。

患者向左侧卧并将右手置于患者头部前上方以避免术区遮挡。首先沿 T9~T11 棘突切开，随后沿第 12 肋向前延伸至离髂前上棘上方约 1 指宽处，至此可显露至 L2 水平。如果需要显露更为尾端的椎体，则应当进一步斜向尾端延伸切口，其间注意避开腹部的节段神经走行（图 3.2）。

随后切开下列肌肉（图 3.24）：背阔肌、腹外斜肌以及深层的后下锯肌。而对于髂肋肌，有时仅仅将其牵开即可，如牵开后仍存在遮挡则可将其切开，从而更好地显露腰肋韧带——位于腰方肌、腰大肌及背部深肌群间的坚韧筋膜韧带。此时第 12 肋已可辨认，随后进一步切开腹部深肌群（腹内斜肌和腹横肌）显露腹膜（图 3.25），并将其进一步从腹侧壁牵向内侧，从而于腹膜后显示上腰椎。随后将腹膜从膈肌下方游离，并将 Henle 外侧韧带连同腰方肌的最上部一并从 L1 肋凸分离。利用柔性器械小心将胸膜于腰方肌前端向近端进行牵开（图 3.26）。随后分离第 12 肋至骨膜下并于近端去除，于第 12 肋肋骨床正中处切开，并将下半部分连同腰方肌一并向尾端牵开（图 3.27）。在此过程中需保留肋间神经，同时可进一步将胸膜向头端分离牵开。在胸膜及腹膜均从膈肌剥离后（图 3.28），将膈肌于腰肋弓（弓状韧带）上方切开，右侧膈肌脚也用缝线标记后同样切开（图 3.29）。

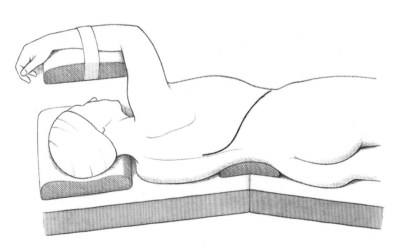

图 3.23　腹膜后胸膜外胸腰椎入路（Mirbaha 入路）的体位摆放和切口示意图。

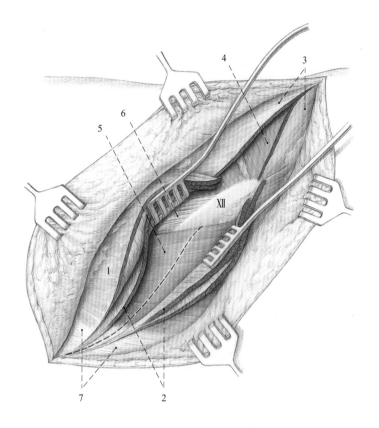

图 3.24　切开背阔肌、腹外斜肌及后下锯肌后的术野示意图。髂肋肌（背部固有肌群）沿着虚线进行切开分离。
1　背阔肌
2　后下锯肌
3　腹外斜肌
4　腹内斜肌
5　髂肋肌
6　肋间外肌
7　胸腰椎筋膜浅层
XII　第 12 肋

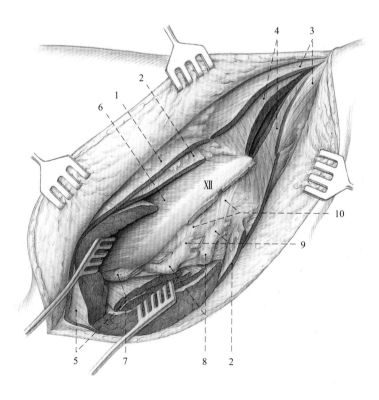

图 3.25　切开背部固有肌及腹部深层肌肉后的术野示意图。
1　背阔肌
2　后下锯肌
3　腹外斜肌
4　腹内斜肌
5　背部固有肌肉
6　肋间外肌
7　T12 横突
8　L1 和 L2 关节突后缘的乳突
9　L1 和 L2 肋凸
10　腰肋韧带
XII　第 12 肋

图 3.26 后方胸腰椎入路示意图。重点关注以下结构的相对关系：第 12 肋、膈肌起止点、内侧及外侧弓状韧带、腰方肌、腰肋韧带 (Henle)，以及胸膜边界。

1 胸腰筋膜深层
2 腰肋韧带
3 胸腰筋膜浅层
4 腰大肌
5 腰方肌
6 背部固有肌肉
7 背阔肌及后下锯肌
8 腹侧肌
9 膈肌的肋骨部分
10 内侧弓状韧带
11 外侧弓状韧带
12 肋膈隐窝
13 肋下神经

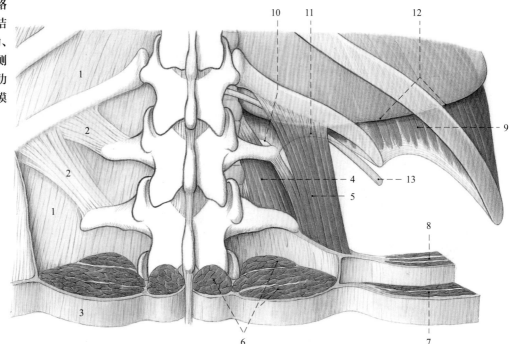

图 3.27 部分切除第 12 肋后术野示意图。壁胸膜以棉棒向头端牵开 (箭头所示)。

1 背部固有肌肉
2 背阔肌及后下锯肌
3 腹外斜肌
4 腹内斜肌和腹横肌
5 肋间外肌
6 膈肌
7 腰大肌
8 第 12 肋骨骨膜
9 肋膈隐窝及肺
10 肋下神经
XII 第 12 肋肋软骨

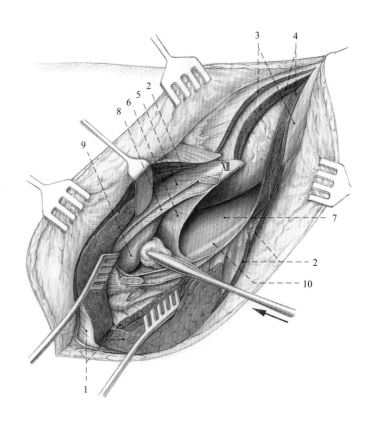

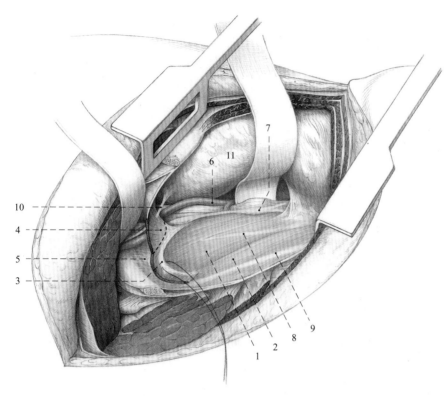

图 3.28 显露右腹膜后间隙。膈肌于外侧弓状韧带上方沿虚线切开。

1 腰大肌
2 腰方肌
3 内侧弓状韧带
4 膈肌
5 肋下血管
6 腰升静脉
7 交感神经干
8 髂腹股沟神经
9 肋下神经
10 内脏大神经
11 部分腹膜及腹膜周脂肪

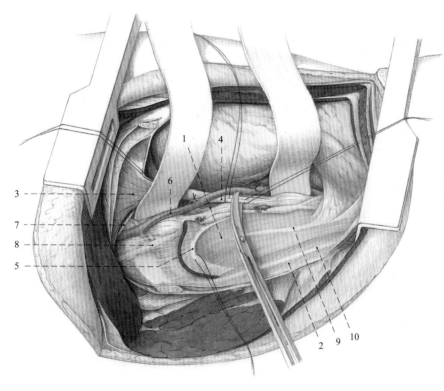

图 3.29 切开膈肌后术野示意图。右膈肌脚在缝线标记后切开。

1 腰大肌
2 腰方肌
3 膈肌
4 膈肌的右内侧脚
5 内侧弓状韧带
6 腰升静脉
7 内脏大神经
8 交感神经干
9 髂腹股沟神经
10 肋下神经

3.3.3 显露椎体

椎体的显露按常规方式进行。将胸腰椎交界区的腹膜后组织及壁胸膜分离开，随后将椎体前节段血管进行结扎和离断。如果需要向头端延伸，壁胸膜可进一步向头端牵开，第11肋的内侧部分可切除（图3.30）。

当切口足够长时，L5或者骶骨上半部分也可通过此法显露。

3.3.4 切口闭合

间断缝合膈肌脚，使其恢复原位，随后于腰肋弓上方将膈肌缝合。对肌肉进行间断缝合打结可达到更好的复位效果（图3.31）。最后将腰方肌缝合固定于第12肋的上半骨膜处。将腹部肌肉，包括髂肋肌、后下锯肌及背阔肌，按层次逐一缝合（图3.22）。

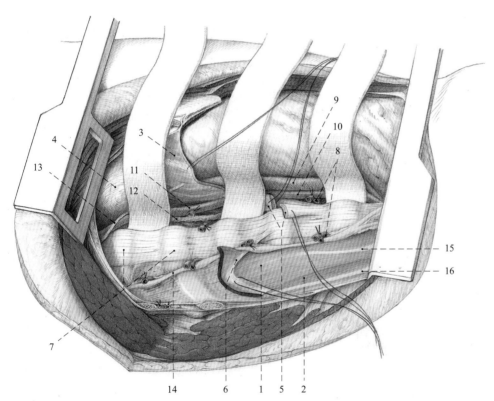

图3.30 横断椎体前方节段血管及髂外切除第11肋后胸腰交界区椎体显露示意图。

1 腰大肌	9 下腔静脉
2 腰方肌	10 腰升静脉
3 膈肌	11 奇静脉
4 膈肌中心腱	12 胸导管
5 膈肌的右侧膈肌脚	13 内脏大神经
6 内侧弓状韧带	14 交感神经干
7 前纵韧带	15 髂腹股沟神经
8 腰椎血管	16 肋下神经

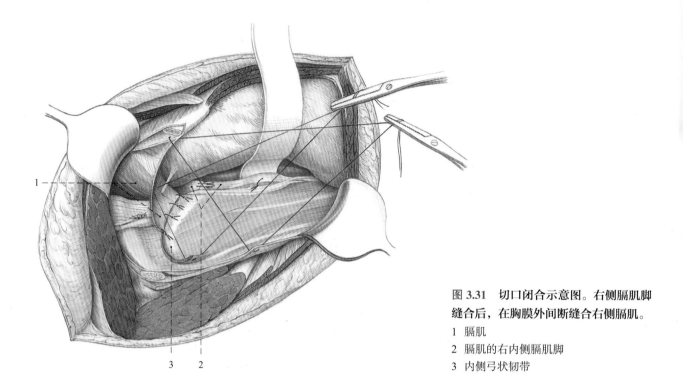

图 3.31　切口闭合示意图。右侧膈肌脚
缝合后，在胸膜外间断缝合右侧膈肌。
1　膈肌
2　膈肌的右内侧膈肌脚
3　内侧弓状韧带

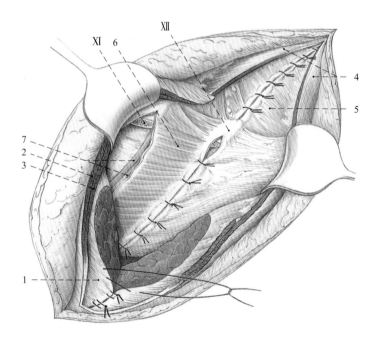

图 3.32　缝合腹部深肌层并将腰方肌缝至第 12 肋
骨骨膜，随后缝合背部固有肌肉的示意图。
1　背部固有肌肉
2　背阔肌
3　后下锯肌
4　腹外斜肌
5　腹内斜肌
6　肋间肌肉
7　肋间血管
XI、XII　第 11、12 肋

4 腰椎及腰骶椎交界区 Lumbar Spine and Lumbosacral Junction

4.1 经腹膜后入路显露 L2~L5

R. Bauer, F. Kerschbaumer, S. Poisel

4.1.1 主要适应证

• 后凸畸形

• 肿瘤

• 脊柱炎

总的来说，使用该入路显露腰椎时，左侧或右侧入路没有明显区别。但在遇到胸腰椎后凸合并侧凸畸形、肿瘤扩散等情况时，通常使用左侧入路。

4.1.2 体位和切口

患者取右侧卧位，若条件允许，可在腰椎处将手术床轻度折叠形成腰桥，并在右侧肾区垫软垫保护。此体位可使肋弓与髂嵴间距离明显增加。为稳固体位，可使患者右髋、右膝稍屈曲，左下肢呈伸直状态，在双腿间放置防压垫。为防止患者坠落手术床，可加用约束带（图4.1）。

需显露 L2 椎体时，切除第 12 肋，或改用肋骨下方切口。切口始自 T11 棘突水平后正中线附近，沿第 12 肋走行，继而斜向前至腹直肌鞘附近。根据实际需显露范围的大小，该切口可向尾端延伸至腹直肌鞘外侧。

垂直于肌纤维方向切开背阔肌，沿肌纤维方向部分分离腹外斜肌（图4.2）。可见下方的下后锯肌、腹内斜肌和腹横肌，一并横断（图4.3）。

切断腹深层肌肉后，可进入腹膜后间隙。将肾脏及输尿管牵向右方，可见下方的腰方肌。沿图中虚线（第 12 肋水平）切开背内在肌，切开第 12 肋骨膜，切除第 12 肋骨性部分（图4.5），如此可避免打开胸腔（图4.6，图3.26）。进一步从中间切开肋骨床下方的骨膜，将头端部分连同附着于此的膈肌一同牵向上方，此过程中需小心保护第 11、12 肋间神经（肋下神经），最后放置胸部牵开器（图4.7）。图4.8 展示了该切口局部解剖结构。

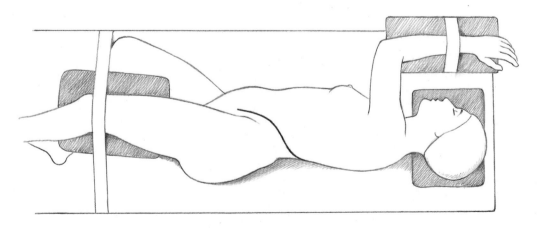

图 4.1 经腹膜后入路显露腰椎的体位和切口。

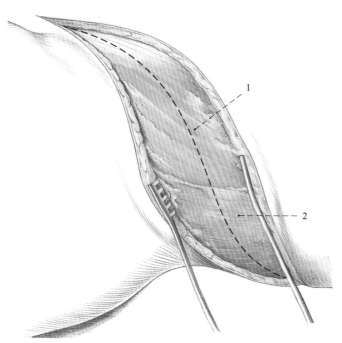

图 4.2 横断背阔肌和腹外斜肌。
1 腹外斜肌
2 背阔肌

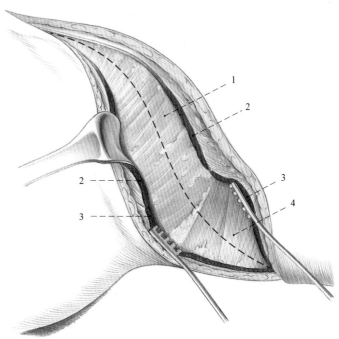

图 4.3 横断下后锯肌和深层腹肌。
1 腹内斜肌
2 腹外斜肌
3 背阔肌
4 下后锯肌

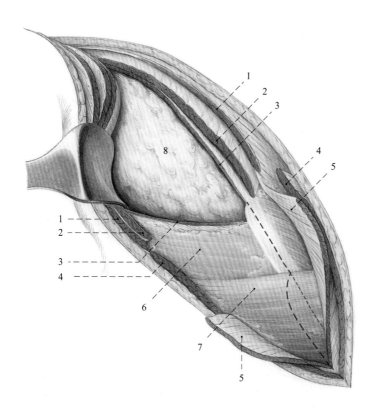

图 4.4 图示切断各腹部肌肉后所见结构。髂肋肌已沿所示虚线曲线切开；第 12 肋骨膜已沿所示虚线切开。
1 腹外斜肌
2 腹内斜肌
3 腹横肌
4 背阔肌
5 下后锯肌
6 腰方肌
7 髂肋肌
8 腹膜外脂肪

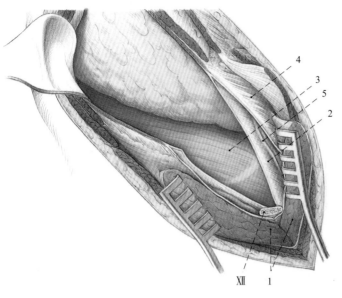

图 4.5 图示切除第 12 肋及其后方骨膜结构后所见结构。

1 髂肋肌

2 膈肌

3 腰方肌

4 外侧肋间肌

5 肋间神经血管

XII 第 12 肋

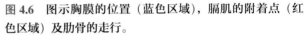

图 4.6 图示胸膜的位置（蓝色区域），膈肌的附着点（红色区域）及肋骨的走行。

图 4.7 置入胸部牵开器后所示术野。

1 腹外斜肌

2 腹内斜肌

3 腹横肌

4 背阔肌

5 髂肋肌

6 下后锯肌

7 腰大肌

8 内侧弓状韧带

9 腰方肌

10 外侧弓状韧带

11 髂腹下神经

12 髂腹股沟神经

13 肋下神经

14 肾周脂肪

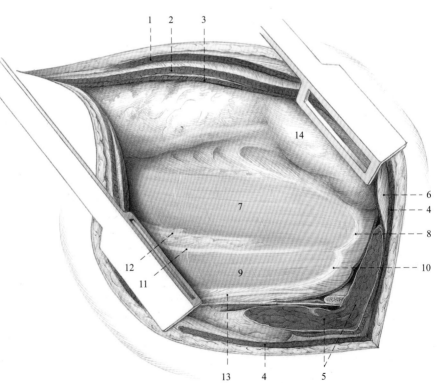

4.1.3 显露腰椎

纵向左、右分离腰椎前方腹膜后结构，保留交感干。常规显露腰椎局部节段血管，必要时予以结扎切断，即可见腰椎椎体及椎间盘（图 4.9）。

4.1.4 切口闭合

首先将原第 12 肋后方结构与周围结构缝合；然后逐层闭合切口，与经胸膜外腹膜后入路（Mirbaha 入路）的闭合切口方法大致相同（参阅 3.3.4 相关内容，图 3.32）。

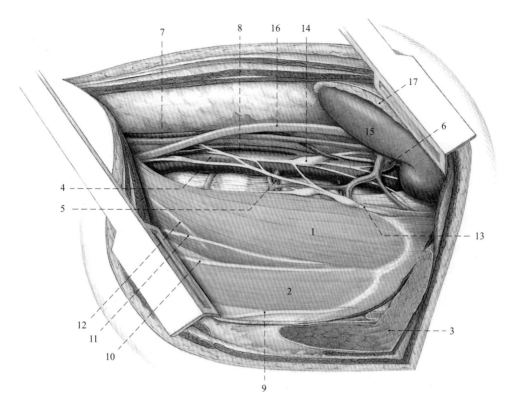

图 4.8　图示经腹膜后入路显露腰椎的解剖部位。

1　腰大肌
2　腰方肌
3　髂肋肌
4　腹主动脉
5　腰动、静脉
6　肾静脉
7　精索血管
8　肠系膜下动脉
9　肋下神经
10　髂腹下神经
11　髂腹股沟神经
12　生殖股神经
13　交感干
14　肠系膜下神经节
15　左肾
16　输尿管
17　肾周脂肪

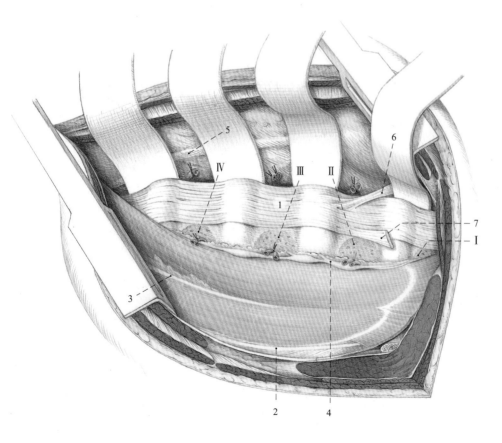

图 4.9　切断结扎腰节段血管后的术野。

1　前纵韧带
2　肋下神经
3　髂腹股沟神经
4　交感干
5　输尿管
6　前纵韧带右侧脚
7　前纵韧带左侧脚
I ～ Ⅳ　第 1～4 腰椎

4.2 经腹膜入路显露腰骶椎交界区（L4~S1）

R. Bauer, F. Kerschbaumer, S. Poisel

4.2.1 主要适应证

- 腰椎滑脱
- 骶骨前方骨软骨病
- 肿瘤

4.2.2 体位和切口

患者取仰卧位，于腰部后方放置一长枕。分别

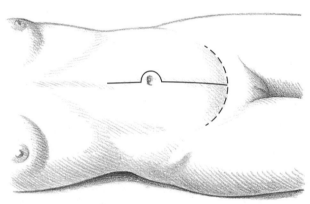

图 4.10 经腹膜入路显露腰骶椎交界区。切口可位于腹部前正中线；亦可采用位于耻骨联合上方 2 横指处的 Pfannenstiel 切口。

倾斜手术床的头端和尾端，使手术床从中间向上成角，增加腰椎前凸，以便显露骶岬，该体位可同时减少患者下肢静脉回流。

常规做腹部正中切口，向左侧绕开脐（图4.10）。切口始于脐上 2~3 横指处，止于耻骨联合上方 3 横指处。分离皮下组织后，从中线处切开白线；用 2 把镊子提起下方的腹膜，予尖刀切开，纵向剪开腹膜（图 4.11，图 4.12）。

4.2.3 显露腰椎

置入腹部拉钩，将大网膜向上方牵开；助手使用一块大的湿纱垫将小肠襻连同肠系膜根部一起牵向上方，同法将左、右结肠系膜牵向两侧；将位于切口内尾端及左侧的乙状结肠牵向下方。

自腹主动脉分叉近端 2 横指处向骶骨岬远端 2 横指处，斜向切开壁腹膜（图 4.13）。切开腹膜时，需注意保护避免损伤下方的上腹下神经丛；难以判断时可先行于腹膜下灌注生理盐水使腹膜抬起，而

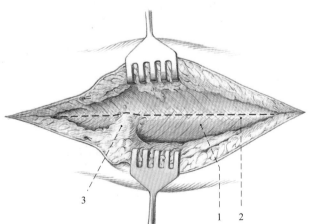

图 4.11 切开皮肤，分离皮下组织后术野；予尖刀自正中线切开白线。
1 腹直肌
2 白线
3 脐

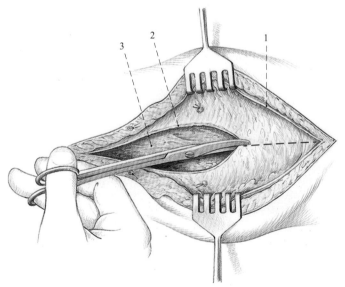

图 4.12 剪开腹膜。
1 白线
2 壁腹膜
3 大网膜

上腹下神经丛仍附着于下方的血管，可借此方法予以保护。

　　将剪刀合拢，配合棉子卷，将腹膜向两侧推动，可用缝线悬吊腹膜。一层脂肪结缔组织覆盖于腹膜后血管及上腹下神经丛表面，需将其牵向中线右侧，于右侧髂总动脉上方钝性打开。上腹下神经丛常于中线左侧，自骶骨岬上方、腹主动脉分叉前方，向尾端走行；需将其与腹主动脉分叉处钝性分离，并牵向左侧（图 4.13，图 4.14）。此时即可见骶骨岬，可结扎切断骶正中动、静脉（不常出现）。必要时可从底部套住腹主动脉及左、右髂总动脉，以增加上述血管的移动度，提供更充分的视野；同时可将位于动脉后方的腔静脉及左侧髂总静脉小心地向骶骨岬上方牵开。为保护盆腔主要血管，术中可将软压肠板或 Harmon 牵开器置于所显露椎间盘两侧（图 4.15）。

　　术中小心分离左侧髂总静脉及下腔静脉，L4/5

椎间盘也可通过该手术入路显露。有时腹主动脉分叉及髂总静脉、下腔静脉汇合处位置较为靠下，可通过分离腹主动脉与下腔静脉，通过两者之间的间隙显露 L3/4 椎间盘，分离时首先应从下方套住腹主动脉，将其向左侧牵开，随后将 L4 节段血管分离并结扎，将下方的下腔静脉用棉子卷游离并牵向右侧，置入 Harmon 牵开器即可显露 L4/5 椎间盘，如需操作 L3/4 椎间盘也可经由此间隙显露（图 4.16）。

4.2.4 解剖部位

参阅图 4.17。

　　在壁腹膜和 L5 椎体、骶骨岬之间，有以下主要解剖部位。

　　上腹下神经丛呈网状分布于腹主动脉、骶岬以及左髂总动脉的前方，该神经丛的外观及位置个体差异较大，主要司职泌尿生殖系统的交感神经支

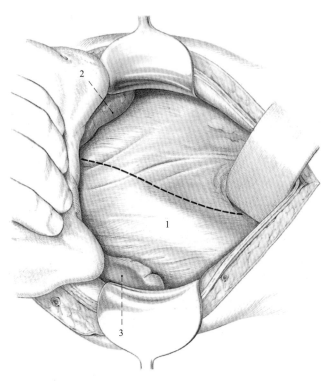

图 4.13　开腹后的术野；沿虚线打开内层腹膜。
1　内层腹膜
2　乙状结肠
3　盲肠

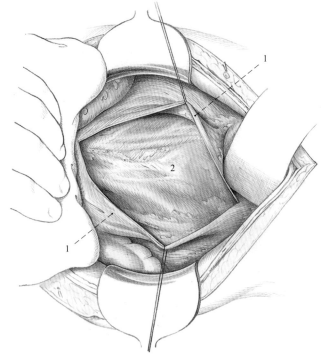

图 4.14　向两侧钝性分离腹膜及下方组织，缝线悬吊腹膜；可见下方的上腹下神经丛。
1　腹膜后
2　上腹下神经丛

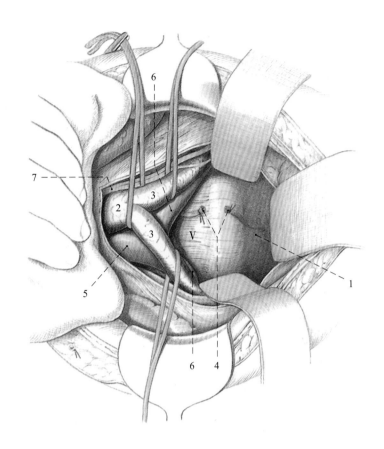

图 4.15　离断骶正中动脉，牵开腹主动脉，左、右髂总动脉，左、右髂总静脉后，显露骶岬、L5 椎体下半部及 S1 椎体上半部。

1　骶骨
2　腹主动脉
3　髂总动脉
4　骶正中动脉
5　下腔静脉
6　髂总静脉
7　上腹下神经丛
V　第 5 腰椎

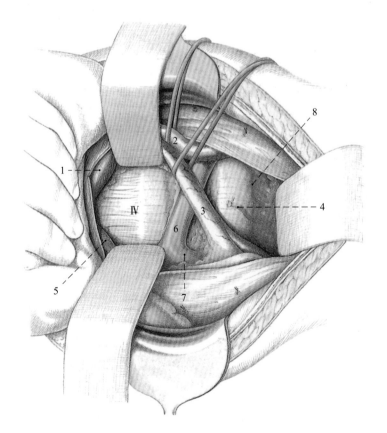

图 4.16　结扎横断 L4 节段血管后，经腹主动脉及下腔静脉间显露 L4 椎体及 L4/5 椎间盘。

1　腹主动脉
2　左侧髂总动脉
3　右侧髂总动脉
4　骶正中动脉
5　下腔静脉
6　左侧髂总静脉
7　右侧髂总静脉
8　骶岬
IV　第 4 腰椎

配；其主要的分支是腰椎交感干神经节。腹主动脉分叉通常位于 L4 椎体或 L4/5 椎间盘水平，在上腹下神经丛的后方；肠系膜下动脉于 L3 椎体水平自腹主动脉前方发出，在此平面位于腹主动脉分叉的左侧。双侧输尿管自外上向内下走行，于髂内动脉起源处由上方穿过髂动脉。左、右髂总静脉汇合点通常位于 L5 腰椎或 L4/5 腰椎间盘水平，在腹主动脉分叉处的右下后方；在个体变异情况下，可位于腹主动脉分叉的上方。骶正中动脉、骶正中静脉一般可见于正中线，骶岬的上方。

4.2.5 切口闭合

用可吸收缝线连续缝合关闭内层腹膜。将大块湿纱布取出，使小肠襻及肠系膜根部恢复其正常位置；在恢复大网膜位置前，需先确认肠系膜根部无扭转。用 Mikulicz 钳将腹白线及腹横筋膜提起，可吸收缝线连续缝合腹膜；丝线关闭腹直肌鞘，常规缝合皮下组织及皮肤。

4.2.6 风险

打开壁腹膜后，分离腹主动脉及左、右髂总动脉时可能损伤上腹下神经丛。在男性患者，该神经丛损伤可致逆行射精。若过于向两侧暴露，则可能损伤输尿管；双侧输尿管于髂内动脉起源处经上方穿过髂动脉，通常黏附于腹膜，用手指触碰后可引起收缩反应，可借此辨认。

另一风险是损伤大血管，尤其是左侧髂总静脉及下腔静脉。位置较深的异位肾或马蹄肾也可妨碍显露，故建议术前先行尿路造影、腹部 CT 及血管成像检查，确定腹主动脉分叉的位置。

4.2.7 注意事项

若患者术前准备充分（术前肠道排空及流质饮食），经该入路显露腰骶椎椎间盘可相当迅速；但考虑到存在部分损伤上腹下神经丛的可能性，故在男性患者，该入路仅适用于不适合接受经后侧及外侧腹膜外入路的患者。

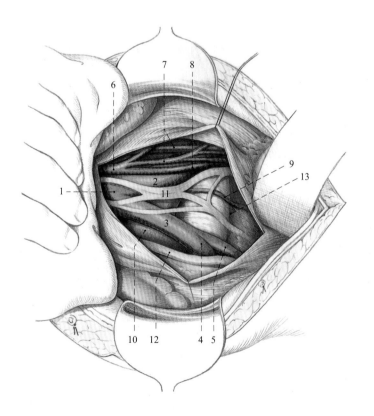

图 4.17 L5 腰椎及骶岬前方的解剖部位。
1 腹主动脉
2 左侧髂总动脉
3 右侧髂总动脉
4 髂外动脉
5 髂内动脉
6 肠系膜下动脉
7 乙状结肠血管
8 直肠上动脉
9 骶正中动脉
10 右侧髂总静脉
11 上腹下神经丛
12 右侧输尿管
13 骶岬

4.3 微创经侧方入路显露 L2~L5

F. Kandziora

4.3.1 主要适应证

- 脊柱侧凸
- 脊柱后凸
- 椎体骨折
- 肿瘤
- 椎间盘炎及脊柱炎
- 脊柱退行性疾病，特别是腰椎退变性侧凸

4.3.2 体位

参阅图 4.18。

患者取右侧卧位，从左侧进行显露；若遇特殊情况，例如脊柱椎间盘炎伴右侧腰大肌脓肿，则可由患者右侧进行暴露。尽可能向下折叠手术床，以便增加髂嵴与最下位肋骨间的距离；摆放体位时，应使患者的股骨大转子位于手术床中间铰链处的正上方；调节手术床角度时，应注意避免形成脊柱侧凸，特别是术中需行内固定时，否则容易导致脊柱固定在侧凸位。屈曲患者左侧髋关节至约 30°，可使腰大肌呈松弛状态并易于牵开。

4.3.3 定位

术前应确保置患者于标准侧卧位（图 4.18），并行正侧位片确认。应确保 C 臂机可围绕患者自由转动。根据患者病变位置，皮肤切口位于该处皮肤皱褶处。例如，对于椎间盘病变的患者（图 4.18），将病变腰椎运动节段的前、后缘及上、下终板位置在皮肤上画出，切口则位于图中椎间盘位置，自前下方斜向后上方（图 4.18）。

考虑到大血管的解剖位置（尤其是左侧髂总动脉的走行），侧方入路向远端通常只能显露到 L5 椎体的上表面；该入路向头端最远可显露至横膈处。当病变范围较为广泛时，该入路可与胸腔镜或胸腔镜辅助的微创入路相结合，将显露范围增至胸腰椎交界区（参阅 2.4 相关内容）；通过"劈开"横膈，上述联合入路可显露 T10~T11 至 L5 椎体。

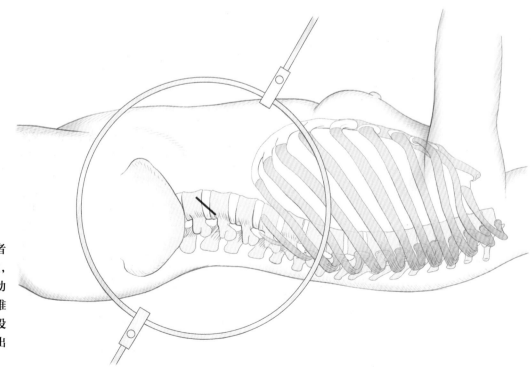

图 4.18 摆放患者于准确的右侧卧位，预先放置术中自动牵开装置；将腰椎解剖部位的体表投影画于皮肤，标出切口的位置。

4.3.4 皮肤切口

皮肤切口的大小取决于其下方病变的范围以及患者椎体的大小，4~8 cm长的皮肤切口可满足暴露需求（图 4.18）。切开皮肤，分离皮下脂肪，可显露腹外斜肌筋膜；切开腹外斜肌筋膜，使用 Langenbeck 牵开器或手术镊沿肌纤维方向，钝性分离腹外斜肌、腹内斜肌和腹横肌（图 4.19）；打开腹横肌后筋膜，即可显露腹膜（图 4.20）。用棉子卷向内、向上钝性分离腹膜与侧腹壁（图 4.21）显露腰大肌（图 4.22）。此时有两种可选择的显露方法。

经腰大肌入路

该入路需纵向分离腰大肌肌纤维；考虑到有神经根走行于腰大肌内，故使用该入路时，需额外配有合适的手术器械以及神经监测技术人员。

经典入路

参阅图 4.23，图 4.24。

腹膜后组织覆于腰大肌上方，可经腰大肌前缘与交感干之间的间隙显露目标椎间盘。将交感干及其伴行血管一同牵向内侧；常规处理腰椎节段血管，分别牵向前方及后方；向后牵开腰大肌，显露目标椎间盘。

上述两种入路皆可显露目标椎体的 1/2 周径范围（图 4.23，图 4.24），显露完成后可使用自动拉钩系统保持视野不受遮挡。

4.3.5 切口闭合

闭合腹横肌筋膜，逐层间断缝合各层腹肌。

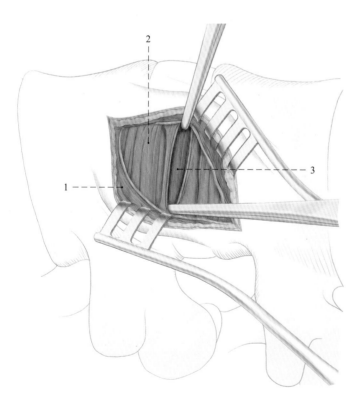

图 4.19 沿肌纤维方向分离腹部肌层。
1 腹外斜肌
2 腹内斜肌
3 腹横肌

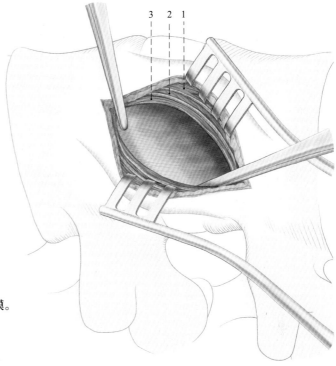

图 4.20 打开腹横肌后筋膜，显露腹膜。

1　腹外斜肌
2　腹内斜肌
3　腹横肌

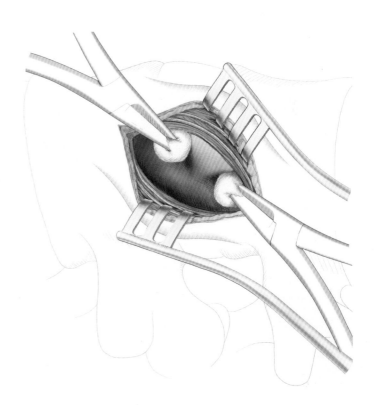

图 4.21 钝性分离侧腹壁与腹膜。

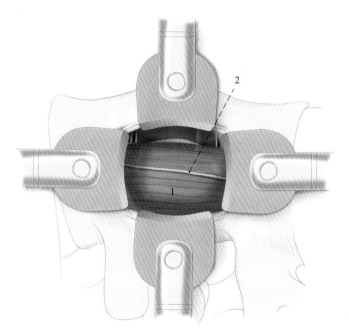

图 4.22 显露腰大肌，使用牵开器保持视野不受遮挡。

1 腰大肌
2 生殖股神经

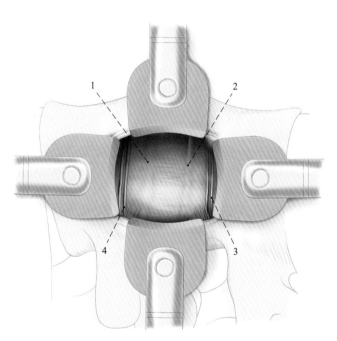

图 4.23 经典入路。将腰大肌向后牵开，显露目标椎间盘区域。

1 L4 椎体
2 L3 椎体
3 肋间后动脉
4 腰椎前外侧静脉丛

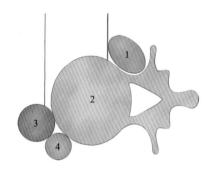

图 4.24 经典入路示意图。

1 腰大肌
2 腰椎椎体
3 主动脉
4 腔静脉

脊柱，后路手术

Spine,
Posterior Approaches

5 颈椎 Cervical Spine

5.1 颈椎与枕颈交界区后路手术

R. Bauer, F. Kerschbaumer, S. Poisel

5.1.1 主要适应证

- 枕颈不稳
- 退行性改变
- 外伤
- 肿瘤

5.1.2 体位和切口

患者俯卧位，胸部下方垫一软垫。头部贴在 U 形支撑垫上，稍屈曲（图 5.1）。骨折或风湿性关节炎所致枕颈不稳者，必要时可采用颅骨牵引，同时还需尽量剃除颈后和头部的毛发。采用正中切口，从枕外隆突上方 2 指处开始，一直延续到第 7 棘突顶端（隆椎）。

切开皮下组织后，置入自动撑开器，同时进行止血。电刀从中线切开颈筋膜到达项韧带，可见与筋膜相连的斜方肌在切口两侧鼓起。此时，将撑开器重新置入更深层次（图 5.2）。

5.1.3 显露脊柱

将项韧带沿中线离断直至棘突顶端。用撑开器撑开被剥离开的椎旁肌。用电刀将深层肌肉与棘突分离。从枢椎棘突开始自头端至尾端贴着骨面暴露。如有必要，例如枕颈融合术时，对枕部肌肉（斜方肌、半棘肌）附着点行 T 形分离（图 5.3）。用锐利的骨剥，将短旋转肌和多裂肌沿着第 2 棘突和关节突向尾端暴露，骨膜下剥离至关节突关节的外侧边界。用纱条进行止血。随后，用锐利的骨剥沿骨膜下剥离枕骨的鳞状部分，即枕骨外隆突的尾端。这里通常会有枕下静脉丛出血，可使用电凝止血。

此时，在中线深处用指尖触摸寰椎后结节。将

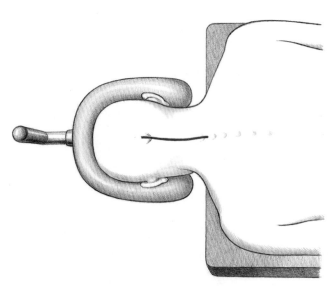

图 5.1　颈椎与枕颈交界区后路手术的体位和切口。

头后小直肌向两侧分离，用骨膜剥离器沿骨膜下将寰椎后弓向两侧暴露至 1.5 cm 处（图 5.4）。骨膜剥离器的尖端应始终紧贴骨面，以避免损伤椎动脉。椎动脉穿过寰椎横突孔后，在两侧沿椎动脉沟的内侧走行，经仔细显露后可触及椎动脉嵴（图 5.5）。在更外侧，第 2 颈神经的后支，它的主要分支是枕大神经，出现在第 1 和第 2 颈椎之间。这条神经也应该被保留。将撑开器置入最深处并且尽可能张开。用刮匙或小锉刀去除椎弓根、黄韧带、寰

枕膜上的覆盖物。如果需要行后路融合术，通常需将棘间韧带清除（图 5.6）。

5.1.4 风险

若第 1、2 椎弓侧方解剖过远，可损伤椎动脉或枕下神经及枕大神经。类风湿关节炎患者的第 1 颈椎后弓很薄，骨刀用力过猛可能会引起寰椎后弓损伤。

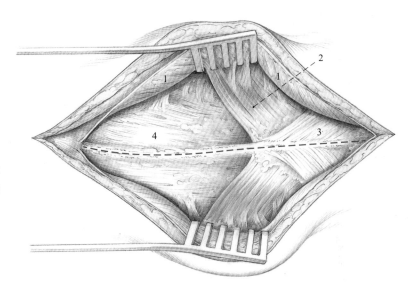

图 5.2　切开颈筋膜并置入撑开器后的手术视图。至此，可于棘突（虚线）的中线处进行显露。

1　斜方肌
2　头夹肌
3　小菱形肌
4　半棘肌

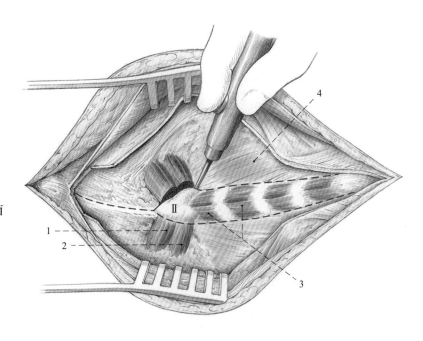

图 5.3　从枢椎棘突开始，向尾部紧贴骨面暴露颈椎的深层肌肉。

1　头后大直肌
2　头下斜肌
3　棘间肌
4　半棘肌
Ⅱ　枢椎棘突

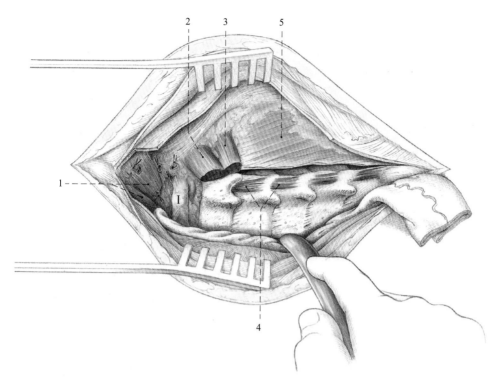

图 5.4　骨膜剥离器沿骨膜下剥离颈部深层肌肉直到关节突关节。用纱条填塞。结扎或电凝枕下静脉丛。

1　头后小直肌
2　头后大直肌
3　头下斜肌
4　棘间肌
5　半棘肌
I　寰椎后弓

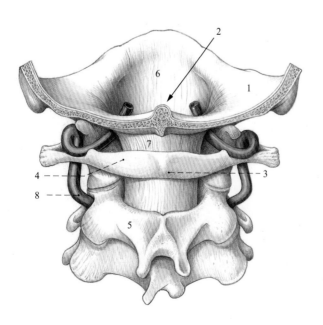

图 5.5　后方枕颈交界处示意图，显示椎动脉的走向。

1　枕骨的鳞状部分
2　枕骨大孔
3　寰椎后结节
4　寰椎后弓
5　枢椎棘突
6　覆膜
7　寰枕后膜
8　椎动脉

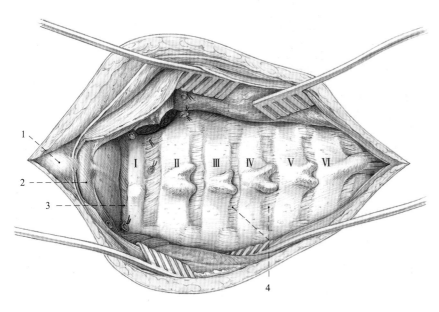

图 5.6 从枕骨到第 6 颈椎的显露。
1 枕外隆突
2 项线
3 寰枕后膜
4 黄韧带
I ~ VI 第 1~6 颈椎

5.1.5 解剖部位

参阅图 5.7，图 5.8。

颈部肌肉的分类如下：

- 斜方肌
- 小菱形肌
- 后方肌肉
  - 头夹肌和颈夹肌
  - 头半棘肌和颈半棘肌
  - 多裂肌
  - 旋转肌（不稳定）和棘间肌
- 短的颈部肌肉：
  - 后直肌（大、小）

— 头斜肌（上、下）

第 2 脊神经的后支（皮支：枕大神经）在第 1 颈椎和第 2 颈椎之间向后方走行。它位于斜方肌和胸锁乳突肌之间的腱弓远端 1 指处，并支配枕部皮肤。第 3 脊神经的后支在第 2 和第 3 颈椎之间穿出。它的皮支是第 3 枕神经，经常有解剖变异，也支配枕部皮肤。椎动脉从寰枢椎横突孔沿寰枕关节后方的内侧方向穿过寰枕膜进入枕骨大孔，并由此进入颅腔。

5.1.6 切口闭合

经由肌肉至项韧带依次闭合切口。

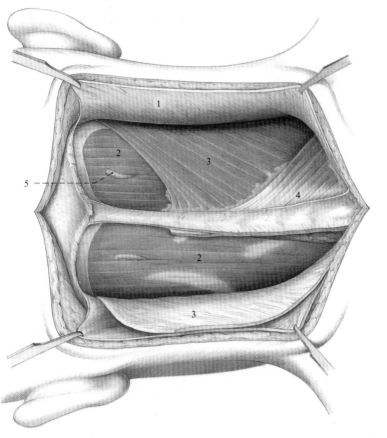

图 5.7 颈部肌肉浅层和中层解剖。

1 斜方肌
2 头半棘肌
3 头夹肌
4 小菱形肌
5 枕大神经

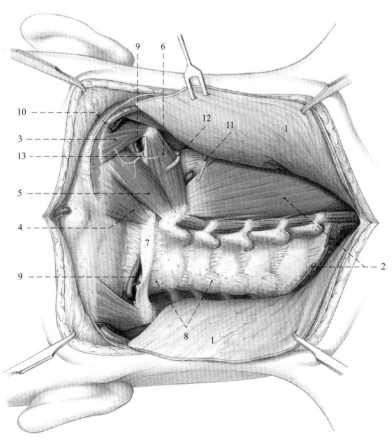

图 5.8 颈部深层肌肉解剖。

1 头半棘肌
2 颈半棘肌
3 头上斜肌
4 后小直肌
5 后大直肌
6 头下斜肌
7 寰椎后弓
8 关节突
9 椎动脉
10 枕动脉
11 第 3 枕神经
12 枕大神经
13 枕下神经

6 胸椎和腰椎 Thoracic and Lumbar Spine

6.1 T3~T10 肋横突关节切除入路

R. Bauer, F. Kerschbaumer, S. Poisel

6.1.1 主要适应证

- 脊柱感染导致的胸膜后脓肿
- 活检
- 肿瘤
- 椎体骨折

6.1.2 入路侧选择

双侧入路皆可，取决于具体病变部位。

6.1.3 体位和切口

该手术可在患者俯卧位或半侧卧位下实施，就显露椎体而言，半侧卧位能够提供更清晰的视野。显露上胸椎时，应当外展患侧上肢以使肩胛骨尽可能远离中线（图 6.1）。

两种可供选择的切口：

- 棘突连线旁开 3 横指的直线切口。
- 棘突连线及垂直于它的 T 形切口，此切口可提供更佳手术视野。

T 形切口中的横切口位置取决于所需要显露的椎体（可借由影像学资料或 X 线帮助进行术中标记定位），纵切口沿着棘突连线长约 15 cm。皮下游离横切口头尾两侧的皮瓣。横断浅层肌肉（斜方肌）（图 6.2）。与皮肤切口一致，沿着棘突表面用电刀分离深层背阔肌。用骨膜剥离器游离椎弓根头尾两侧深层肌肉。横断最长肌后，将其向头尾两端撑开（图 6.3），即可找到与病变椎体相连的肋骨。使用电刀及骨剥小心分离肋骨上的骨膜。首先，从外到内将肋骨下缘从骨膜下分离。再从内到外解剖出肋骨上缘，直至整个肋骨周径完全显露。此时用骨膜剥离器继续将肋骨侧面暴露至合适宽度（8~10 cm）。在内侧需骨膜下分离直至肋横突关节。首先用肋骨剪刀横向剪断肋骨，然后用手术刀切开肋横突关节，骨膜下显露出横突及椎板。再使用窄骨凿将横突从基底部切断。小心去除肋骨下面的骨膜，直至肋椎关节处，保留肋骨相关的神经束。通过旋转肋骨及分离肋椎关节囊，最终去除肋骨。粗暴的操作可能会导致节段血管的出血。通常去除 3 根肋骨即可。

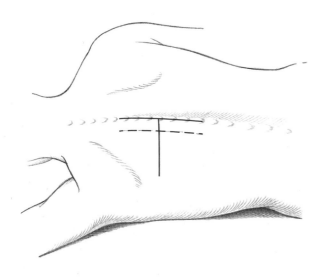

图 6.1　采取俯卧位或半侧卧位，术侧手臂外展。可以选择病变节段水平的 T 形切口或中线旁开 3 指的纵行切口。

6.1.4 显露椎体

使用棉棒小心将肋骨膜下的胸内筋膜以及壁胸膜从椎体及椎间盘前方分离，分离时保留神经血管束。将已切除的肋间残留肌肉从节段血管周围解剖分离（图6.4）。如有必要，可将椎体前方的肋间血管结扎切断，但是应尽可能保留节段神经，T6以下的节段神经支配着腹部肌肉。剥离椎体前方的壁胸膜后，可使用刮刀从后向外暴露出2~3节椎体（图6.5）。

6.1.5 切口闭合

在切口闭合前，需进行正压通气以确保壁胸膜无破损。若确有破损，务必留置负压引流。切口闭合时应当逐层缝合分离的肌肉。

6.1.6 小结

肋横突切除术此前被看作是结核性脊柱炎的标准术式。如今该术式很多时候已被视野更佳的胸廓切开术所取代。但是当因为一些医疗或技术上的原因无法施行胸廓切开术时，依然推荐使用肋骨横突切除术，尤其是需要在一次手术中同时切除肿瘤侵及的椎体及其后部结构时。该术式同样适用于椎体前方压缩性骨折需行内固定时。

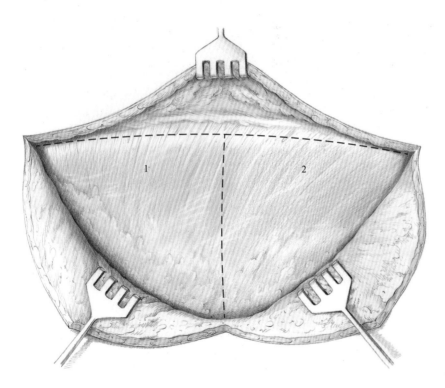

图 6.2　切开皮肤及皮下组织后的切口选择。后部肌群的T形切口（虚线）。
1　斜方肌横部
2　斜方肌升部

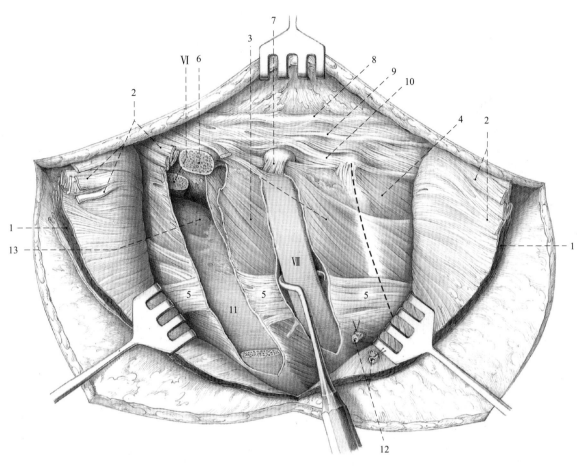

图 6.3 分离头尾两侧的肌肉瓣之后，继续剥离肋骨膜将骨膜下的肋骨显露出 8~10 cm。在打开横突关节囊及分离基底部的横突之后，用肋刀将肋骨横断，在小心分离肋间关节囊后，移除切下的肋骨。

1 斜方肌	8 棘上韧带
2 最长肌	9 脊髓间韧带
3 肋间外肌	10 横突间韧带
4 半棘肌	11 第 5 肋骨膜
5 髂肋肌	12 肋间血管外侧皮支
6 第 6 胸椎横突	13 壁胸膜
7 肋横突韧带	Ⅵ、Ⅶ　第 6、7 肋

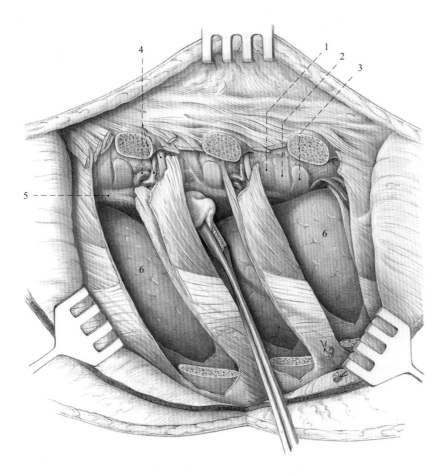

图 6.4　从胸椎和椎间盘前方及侧方钝性分离肋骨床下的胸内筋膜及壁胸膜。

1　下肋凹
2　椎间盘
3　上肋凹
4　肋间动脉、静脉、神经
5　交感干
6　肺和壁胸膜

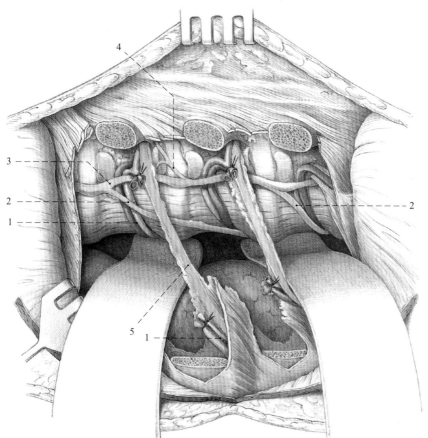

图 6.5　剥离肋间肌群后显露肋间血管神经束。必要时可结扎切断肋间血管，肋间神经应当分离保留。

1　肋间血管
2　内脏大神经
3　交感干
4　交通支
5　肋间神经

6.2 胸腰椎后入路
R. Bauer, F. Kerschbaumer, S. Poisel

6.2.1 主要适应证
- 脊柱侧凸
- 脊柱后凸
- 骨折
- 肿瘤

6.2.2 体位和切口
患者俯卧位，胸部及髂嵴下垫长枕，或采用特殊的支架系统，如 Relton-Hall 支架（图 6.6）。注意不要让腹部受压，以防静脉受压，从而减少术中静脉出血。即使脊柱侧凸也可选择正中直切口。若需行脊柱融合，切口应比融合节段长 1~2 个节段（图 6.7）。随后切开皮下组织至筋膜层，拉钩撑开切口。

6.2.3 显露胸椎
对于儿童和青少年患者，于中线纵向切开软骨棘突和棘间韧带（图 6.8）。可使用骨膜剥离器轻易地将附着其上的骨膜从棘突基底部或椎弓上分离。成人患者，需使用电刀沿棘突两侧紧贴骨面将筋膜剥离。脊柱侧凸手术中，通常从凹侧开始分离肌肉（图 6.9）。一般从尾端向头端分离。

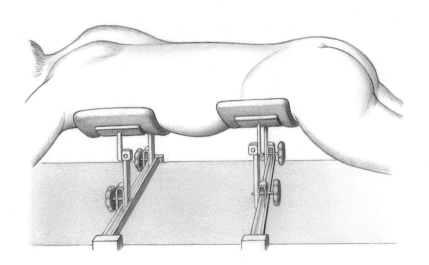

图 6.6　胸腰椎后入路。使用 Relton-Hall 支架。

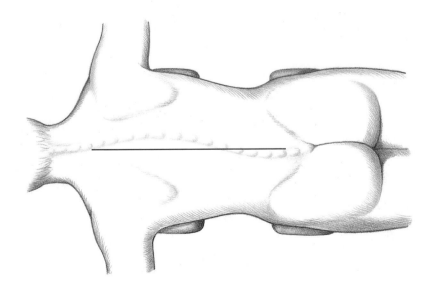

图 6.7　切口。

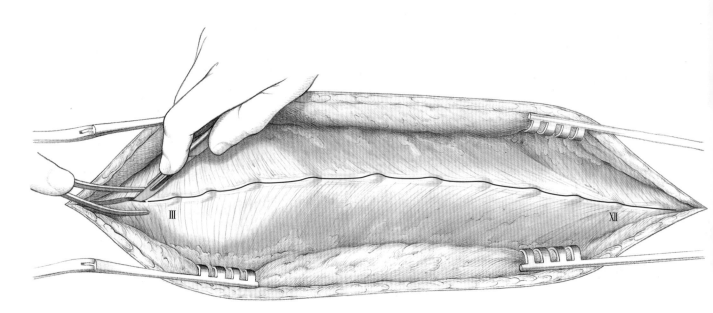

图 6.8 在青少年和儿童中，沿中线切开软骨棘突和棘间韧带，连同骨膜一并撑开。

Ⅲ ~ Ⅻ   第 3~7 棘突

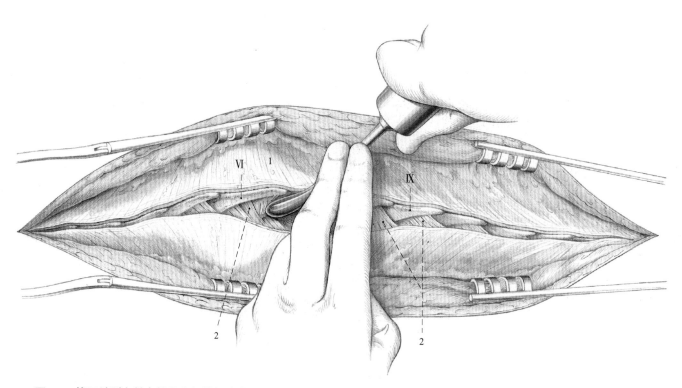

图 6.9 使用骨剥在棘突的基底部进行骨膜下暴露。

1   斜方肌
2   多裂肌
Ⅵ、Ⅸ   第 6、9 棘突

为了防止损伤肌肉的神经血供，减少出血，应严格进行骨膜下剥离（图 6.10）。

显露过程中，椎体后外侧静脉丛可能会大量出血（图 6.11），必须予以电凝或填塞止血。

在骨膜下向外侧尽可能地剥离，直至外侧凹面显露出来后，即可用纱布填塞，再以同样方法暴露对侧。

当剥离骶棘肌及半棘肌后，即可解剖多裂肌和回旋肌。

对于部分成人患者，有时需用手术刀对肌腱进行锐性分离（图 6.12，图 6.13）。

若计划行椎体融合，所涉及节段的关节囊以及在棘突和棘间韧带之间的所有残留肌腱都需被清除。此时可用骨膜剥离器从中间向外下剥离关节囊（图 6.14）。

T12 和 L1 可以作为手术定位参照，第 12 胸椎有一退化的横突，连接第 12 浮肋。第 1 腰椎有一个固定的肋突。T11/12 的椎间关节位于冠状位，类似于其他胸椎关节，而 T12/L1 关节位于矢状位，类似于腰椎关节。这些定位特征适用于大约 90% 的病例。在定位不清的情况下（如有腰椎肋骨），可在手术中拍摄侧位片以确定位置。

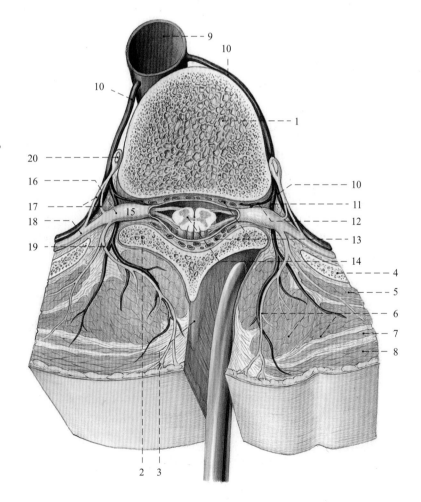

图 6.10　胸椎横断面：骨膜下解剖。

1　椎体
2　椎板
3　棘突
4　肋骨
5　腹外斜肌
6　背部内在肌群
7　后下方前锯肌
8　斜方肌
9　胸主动脉
10　肋间后动脉
11　肋间动脉后支
12　肋间动脉脊支
13　椎体前、后静脉丛
14　脊髓
15　脊神经节
16　脊神经
17　交通支
18　脊神经前支
19　脊神经后支
20　交感干

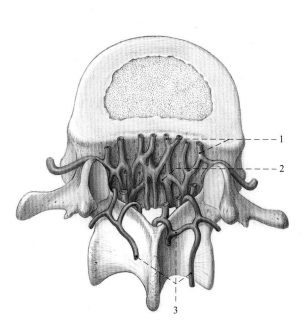

图 6.11　椎体静脉丛示意图。

1　椎体内前静脉丛

2　椎基静脉

3　椎体后外侧静脉丛

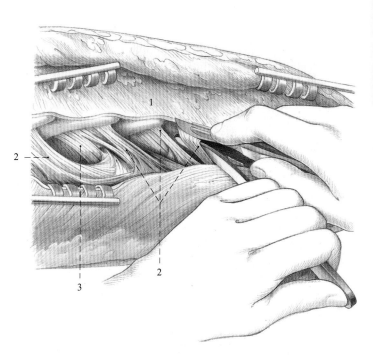

图 6.12　有时在棘突下缘剥离半棘肌和多裂肌时，需用手术刀进行锐性剥离。

1　斜方肌

2　半棘肌

3　多裂肌

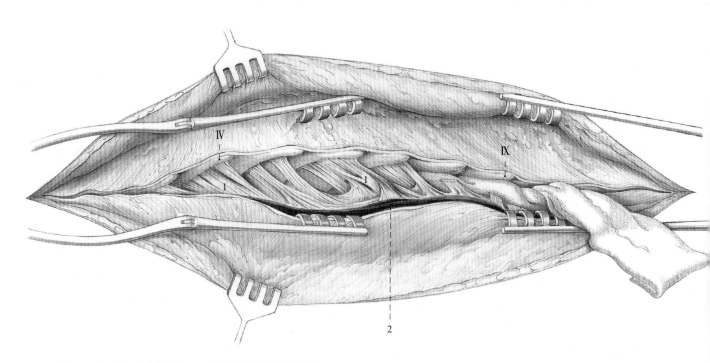

图 6.13　使用纱布填塞切口，并使用梳式拉钩撑开切口，从尾端向头端进行解剖。

1　多裂肌

2　骶棘肌

Ⅳ、Ⅸ　第 4、9 棘突

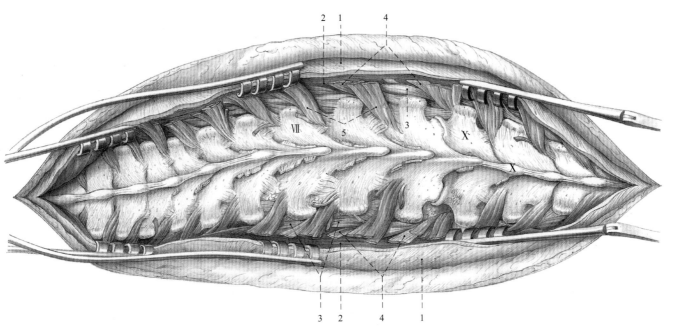

图 6.14 骨膜下显露椎体的手术部位。在第 9、10 胸椎水平，双侧关节囊已摘除。

1 斜方肌
2 骶棘肌
3 半棘肌
4 多裂肌
5 回旋肌
VII、X 　第 7、10 胸椎

6.2.4 显露腰椎

参阅图 6.15。

腰椎的显露以与胸椎相同的方式从后侧完成，但由头端向尾端解剖。骨膜下尽可能向外侧剥离肌肉和肌腱；在儿童和青少年患者中，关节囊可在同一平面上被解剖。显露止点的肋突位于稍靠前方的外侧，尾端与上关节突相连。相较于胸椎，剥离腰椎肌肉需要更大力量。利用杠杆原理将骨膜剥离器靠在棘突上可以帮助暴露。用纱布条彻底剥离横突上残余肌肉。撑开器进一步撑开，直至后部结构完全暴露。进一步清除棘突下缘的软组织，切除关节囊。关节囊更宜用手术刀和镊子分离（图 6.16）。腰椎的解剖定位很容易确定。S1 无黄韧带附着（异常者除外），L5 棘突明显大于 S1 棘突，腰骶关节一般为最后一节。在脊柱裂或椎弓骨折时，若显露时不小心谨慎，骨剥可能进入椎管。

6.2.5 切口闭合

分层缝合椎旁肌及其上覆盖的筋膜。在儿童和青少年，劈开的棘突很容易通过缝合而再次愈合。

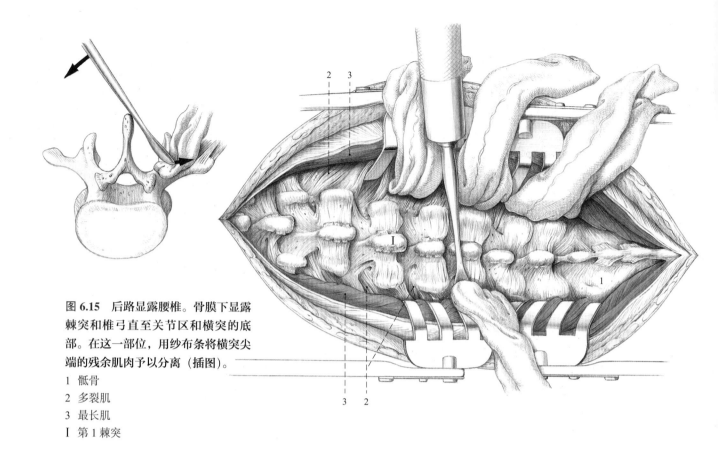

图 6.15 后路显露腰椎。骨膜下显露棘突和椎弓直至关节区和横突的底部。在这一部位，用纱布条将横突尖端的残余肌肉予以分离（插图）。

1 骶骨

2 多裂肌

3 最长肌

I 第 1 棘突

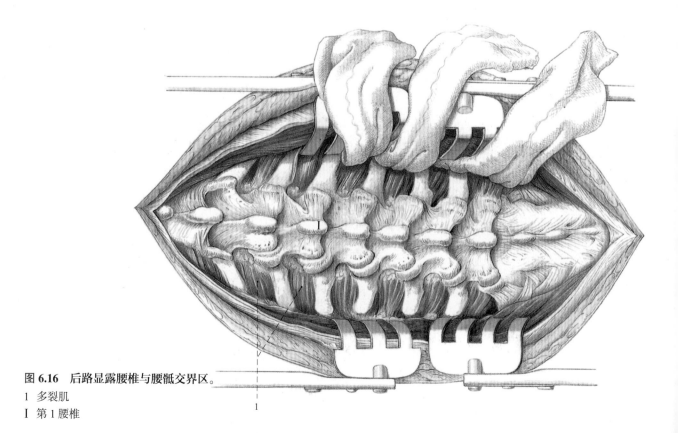

图 6.16 后路显露腰椎与腰骶交界区。

1 多裂肌

I 第 1 腰椎

6.3 腰骶交界区 Wiltse 椎旁肌入路

R. Bauer, F. Kerschbaumer, S. Poisel

6.3.1 主要适应证

- 脊柱滑脱

6.3.2 体位和切口

参阅图 6.17。

采用 Relton-Hall 支架俯卧位（图 6.6）。

棘突连线旁开 3 指处做 2 个旁正中切口。需要取髂骨时，可将皮肤切口向下适当延伸。在肌群外侧 1/3 暴露髂肋肌筋膜并纵向分开。

6.3.3 显露后外侧椎体

参阅图 6.18。

钝性分离髂肋肌，即可用手指探查到 L5/S1 小关节。骨膜剥离器拨开内、外侧的肌肉后即可看见此关节。肌肉可根据需要继续向头尾两侧分离。继续在骨膜下剥离骶骨翼，L5 的下、上关节突及 L5 的肋突。为了更好显露关节突，可切开 L5/S1 关节囊。向中线牵开肌肉后，如有必要，可进一步显露 L5 椎弓及黄韧带。在腰椎峡部裂时，L5 椎弓通常可以活动，这为椎板切除或椎间孔切开创造了条件。在腰椎峡部裂患者中，需切除可能会存在于关节之间的纤维瘢痕组织。在 L5/S1 的后外侧融合过程中，应当避免破坏 L4~L5 关节囊。

骶骨翼与 L5 横突之间暴露太深，易损伤第 5 腰神经。

6.3.4 切口闭合

逐层缝合髂肋肌及其筋膜，闭合切口。

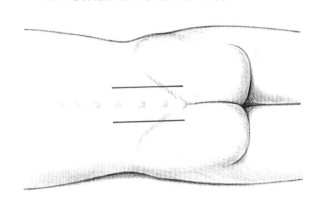

图 6.17 腰椎的椎旁肌入路的皮肤切口。

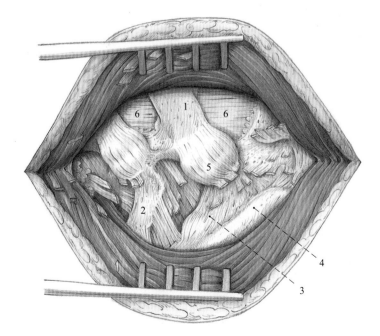

图 6.18 纵行切开肌肉和筋膜之后，显露 L4~S1 关节、第 5 腰椎肋突以及髂骨翼。黄韧带上的软组织已被切除。
1 第 5 腰椎椎板
2 第 5 腰椎肋突
3 髂骨嵴
4 腰骶关节
5 黄韧带

6.4 椎板切开术及椎间盘摘除术的后路短切口入路

R. Bauer, F. Kerschbaumer, S. Poisel

6.4.1 主要适应证

- 椎间盘突出
- 椎管狭窄

6.4.2 体位和切口

采用侧卧位或膝肘位使腰椎后凸（图 6.19）。皮肤切口一般在第 4 和第 5 棘突上，长度约 10 cm（图 6.20）。使用电刀沿中线切开胸腰筋膜，随后用骨剥剥离椎旁肌群。尽可能行骨膜下剥离直至小关节。在止血和纱布填塞后，用自动拉钩撑开切口。

移除黄韧带上方所有软组织（图 6.21）。

6.4.3 显露椎管

用 Leksell 钳及 Hajek 咬骨钳咬除上位椎体的椎弓（译者注：此处指椎板部分）下缘。然后用钳子夹住黄韧带，用手术刀从头端到尾端沿中线切开，从下一位椎弓的上缘分离取出（图 6.22）。用剥离子和小棉签清除硬膜外脂肪，显露硬脊膜及神经根。小心用棉签或神经根拉钩将神经根向中间剥开，即可看到椎间盘的后外侧部分（图 6.23）。

6.4.4 切口闭合

逐层缝合切开的肌层和筋膜。

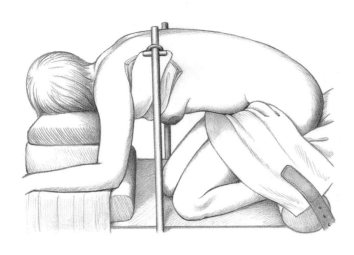

图 6.19　腰椎后路小切口入路（椎板切开术）。患者采取膝肘位。

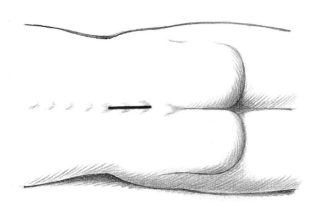

图 6.20　皮肤中线大约 10 cm 切口。

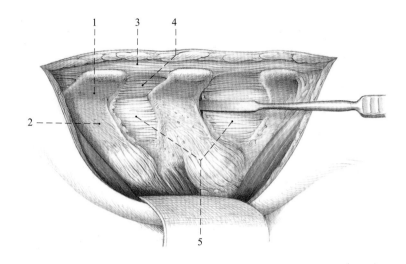

图 6.21 椎旁肌撑开后显露椎弓、黄韧带及小关节。从椎弓中剥离黄韧带。

1 棘突
2 椎板
3 棘上韧带
4 棘间韧带
5 黄韧带

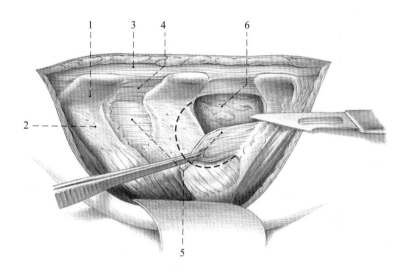

图 6.22 黄韧带切除术。虚线展示了椎板切开术的范围。

1 棘突
2 椎板
3 棘上韧带
4 棘间韧带
5 黄韧带
6 硬膜外脂肪

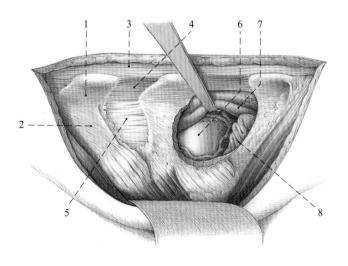

图 6.23 椎板切除后的手术区域。切除黄韧带和小关节内侧 1/3，以暴露神经根、侧隐窝和椎间盘。

1 棘突
2 椎板
3 棘上韧带
4 棘间韧带
5 黄韧带
6 椎间盘
7 神经根
8 棉签

拓展阅读

[1] Adachi B. Das Arteriensystem der Japaner. Kyoto: Kaiserlich-japanische Universität zu Kyoto; 1928

[2] Bauer R. Die operative Behandlung der Skoliose. Bern: Huber; 1979

[3] Bauer R. Der vordere Zugang zur Wirbelsäule. Stuttgart: Thieme; 1983

[4] Beisse R. Endoscopic surgery on the thoracolumbar junction of the spine. Eur Spine J 2010; 19(Suppl 1):S52-S65

[5] Bertagnoli R, Vazquez RJ. The Anterolateral TransPsoatic Approach (ALPA): a new technique for implanting prosthetic disc-nucleus devices. J Spinal Disord Tech 2003; 16(4):398-404

[6] Bühren V, Beisse R, Potulski M. Minimally invasive ventral spondylodesis in injuries to the thoracic and lumbar spine [in German]. Chirurg 1997;68(11):1076-1084

[7] Cauchoix J, Binet JP. Anterior surgical approaches to the spine. Ann R Coll Surg Engl 1957;21(4):237-243

[8] Cauchoix J, Binet JP, Evrard J. Les voies d'abord inhabituelles dans l'abord des corps vertebraux, cervicaux et dorsaux. Ann Chir 1957;74:1463

[9] Colletta AJ, Mayer PJ. Chylothorax: an unusual complication of anterior thoracic interbody spinal fusion. Spine 1982;7(1):46-49

[10] Cordier P, Devos L, Deleroix A. Essai de classification des variations du système azygos intrathoracique. C R Assoc Anat 1938;33:100-118

[11] Crock HV, Yoshizawa H. The Blood Supply of the Vertebral Column and the Spinal Cord in Man. Berlin: Springer; 1977

[12] Denck H. Eingriffe an der Brustwand. In: Breitner B, ed. Chirurgische Operationslehre. Munich: Urban &Schwarzenberg; 1981

[13] Dommisse GF. Some factors in the management of fractures and fracture-dislocations of the spine at lumbo-dorsal level. The significance of the blood supply of the spine. Reconstr Surg Traumatol 1972;13:108-123

[14] Dommisse GF. The blood supply of the spinal cord. A critical vascular zone in spinal surgery. J Bone Joint Surg Br 1974;56 (2):225-235

[15] Dwyer AF, Newton NC, Sherwood AA. An anterior approach to scoliosis. A preliminary report. Clin Orthop Relat Res 1969;62 (62):192-202

[16] Dwyer AF. Experience of anterior correction of scoliosis. Clin Orthop Relat Res 1973;(93):191-206

[17] Eisenstein S, O'Brien JP. Chylothorax: a complication of Dwyer's anterior instrumentation. Br J Surg 1977;64(5):339-341

[18] Fang HSY, Ong GB. Direct anterior approach to the upper cervical spine. J Bone Joint Surg Am 1962;44:1588-1604

[19] Fey B. L'abord du rein par voie thoracoabdominale. Arch Urol 1925;5:169

[20] Freebody D, Bendall R, Taylor RD. Anterior transperitoneal lum-bar fusion. J Bone Joint Surg Br 1971;53(4):617-627

[21] Goldstein LA, Dickerson RC. Atlas of Orthopaedic Surgery. St. Louis: Mosby; 1981

[22] Hellinger J. Der transoropharyngeale Zugang zu Cl und C2 [in German]. Beitr Orthop Traumatol 1981;28(1):25-31

[23] Henry AK. Extensile Exposure. 2nd ed. Edinburgh: Livingstone; 1957

[24] Hodge WA, DeWald RL. Splenic injury complicating the anterior thoracoabdominal surgical approach for scoliosis. A report of two cases. J Bone Joint Surg Am 1983;65(3):396-397

[25] Hodgson AR, Stock FE. Anterior spinal fusion a preliminary communication on the radical treatment of Pott's disease and Pott's paraplegia. Br J Surg 1956;44(185):266-275

[26] Hodgson AR. Approach to the cervical spine C3-C7. Clin Orthop Relat Res 1965a;39(39):129-134

[27] Hodgson AR. Correction of fixed spinal curves. J Bone Joint Surg Am 1965b;47:1221-1227

[28] Hodgson AR, Yau ACMC. Anterior surgical Approaches to the Spinal Column. In: Apley AG, ed. Recent Advances in Orthopedics. London: Churchill; 1969

[29] Hughes FA. Resection of the 12th rib in the surgical approach to the renal fossa. J Urol 1949;61(2):159-162

[30] Kirkaldy-Willis WH, Thomas TG. Anterior approaches in the diagnosis and treatment of infections to the vertebral bodies. J Bone Joint Surg Am 1965;47:87-110

[31] Lagevarianten KS. Lage- und Formveränderungen der Pars thoracalis des Ductus thoracicus. Fortschr Rontgenstr 1975;122 (1):l-5

[32] Louis R. Surgery of the Spine. Berlin: Springer; 1983

[33] McAfee PC, Regan JJ, Geis WP, Fedder IL. Minimally invasive anterior retroperitoneal approach to the lumbar spine. Emphasis on the lateral BAK. Spine 1998;23(13):1476-1484

[34] Mayer HM. A new microsurgical technique for minimally invasive anterior lumbar interbody fusion. Spine 1997;22(6):691- 699, discussion 700

[35] Mayer HM. The ALIF concept. Eur Spine J 2000;9(Suppl 1):S35-S43

[36] Mayer HM. Microsurgical Anterior Approach to T5-T10 (mini-TTA). In: Mayer HM, ed. Minimally Invasive Spine Surgery: a Surgical Manual. Berlin: Springer; 2005:129-137

[37] Mirbaha MM. Anterior approach to the thoraco-lumbar junction of the spine by a retroperitoneal-extrapleural technic. Clin Orthop Relat Res 1973;(91):41-47

[38] Moe JH, Winter RB, Bradford DS, Lonstein JE. Scoliosis and Other Spinal Deformities. Philadelphia: Saunders; 1978

[39] Nagamatsu G. Dorso-lumbar approach to the kidney and adrenal with osteoplastic flap. J Urol 1950;63(4):569-581

[40] Nanson EM. The anterior approach to upper dorsal sympathec-

tomy. Surg Gynecol Obstet 1957; 104(1):118-120

[41] Pimenta L. Lateral endoscopic transpsoas retroperitoneal approach for lumbar spine surgery. VIII Brazilian Society Congress on Spine Pathology, May 2001; Belo Horizonte, Brazil

[42] Platzer W. Atlas der topographischen Anatomie. Stuttgart: Thieme; 1982

[43] Platzer W. Bewegungsapparat. 4th ed. Stuttgart: Thieme; 1984. Taschenatlas der Anatomie; Band 1

[44] Riley LH Jr. Surgical approaches to the anterior structures of the cervical spine. Clin Orthop Relat Res 1973;(91):16-20

[45] Riseborough EJ, Herndon JH. Scoliosis and Other Deformities of the Axial Skeleton. Boston: Little Brown; 1975

[46] Rosenthal D, Rosenthal R, de Simone A. Removal of a protruded thoracic disc using microsurgical endoscopy. A new technique. Spine 1994; 19(9): 1087-1091

[47] Salcman M, Jamaris J, Leveque H, Ducker TB. Transoral cervical corpectomy with the aid of the microscope. Spine 1979;4 (3):209-212

[48] Seddon HK. Pott's Paraplegia. In: Platt H, ed. Modern Trends in Orthopedics. London: Butterworth; 1956

[49] Southwick WO, Robinson RA. Surgical approaches to the vertebral bodies in the cervical and lumbar regions. J Bone Joint Surg Am 1957;39-A(3):631-644

[50] Verbiest H. Anterolateral operations for fractures and dislocations in the middle and lower parts of the cervical spine. Report of a series of forty-seven cases. J Bone Joint Surg Am 1969;51 (8):1489-1530

[51] Whitesides TE Jr, Kelly RP. Lateral approach to the upper cervical spine for anterior fusion. South Med J 1966;59(8):879-883

[52] Wiltse LL, Bateman JG, Hutchinson RH, Nelson WE. The paraspinal sacrospinalis-splitting approach to the lumbar spine. J Bone Joint Surg Am 1968;50(5):919-926

[53] Wiltse LL. The paraspinal sacrospinalis-splitting approach to the lumbar spine. Clin Orthop Relat Res 1973;(91):48-57

骨盆与下肢
Pelvis and
Lower Extremity

7 骨盆：骨盆环 Pelvis: Pelvic Ring

7.1 耻骨联合与骨盆前环入路

F. Stuby, K. Weise

7.1.1 主要适应证

• 耻骨联合撕脱
• 耻骨内侧骨折
• 耻骨联合分离

7.1.2 体位和切口

患者仰卧位于标准或碳素手术台上接受手术。患侧下肢消毒铺巾保证术中可以自由移动，同时用消毒单巾覆盖会阴区。根据损伤类型选择手术切口，可以采用下腹部剖腹手术纵行切口的延伸切口，对于单纯骨盆骨折也可以采用触诊耻骨结节近侧 1 横指处的横行 Pfannenstiel 切口（图 7.1）。分离皮下组织后，可见腹白线，并予以纵行劈开（图

7.2）。其后将膀胱小心向近侧触摸潜力（图 7.3）。在骨盆翻修手术时，因为存在组织粘连，需要对膀胱暴露剥离更加小心。将腹直肌肌腹向两侧牵拉。通常将一侧耻骨结节上附着的组织部分剥离。一般来说，不需要完全离断腹直肌；从患者近侧可以很容易观察到耻骨联合和耻骨支内侧部分。可以使用宽的腹腔拉钩将膀胱向后上方牵拉。

7.1.3 切口闭合

在关闭切口过程中，借助穿骨缝线将腹直肌重新缝合到耻骨结节上，同时牢固缝合腹白线以防止后期发生疝。

7.1.4 风险

这一切口的可能并发症包括膀胱和腹膜的损伤以及术后的疝。

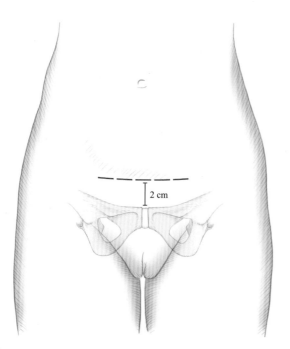

2 cm

图 7.1　耻骨联合和骨盆前方的手术入路切口。

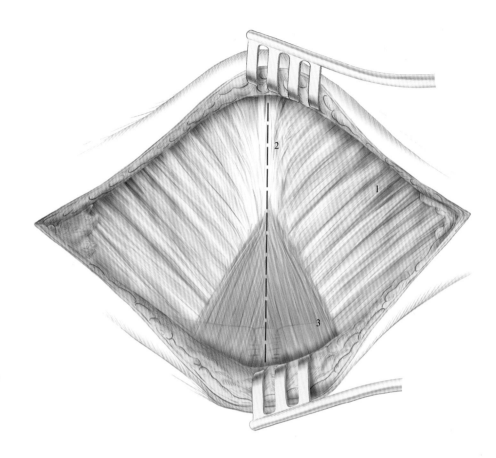

图 7.2　暴露腹白线和腹直肌。

1　腹直肌
2　腹白线
3　锥状肌

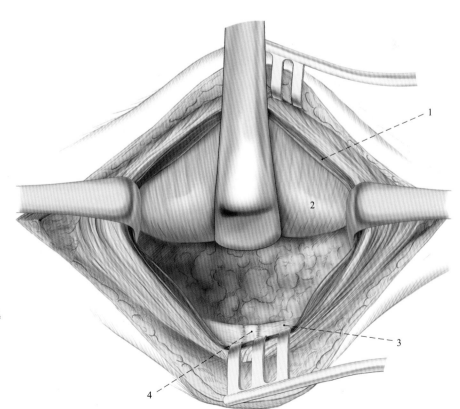

图 7.3　通过将膀胱向近侧牵拉暴露耻骨联合。

1　腹直肌
2　膀胱
3　耻骨上支
4　耻骨联合

7.2 骨盆后环前方入路

F. Stuby, K. Weise

7.2.1 主要适应证

- 骨盆环骨折累及髂骨翼
- 骶髂关节分离撕脱
- 骨盆后侧翻修手术
- 骶髂关节融合

7.2.2 体位和切口

患者仰卧位于标准或碳素手术台上接受手术。患侧下肢消毒铺巾保证术中可以自由移动。标记髂前上棘和髂嵴。

这一入路包括髂腹股沟入路的第一窗（图 7.4）。

该切口沿着髂嵴行走从髂嵴最顶端延伸到髂前上棘（图 7.5）。为了完全暴露髂腹股沟，将该切口延伸至耻骨联合。可以适当在髂嵴的外侧剥离外斜肌筋膜在髂嵴上的腱性附着（图 7.6）。位于髂骨翼内侧向髂窝深处继续骨膜下剥离，达到髂耻线和骶髂关节的前韧带。在此期间可能会有髂骨翼的营养血管出血，采用骨蜡涂抹控制出血。使用 Hohmann 拉钩将髂肌向前内侧牵拉。此时，骶髂关节及骶骨外侧可以显露出（图 7.7）。腰骶干神经大约行径在骶骨前面，骶髂关节内侧 15~20 mm 处，因此在剥离过程中需要注意保护（图 7.8）。如果剥离过程严格位于骨膜下，则损伤腰骶干神经的概率很低。

7.2.3 切口闭合

逐层闭合切口，并将外斜肌筋膜重新缝合固定于髂嵴。

7.2.4 风险

这一入路的并发症可能包括髂骨翼营养血管出血、损伤腰骶干神经，特别是 L5 神经根，由于这一神经行径于骶骨外侧的前面。此外还包括由于缝合固定外斜肌筋膜不充分可能造成疝。

也可能会造成股外侧皮神经损伤。

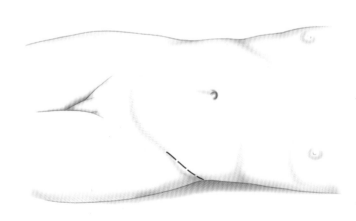

图 7.4 位于左侧的用于暴露后侧骨盆前方入路（髂腹股沟入路的第一窗）的切口。

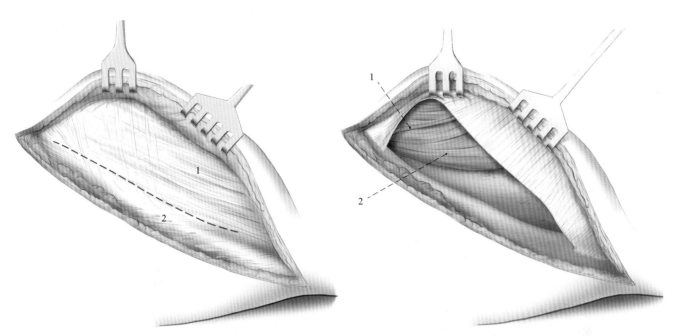

图 7.5 通过髂嵴暴露外斜肌筋膜交界区及直接通过髂嵴的切口。
1 外斜肌腱膜
2 左侧髂嵴

图 7.6 在切开外斜肌筋膜后，从髂骨翼内侧向后上方剥离髂肌。
1 股外侧皮神经
2 髂肌

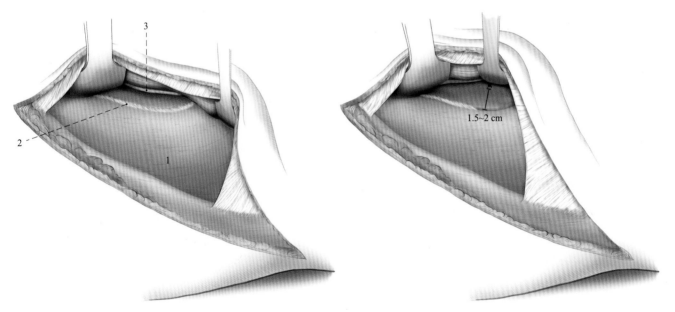

图 7.7 当骶髂关节和腰骶干神经前方暴露后进一步掀起骨膜。
1 髂窝
2 骶髂关节
3 腰骶干神经

图 7.8 螺钉置入前方骶骨外侧安全区，保护 L5 腰骶干神经。

7.3 骶骨后侧入路
F. Stuby, K. Weise

7.3.1 主要适应证
- 骶骨骨折合并椎管狭窄
- 存在神经压迫症状
- 骶骨不稳
- 腰骶分离

7.3.2 体位和切口
患者俯卧位于标准或碳素手术台上接受手术 (图 7.9)。根据骨折类型，为了达到对双侧的暴露，切口位于骶骨后侧正中线棘突上，从 S1 到 S4，远端达到臀裂 (图 7.10)。此后，从棘突上剥离腰骶筋膜，自骶骨后面锐性分离多裂肌。掀起一个近侧带蒂肌瓣，向远侧呈锥形，这一肌瓣可以向近侧进一步剥离 (图 7.11)。向近侧继续剥离可达到 L5 横突。

7.3.3 切口闭合
对掀起的肌瓣筋膜要重新缝合固定，并逐层闭合切口。

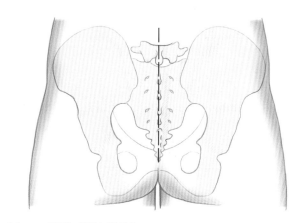

图 7.9 骶骨后侧入路的切口。

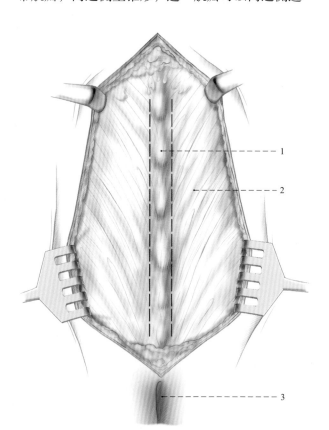

图 7.10 骶骨棘突两侧多裂肌筋膜的切口。
1 棘突
2 腰骶筋膜
3 臀裂

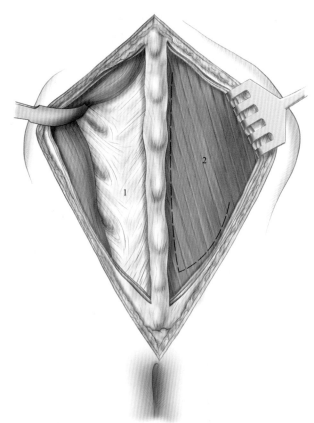

图 7.11 在骶骨后面剥离多裂肌后向两侧牵拉。
1 骶骨后面
2 腰多裂肌

7.4 置入骶髂螺钉的侧方微创入路

F. Stuby, K. Weise

7.4.1 主要适应证

- 骶骨外侧骨折伴骨盆不稳
- 骶髂关节脱位
- 骶骨椎间孔骨折无明显脱位

7.4.2 体位和切口

术前给予患者泻药通便，使骶骨在拍片时无空气阻挡干扰。

患者仰卧位或俯卧位于碳素手术台上接受手术。

如果选择仰卧位，建议在患者骶骨下方放置方形垫。

在手术消毒铺巾前，确保术中骨盆摄片影像质量清晰，包括髂翼、闭孔斜位以及骨盆入口、出口位。如果无法获得这些平面的影像，建议更换体位。

之后对伤侧进行手术准备，范围扩展到尽可能后侧。伤侧下肢应该能够自由移动。

标记髂前上棘、股骨大转子以及延伸的股骨轴线（图 7.12）。然后将 C 臂机转到侧方，在 S1 的侧方投影上找到正确的切口位置（图 7.13）。在 S1 水平经切口钝性分离至髂骨翼外侧面。在分离器械的顶端可以触及相对浅的凹陷。在术中透视辅助定位下置入克氏针（入口 / 出口）。

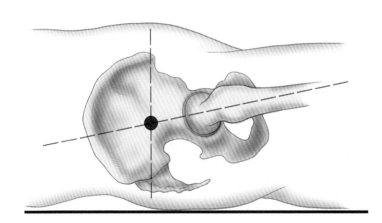

图 7.12　骨盆后侧的微创入路。图中可见在矢状面上定位正确切口的参考线。

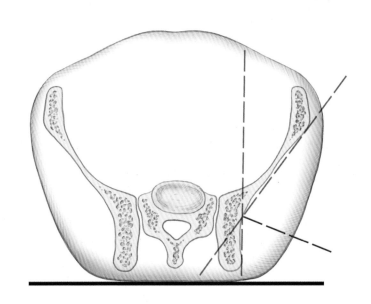

图 7.13　图中可见在水平面上定位正确切口的参考线。

7.5 坐骨和耻骨入路

R. Bauer, F. Kerschbaumer, S. Poisel

7.5.1 主要适应证

- 肿瘤
- 骨髓炎
- 骨盆截骨
- 骨折

7.5.2 体位和切口

置患者于截石位，大腿外展屈曲。在这一入路中，对会阴区采用防水材料铺巾并剔除会阴部毛发尤为重要。

皮肤切口呈曲线，始于耻骨结节近侧2指宽，行径于耻骨下支前缘略偏外侧，后侧抵达坐骨结节（图7.14）。

劈开皮下组织后，向远侧分离皮瓣，可见内收肌与臀大肌之间的间隙。钝性分离臀大肌后，向后侧牵拉。在术野近侧、上方避免损伤精索（图7.15）。

7.5.3 显露坐骨和耻骨

从前向后操作，切开耻骨和坐骨的骨膜。将收肌群连同闭孔外肌，以及位于切口后侧的坐骨–小腿肌群一起用拉钩牵拉。此时，耻骨上、下支的内侧，坐骨结节，坐骨以及闭孔膜都可以暴露出来（图7.16）。在切口的上方内侧区域剥离时，必须尽量保护收肌群（耻骨肌），不能将其与闭孔膜牵拉分离过远，以防止损伤闭孔血管和神经。

如果想暴露耻骨下支的内侧面，必须用骨膜剥离器从耻骨下支下面自内向外行骨膜下剥离。在这一过程中，要将坐骨海绵体肌和横向会阴肌肉剥离下来（图7.16）。

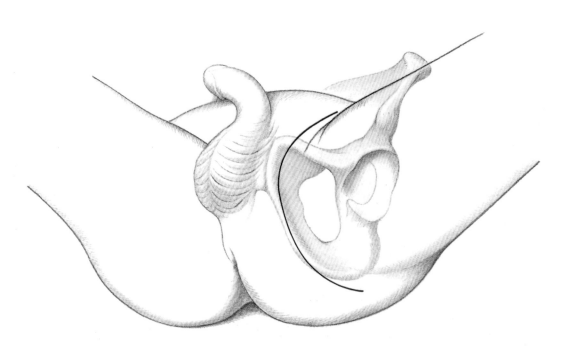

图 7.14　坐骨和耻骨入路的切口（左侧）。截石位。

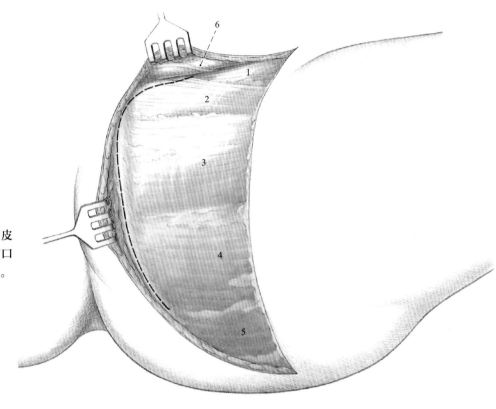

图 7.15　向远侧剥离皮瓣。耻骨和坐骨骨膜切口（虚线）。避免损伤精索。

1　耻骨肌
2　长收肌
3　股薄肌
4　大收肌
5　臀大肌
6　精索

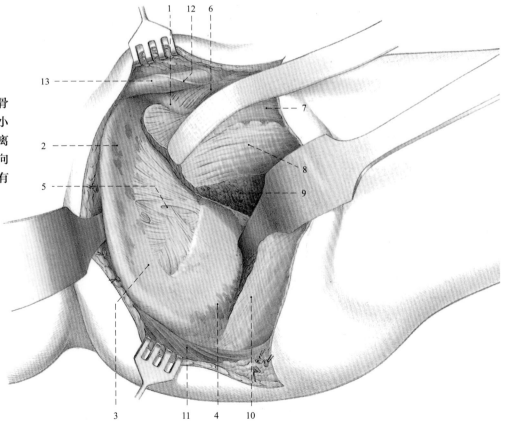

图 7.16　将收肌群从耻骨和坐骨上剥离及将坐－小腿肌群从坐骨结节上剥离后所见。不能将收肌群向近端或内侧移动（因为有闭孔血管和神经）。

1　耻骨上支
2　耻骨下支
3　坐骨支
4　坐骨结节
5　闭孔膜
6　耻骨肌
7　长收肌
8　股薄肌
9　闭孔外肌和短收肌
10　大收肌
11　臀大肌
12　髂腹股沟神经
13　精索

7.5.4 解剖部位

参阅图 7.17。

在暴露耻骨和坐骨时可能会损伤到以下解剖结构：

在剥离耻骨上支内侧面时，可能损伤到连接闭孔动脉和腹壁下动脉的血管，即所谓的死亡冠，这一交通血管通常存在一定的变异，而造成大出血。如果可能的话，将 Hohmann 拉钩放置于腹股沟韧带止点的下方内侧。

在切口的近侧，如果剥离过程中不小心，可能会损伤精索。

在耻骨内侧区域牵拉内收肌群时不可过度牵拉分离，以避免造成对闭孔神经和血管的牵拉损伤或离断。

在暴露耻骨下支内侧面时，应该严格遵循骨膜下剥离，避免造成阴部血管和神经损伤。

在暴露坐骨小孔时，应该严格遵循骨膜下剥离，防止损伤紧靠其后侧的坐骨神经。

7.5.5 切口闭合

在闭合切口时，减少下肢外展有助于将剥离的内收肌群更好地缝合到骨膜或经骨固定。

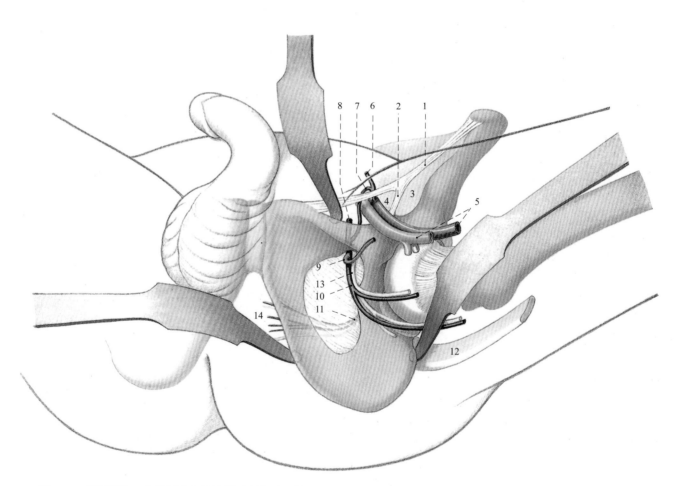

图 7.17　解剖部位。在仔细小心地骨膜下剥离后，将 Hohmann 拉钩放置于指定的部位。

1　腹股沟韧带	6　腹壁下动脉	11　阴部内动脉
2　髂耻弓	7　死亡冠	12　坐骨神经
3　肌间隙	8　闭孔动脉	13　闭孔神经
4　血管间隙	9　闭孔动脉前支	14　阴部神经
5　股动、静脉	10　闭孔动脉后支	

8 骨盆：髋臼 Pelvis: Acetabulum

8.1 髂腹股沟入路（Letournel 入路）

R. Bauer, F. Kerschbaumer, S. Poisel, F. Stuby, K. Weise

8.1.1 主要适应证

- 髋臼骨折（前壁、前柱、横行骨折、复合骨折、双柱骨折）
- 骨盆环骨折合并有骶髂关节分离、髂骨翼骨折
- 肿瘤
- 骨髓炎

8.1.2 体位和切口

患者仰卧位于标准手术床上接受手术，如果有必要可使用伸缩手术床。如果计划术中使用三维成像或导航技术，则建议使用碳素手术床。患侧下肢消毒铺巾保证术中可以自由移动。标记髂前上棘和髂嵴。

该手术入路包含 3 个手术窗，通过连续的软组织牵拉可以充分暴露髂骨翼内面、四边体、耻骨上支，甚至最远可达耻骨联合（图 8.1）。

为了打开第一窗，切口始于髂嵴的后侧部分，先前达髂前上棘，这一窗同样也可以用于骶髂关节不稳的前方固定。为了暴露髂腹股沟，切口可以一直向远侧延伸至耻骨联合。在髂前上棘的外侧自髂嵴上剥离外斜肌筋膜的腱性附着（图 8.2）。在骨盆的内侧面自骨膜下剥离暴露髂窝，可以达到髂耻线及骶髂前韧带（图 8.3）。自此，可以显露骶髂关节以及骶骨的外侧部分；腰骶干神经大约行径在骶骨前面，骶髂关节内侧 15~20 mm 处，因此在剥离过程中需要注意保护。如果剥离过程严格位于骨膜下，则损伤腰骶干神经的概率很低。

第二窗切口始于髂前上棘，通过切开外斜肌筋膜显露深层组织，同时暴露精索或子宫圆韧带，并将这两个结构与髂腹股沟神经一起用烟卷引流管圈套标记保护（图 8.4）。将内斜肌、腹横肌、腹横筋膜的共同起点自腹股沟韧带剥离后打开腹股沟管的后壁。在对腹股沟韧带剥离时保留其近侧 1 cm 宽度以利于后续闭合切口时解剖修复腹股沟管。在切口外侧暴露处保护股外侧皮神经。血管区域需要仔细分离。将血管向内侧钝性牵拉并将髂腰肌和股神经向外侧牵拉以暴露髂耻弓，并可以对其进行锐性分离直至附着于髂耻隆突的部分。至此暴露髂腰肌（图 8.5）。

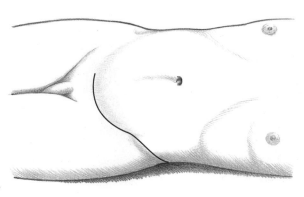

图 8.1 髂腹股沟入路（Letournel 入路）的体位和切口（左侧）。

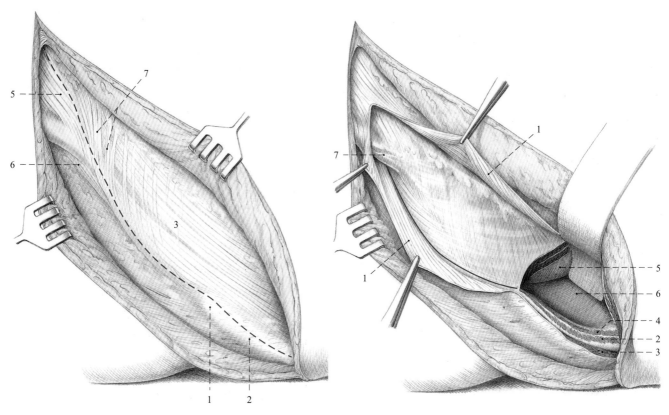

图 8.2　分离外斜肌腱膜，并沿虚线表示自髂嵴上剥离腹肌。

1	髂前上棘	5	腹股沟管皮下环内侧脚
2	髂嵴	6	外侧脚
3	外斜肌腱膜	7	内、外侧脚间纤维
4	精索		

图 8.3　髂窝内侧骨膜下暴露，以及自腹股沟韧带剥离深腹部肌肉。

1	外斜肌腱膜	5	髂肌
2	内斜肌	6	髂窝
3	外斜肌	7	精索
4	腹横肌		

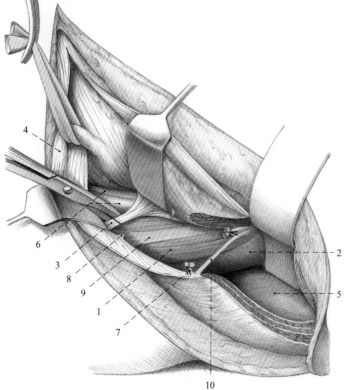

图 8.4　用烟卷引流管圈套标记精索，在血管和肌肉间室之间剥离及离断髂耻弓。

1　腰大肌
2　髂肌
3　髂耻弓
4　精索
5　髂窝
6　髂外动、静脉
7　旋髂浅动、静脉
8　髂腹下神经
9　股神经
10　股外侧皮神经

第三窗位于分离出来的血管和腹直肌外侧缘之间。通过仔细剥离及牵拉腹直肌可以充分暴露耻骨支内侧。在暴露骨之前需要对处于髂外或腹壁下动脉与闭孔动脉之间的交通支（死亡冠）进行结扎离断。

如果需要暴露耻骨联合，则需要劈开腹白线；

如果可能，尽量不要剥离腹直肌的止点（图 8.6）。

根据 von Lanz 和 Wachsmuth 的研究，闭孔动脉来源于腹壁下动脉的概率为 22%~28%，1%~2% 来源于髂外动脉，45% 来源于髂内动脉，另有 10% 来源于臀下动脉。

图 8.5　用烟卷引流管圈套标记股动、静脉，不打开血管周围鞘。在髂耻隆突表面用烟卷引流管圈套标记髂腰肌及股外侧皮神经。

1　髂前上棘
2　髂前下棘
3　髂耻隆突
4　耻骨梳
5　髂窝
6　腰大肌
7　髂外动、静脉
8　股神经
9　股外侧皮神经
10　生殖股神经的生殖支
11　生殖股神经的股支
12　精索

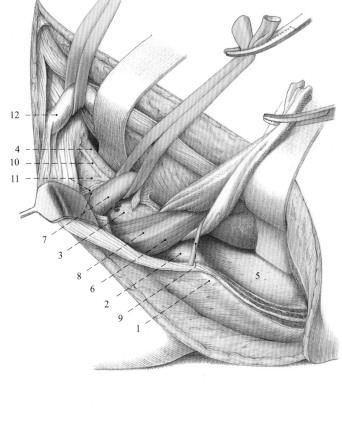

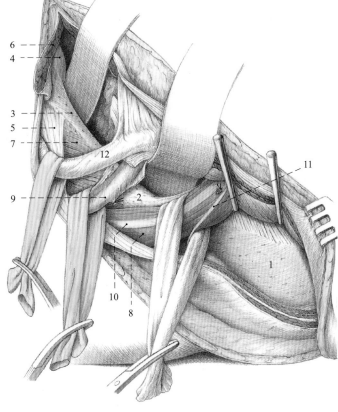

图 8.6　通过离断腹直肌及插入弯曲的组织压板暴露耻骨联合。在髂骨翼上置入 2 枚 Steinmann 钉。

1　髂窝
2　髂耻隆突
3　耻骨梳
4　耻骨联合
5　腹股沟韧带
6　腹直肌
7　耻骨肌
8　腰大肌
9　髂外动、静脉，生殖股神经的股支
10　股神经
11　大腿的股外侧皮神经
12　精索

8.1.3 解剖部位

参阅图 8.7。

在劈开的腹外斜肌腱膜和骨盆前方骨性结构之间的解剖结构从外向内如下：髂肌、股外侧皮神经、股神经、腰大肌、腰小肌、生殖股神经、髂耻弓、股血管、精索及髂腹股沟神经。在耻骨联合的后方，伤口的内侧角区域是膀胱。将腹膜向头侧剥离可暴露第 5 腰椎、骶骨岬以及髂血管和睾丸血管。

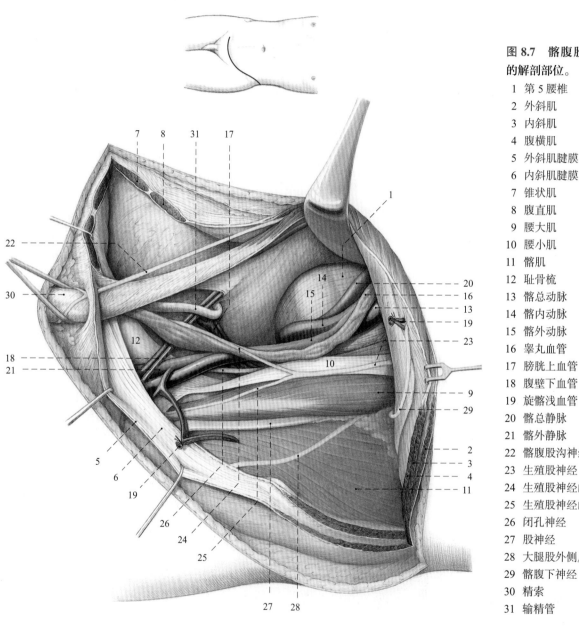

图 8.7　髂腹股沟入路的解剖部位。

1　第 5 腰椎
2　外斜肌
3　内斜肌
4　腹横肌
5　外斜肌腱膜
6　内斜肌腱膜
7　锥状肌
8　腹直肌
9　腰大肌
10　腰小肌
11　髂肌
12　耻骨梳
13　髂总动脉
14　髂内动脉
15　髂外动脉
16　睾丸血管
17　膀胱上血管
18　腹壁下血管
19　旋髂浅血管
20　髂总静脉
21　髂外静脉
22　髂腹股沟神经
23　生殖股神经
24　生殖股神经的生殖支
25　生殖股神经的股支
26　闭孔神经
27　股神经
28　大腿股外侧皮神经
29　髂腹下神经
30　精索
31　输精管

8.1.4 切口闭合

切口解剖闭合是为了防止术后疝的发生。使用可吸收线将腹直肌与解剖重建的腹股沟管后壁连续缝合（图 8.8）。充足开放腹股沟管内环是至关重要的。不需要重建髂耻弓。最后缝合腹外斜肌腱膜，关闭切口（图 8.9）。

8.1.5 风险

这一切口最常见的并发症包括：骨营养血管出血、死亡冠破裂血肿、股外侧皮神经损伤、腹股沟管重建不足引起的疝。如果术中广泛剥离也可能还有其他并发症。如果手术时间延长，且术中对血管有过度操作，特别要注意对静脉血栓的药物预防。

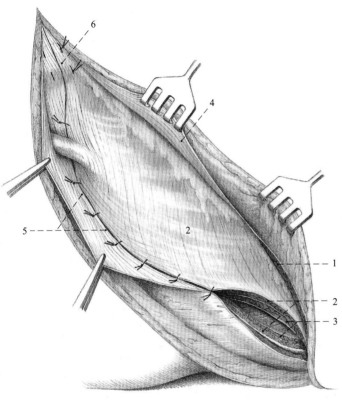

图 8.8 缝合腹股沟管后壁和腹直肌。
1 腹外斜肌
2 腹内斜肌
3 腹横肌
4 腹外斜肌腱膜
5 腹股沟韧带
6 腹直肌鞘（前层）

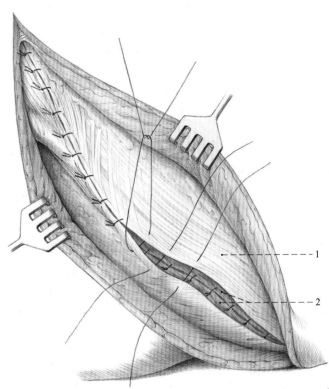

图 8.9 缝合从髂嵴上剥离的腹肌以及腹外斜肌腱膜。
1 腹外斜肌腱膜
2 腹内斜肌

8.2 髋关节后侧入路（Kocher-Langenbeck 入路）

R. Bauer, F. Kerschbaumer, S. Poisel, F. Stuby, K. Weise

8.2.1 主要适应证

- 累及后柱、后壁和横行的髋臼骨折，以及双柱骨折中需要联合前侧入路
- 移除关节内骨折块

8.2.2 体位和切口

手术采取俯卧位或侧卧位。在这两种体位时，患侧下肢需要消毒铺巾以保证可自由移动。皮肤切口始于股骨大转子稍远，后沿股骨纵轴向近侧走行，其后弯向后侧超髂后上棘行径。暴露阔筋膜后，于转子区域后侧纵行劈开阔筋膜（图 8.10）。

沿肌纤维走行劈开臀大肌，至臀血管神经束可见。剥离时必须保护支配臀大肌前部的臀下神经。

切除转子区滑囊，其后辨认坐骨神经，由于坐骨神经行径于股方肌的表面，所以很容易识别。不需要对坐骨神经圈套分离，但是在手术过程中必须仔细保护。通过屈曲膝关节可以减少神经的张力。在分辨出骨盆－转子肌肉（外旋短肌群）后，从距离它转子止点的 1~2 cm 处离断（图 8.11）。旋股内侧动脉行径于股方肌的上缘，必须予以分离保护。从髋关节囊到坐骨切迹的肌腱止点都分离保护起来（图 8.12）。切开后侧关节囊，显露股骨头。为了增加暴露的范围，可以采用 1 枚 Schanz 钉经股骨颈的压力骨小梁侧置入以允许医源性脱位。

8.2.3 切口闭合

在切口闭合过程中，将外旋短肌群缝合固定到臀中肌后缘。此后缝合髂胫束并彻底闭合切口。

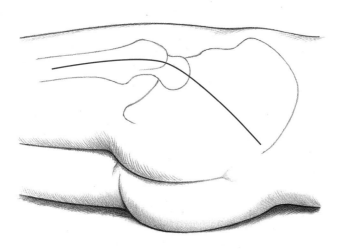

图 8.10　髋关节后侧入路的体位和切口。

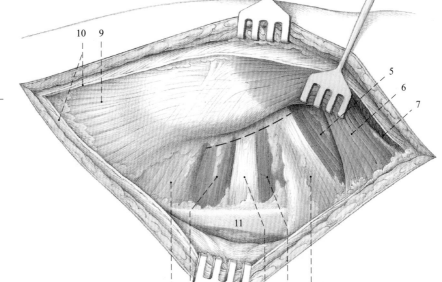

图 8.11 在下肢内旋时，切断骨盆－
转子肌肉群（外旋短肌群）。

1 上孖肌
2 下孖肌
3 闭孔内肌
4 梨状肌
5 臀小肌
6 臀中肌
7 臀大肌
8 股方肌
9 股外侧肌
10 阔筋膜
11 坐骨神经

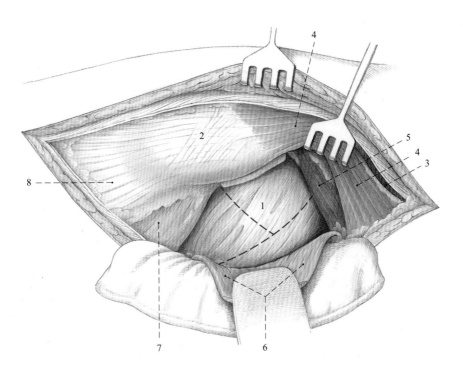

图 8.12 将外旋短肌群向后侧
牵拉后 T 形切开髋关节囊。

1 髋关节囊
2 大转子
3 臀大肌
4 臀中肌
5 臀小肌
6 梨状肌、孖肌、闭孔内肌、闭
孔外肌
7 股方肌
8 股外侧肌

8.2.4 风险

这一入路的可能并发症包括坐骨神经损伤、旋股内侧动脉损伤造成股骨头灌注减少、臀下神经损伤导致臀中肌萎缩。

8.2.5 阶梯式转子截骨扩大显露

如果髋关节手术需要更大的显露视野，可以采用阶梯式转子截骨（基于 Mercati 的转子翻转技术）。

暴露转子上股外侧肌的止点（图 8.13）。于大转子处进行表浅的、阶梯式、矢状面截骨。当下肢外展时，臀中肌近侧、内侧的活动度和股外侧肌远端、内侧的活动都增加。当髋关节屈曲时，整个肌肉链可向内侧牵拉（图 8.14）。在关节囊环形切开后，借助 1 枚在股骨颈的压力骨小梁置入的 Schanz 钉，股骨头可以被整个提升出髋关节。这样整个髋臼的关节面都可以被完整地暴露出来（图 8.15）。

采用 2 枚小螺钉足以将截骨的皮质骨重新固定回去。

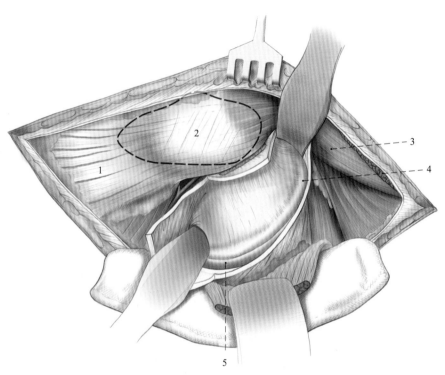

图 8.13 切开髋关节囊后，在股骨颈上、下两侧分别放置一把 Hohmann 拉钩可以增加暴露。如果有必要，可以进行大转子截骨（虚线）。

1 股外侧肌
2 大转子
3 臀中肌
4 股骨头
5 髋臼缘

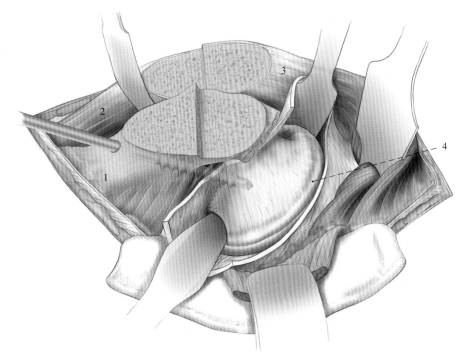

图 8.14　在对大转子阶梯式截骨后，整个截骨块连同臀中肌和股外侧肌的止点一同向前脱位。
1　股骨干
2　股外侧肌
3　臀中肌
4　股骨头

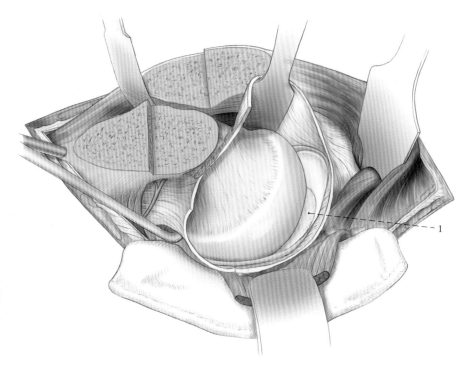

图 8.15　利用经股骨颈压力骨小梁置入的 Schanz 钉向远端外侧的牵拉，髋关节部分脱位后可以对髋关节进行相对完全的探查。
1　髋臼

8.3 前侧微创入路（Stoppa 入路）

F. Stuby, K. Weise

8.3.1 主要适应证

- 髋臼骨折合并髋关节中心脱位、骨折累及四边体
- 耻骨支外侧骨折
- 老年人髋臼复合骨折［常与髂腹股沟入路（Letournel 入路）第一窗联合使用］

8.3.2 体位和切口

患者仰卧位于标准或碳素手术床上接受手术。

患侧下肢消毒铺巾以确保术中可以自由移动。在消毒铺巾之前，确保可以获得很好的透视影像，包括髂翼斜位、闭孔斜位、骨盆入口和出口位。

皮肤切口为耻骨联合上 2 横指横行切口，向伤侧适当延长。即使多发伤患者已经接受了下腹部剖腹探查手术而存在垂直切口或有既往手术史，这一切口也可以使用。

分离皮下组织后，可见腹白线，在两侧腹直肌垂直肌腹之间切开腹白线。暴露耻骨联合后，在耻骨后间隙将膀胱向后上方牵拉，同时对伤侧的肌肉在其止点的稍近侧进行横向分离（图 8.16）。将股骨血管向近端牵拉，这样可以暴露耻骨上支的外侧

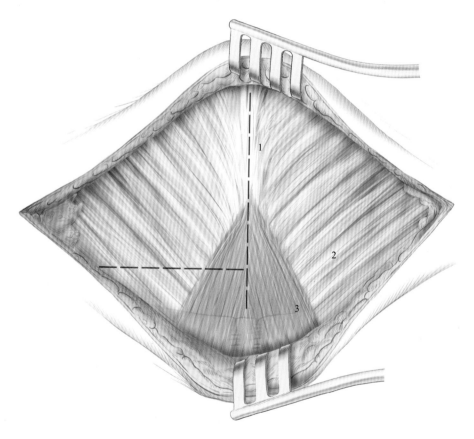

图 8.16 通过对伤侧的腹直肌横行切断可以增加 Stoppa 入路的暴露。
1 腹白线
2 腹直肌
3 锥状肌

部分。在腹膜外脂肪层与闭孔内肌之间继续分离暴露骨盆。

可以探查到在闭孔动脉与髂外或腹壁下动脉之间可能有交通支存在（死亡冠）。如果这一交通支存在，在进一步暴露四边体之前需要将这一血管结扎离断（图 8.17）。之后，借助骨膜剥离器可以进一步观察到坐骨棘、坐骨大切迹甚至是骶髂关节。

8.3.3 切口闭合

在放置深部引流后，重新缝合腹直肌，并重建腹白线筋膜。没必要重建腹股沟管（参阅腹股沟入路）。

8.3.4 风险

这一入路的可能并发症包括死亡冠出血、膀胱损伤、腹膜损伤以及筋膜关闭不严导致疝。

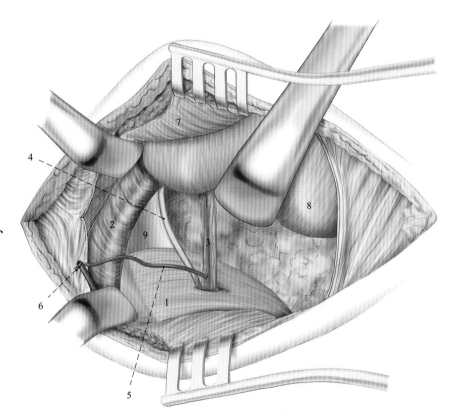

图 8.17 进一步分离后，将髂外、髂内及闭孔血管暴露并保护。
1 闭孔内肌
2 髂外动、静脉
3 闭孔动、静脉
4 闭孔神经
5 死亡冠
6 腹壁下动脉
7 腹直肌
8 膀胱
9 四边体

8.4 Judet 经髂骨入路

R. Bauer, F. Kerschbaumer, S. Poisel

8.4.1 主要适应证

- 暴露骶髂关节
- 暴露 L5 和 S1 侧方
- 暴露 L5~S2 神经根

8.4.2 体位和切口

患者侧卧位接受手术。主要切口位于髂前上棘和髂后上棘之间中线，始于髂嵴近侧大约 10 cm 处，止于髂嵴远侧 15 cm 处（图 8.18）。在劈开皮下组织并放置拉钩后，沿曲线将臀肌自其在髂骨和骶骨上的起点处剥离（图 8.19）。为了暴露臀肌表面，严格于骨膜下牵拉臀肌。借助骨锉于骨膜下剥离暴露坐骨大孔（图 8.20）。剥离过程中注意避免损伤臀上血管。在坐骨大孔处插入弯曲的组织保护压板。在腰肋三角区域于骨膜下暴露髂嵴。其后借助骨锉与骨膜下剥离暴露髂窝内侧面。按照图 8.21 中所示画线借助骨凿或摆锯对髂骨直接进行截骨。

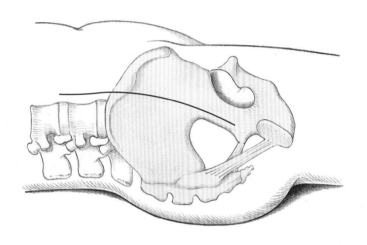

图 8.18 Judet 经髂骨入路的切口（右侧）。

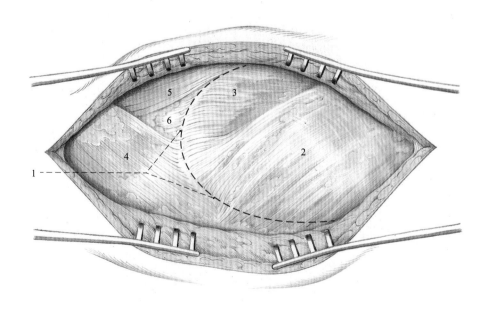

图 8.19 将臀肌自髂骨和骶骨上沿虚线剥离。

1 髂嵴
2 臀大肌
3 臀中肌
4 背阔肌
5 腹外斜肌
6 腰骶三角区

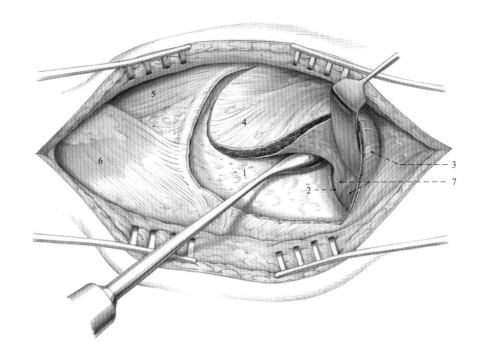

图 8.20 自髂骨外侧面骨膜下剥离臀肌，显露坐骨大孔。

1 臀肌表面
2 坐骨大孔
3 臀大肌
4 臀中肌
5 腹外斜肌
6 背阔肌
7 臀上血管

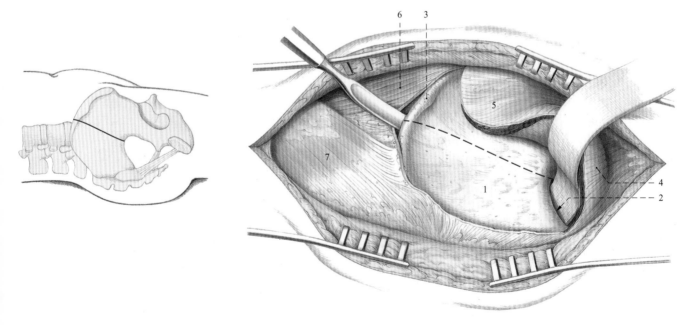

图 8.21 在暴露坐骨大孔后，插入拉钩保护臀上血管。其后骨膜下剥离暴露髂骨窝。沿虚线截断髂骨（见细节）。

1 臀肌表面
2 坐骨大孔
3 髂嵴
4 臀大肌
5 臀中肌
6 腹外斜肌
7 背阔肌

8.4.3 显露骶髂关节

通过截骨裂隙在髂窝内置入一个 Cobb 剥离器。将髂骨前半部分向内侧牵拉，这样使用持骨器抓住髂骨的后半部分并向外侧牵拉。借助骨锉，于骨膜下牵拉骶髂关节囊的前半部分，髂骨的后半部分向外侧张开（图 8.22）。

在剥离及部分离断髂骨、钝性牵拉腰大肌后，可以显露第 5 腰椎、骶前椎间盘以及第 1 骶椎上半部分。此外，还可以看到第 1、第 5 腰神经根及第

1、第 2 骶神经根前支。髂内动、静脉，臀上动、静脉都位于入路的深处，被结缔组织所覆盖。骶髂关节耳状面很容易被观察到（图 8.22）。

8.4.4 解剖部位

参阅图 8.23。

经过恰当的分离，经髂骨入路可以显露以下解剖结构，从近侧向远侧依次为：

通过牵拉或部分离断腰大肌，可以显露股神经

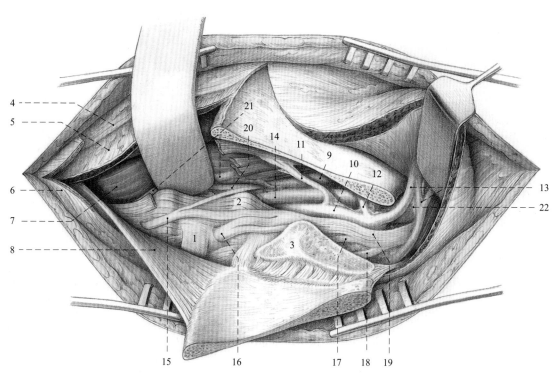

图 8.22 在切开骶髂关节前方关节囊并将髂骨后侧骨块向下翻转后所暴露的手术区域。离断部分髂肌肌纤维并将腰大肌向内侧牵拉。暴露骶髂关节面（耳状面）、L4~S2 神经以及 L5 和 S1 的侧面。

1 第 5 腰椎	9 髂外动脉	17 S1 前支
2 骶骨岬	10 髂内动脉	18 S2 前支
3 耳状面	11 髂腰动脉的髂骨支（存在变异）	19 骶丛
4 腹外斜肌	12 髂腰动脉的腰椎支（存在变异）	20 闭孔神经
5 腹内斜肌	13 臀上动、静脉	21 股神经
6 背阔肌	14 髂外静脉	22 臀上神经
7 腰大肌	15 L4 前支	
8 腰方肌	16 L5 前支	

和闭孔神经。在这些神经的深面有髂外和髂内动脉。相应的静脉位于这些动脉后面或之间。从近至远，依次可见椎间孔及相应的 L4~S3 神经根。在切口的远侧可见臀下动脉、臀上动脉及其伴行的静脉。脊神经及腰骶丛直接位于张开的骶髂关节的前方。

8.4.5 切口闭合

在复位 2 块髂骨块后，用 2 块钢板从外侧固定

可以提供足够的稳定性。剥离的臀肌重新缝回其止点处。

8.4.6 风险

在分离坐骨大孔时不当操作可能会损伤臀上动脉。

8.4.7 注意事项

在翻开髂骨后侧骨块前，需要仔细地切开骶髂关节前侧关节囊，否则无法打开髂骨。

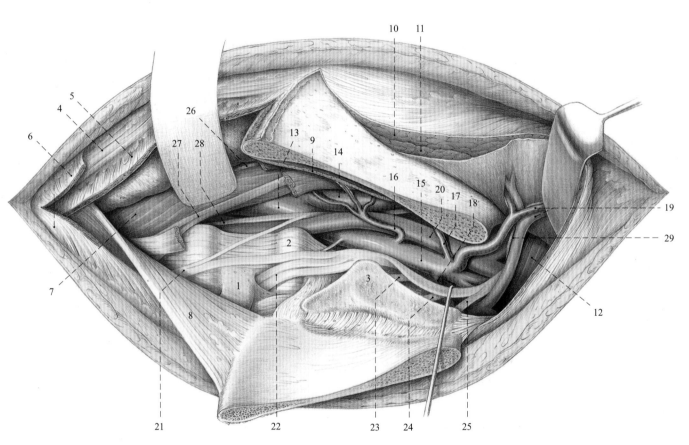

图 8.23 经髂骨入路的解剖部位。

1 第 5 腰椎	11 臀小肌	21 L4 神经前支
2 骶骨岬	12 梨状肌	22 L5 神经前支
3 耳状面	13 髂总动脉	23 S1 神经前支
4 腹外斜肌	14 髂外动脉	24 S2 神经前支
5 腹内斜肌	15 髂内动脉	25 S3 神经前支
6 背阔肌	16 髂腰动脉的髂骨支（存在变异）	26 生殖股神经
7 腰大肌	17 髂腰动脉的腰椎支（存在变异）	27 股神经
8 腰方肌	18 骶外侧动脉	28 闭孔神经
9 髂肌	19 臀上动、静脉	29 臀上神经
10 臀中肌	20 髂外静脉	

8.5 Judet 髋臼入路

R. Bauer, F. Kerschbaumer, S. Poisel

8.5.1 主要适应证

- 骨盆骨折
- 肿瘤
- 骨髓炎

8.5.2 体位和切口

通常将患者置于侧卧位。还可以选择半侧卧位或仰卧位。皮肤切口始于髂嵴后 1/3 处，然后沿曲线转向髂前上棘并向远端直线延伸 20 cm（图8.24）。在分离皮下组织后，将髂胫束从阔筋膜张肌上劈下，避免损伤股外侧皮神经（图 8.25）。

钝性分离缝匠肌和阔筋膜张肌之间的肌间隙，将 2 块肌肉向两侧牵拉（图 8.26）。其后，将阔筋膜张肌和臀肌自髂骨外侧面行骨膜下剥离（图8.27）。在从前方暴露髋关节囊后，首先将臀中肌、臀小肌及梨状肌自它们在大转子的止点处进行锐性离断（图 8.28）。这一方法是 Judet 医生最初使用的方法。如果有必要，也可以行阶梯式转子截骨。

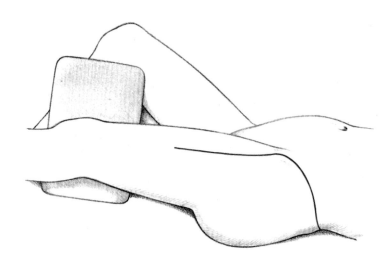

图 8.24 Judet 入路的体位和切口。

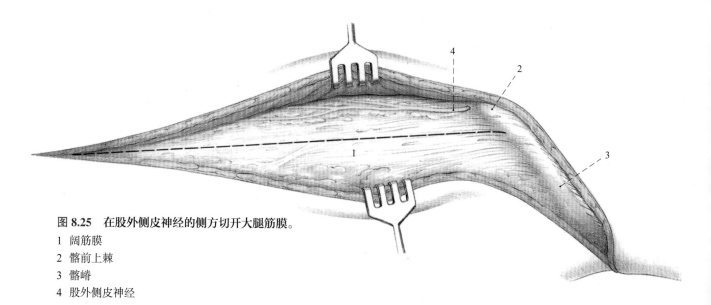

图 8.25 在股外侧皮神经的侧方切开大腿筋膜。

1 阔筋膜
2 髂前上棘
3 髂嵴
4 股外侧皮神经

8.5.3 显露盆骨

尽量内旋下肢，锐性离断外旋短肌群。当下肢内旋时，增加了大转子与坐骨神经之间的距离，降低了神经损伤的风险。此时，髋臼缘、从髂骨至坐骨的后侧盆骨都可以显露（图8.29）。

如果要暴露髂窝及前侧盆骨，医生需要换位。自髂嵴上剥离腹肌和髂肌，借助于骨锉在髂窝的骨膜下剥离可以暴露至坐骨大孔。其后可以将弯曲的

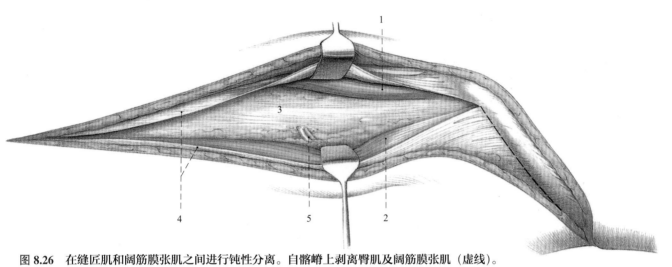

图 8.26 在缝匠肌和阔筋膜张肌之间进行钝性分离。自髂嵴上剥离臀肌及阔筋膜张肌（虚线）。

1 缝匠肌
2 阔筋膜张肌
3 股直肌
4 阔筋膜
5 旋股外侧动脉的升支

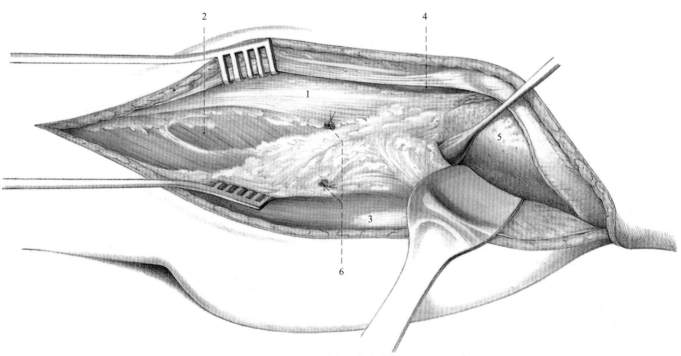

图 8.27 自髂骨外侧面沿骨膜下牵拉臀肌和阔筋膜张肌，暴露髋关节囊前部。

1 股直肌
2 股中间肌
3 阔筋膜张肌
4 缝匠肌
5 髂骨翼的臀肌面
6 旋股外侧动脉的升支

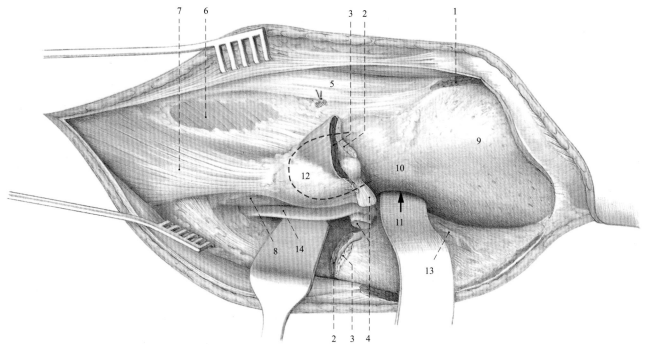

图 8.28 自大转子上剥离臀中肌、臀小肌及梨状肌后或选择性转子截骨后（虚线）的手术区域。

1 阔筋膜张肌	6 股中间肌	11 坐骨大孔
2 臀小肌	7 股外侧肌	12 大转子
3 臀中肌	8 股二头肌长头	13 臀上血管
4 梨状肌	9 髂骨翼	14 坐骨神经
5 股直肌	10 髂骨体	

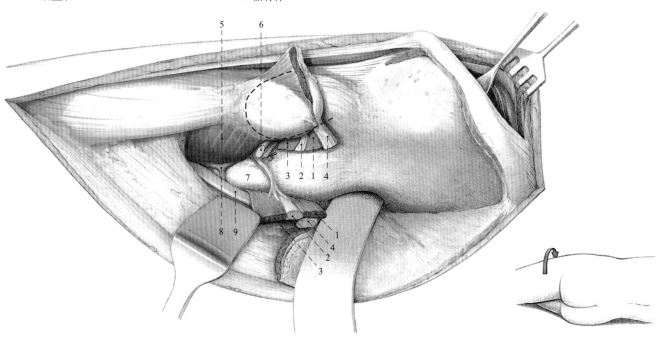

图 8.29 在下肢尽量内旋的情况下（见细节），自距大转子后侧大于 1 cm 处离断外旋短肌群。必须避免损伤旋股内侧动脉的分支，这一分支主要供应股骨头血供。暴露骨盆后侧可达坐骨结节处。在图片右上角可见剥离的腹肌和髂肌。如果有必要，可行转子截骨。

1 上孖肌	4 梨状肌	7 坐骨结节
2 闭孔内肌	5 股方肌	8 旋股内侧动脉深支
3 下孖肌	6 闭孔外肌腱	9 坐骨神经

组织压板放置于坐骨大孔（图 8.30）。这样就可以充分显露髂窝和髂骨臀肌面，同时包括前侧和后侧盆骨，甚至可以达到坐骨结节。

8.5.4 切口闭合

需要将臀肌精确缝合到大转子及髂嵴，同时将剥离的腹肌和髂肌缝合到髂嵴上。

8.5.5 风险

在离断外旋短肌群（图 8.29）时需要仔细小心，防止损伤旋股内侧动脉的分支，这一分支主要供应股骨头血供。

8.5.6 注意事项

这一入路只能用于一些特殊情况，因为要广泛剥离髂骨和坐骨两侧面，所以会损伤这些骨的血供。

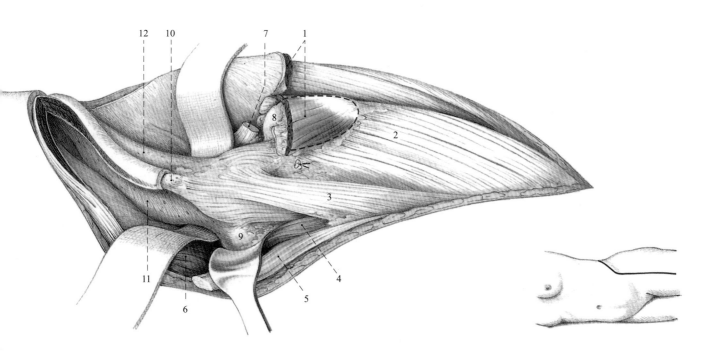

图 8.30 在髂骨内侧面沿骨膜下剥离髂肌后的手术区域。在坐骨大孔处置入组织压板后，显露了髂骨内侧面、外侧面以及骨盆前方的近侧部分。必要时可行转子截骨。

1 臀中肌	5 缝匠肌	9 髂耻隆突
2 股外侧肌	6 髂肌	10 髂前上棘
3 股直肌	7 梨状肌	11 髂骨翼的髂骨窝
4 髂腰肌	8 大转子	12 髂骨翼的臀肌面

9 髋关节 Hip Joint

9.1 髋关节脱位后侧入路（Ganz入路）

F. Kerschbaumer

9.1.1 主要适应证

- 股髋撞击综合征
- 髋臼 T 形骨折
- 髋臼横行伴后壁骨折
- Pipkin 骨折
- 髋关节剥脱性骨软骨炎
- 股骨头坏死所致软骨和骨损伤的关节内治疗
- 髋关节表面置换术

9.1.2 体位和切口

患者取侧卧位，于耻骨联合和骶骨处做支撑，术侧下肢置于海绵垫上。切口约 30 cm 长，与 Gibson 描述的后外侧入路切口相同，屈髋使切口向后弯曲。向远侧分离阔筋膜，向近侧和后侧延长切口至臀大肌腱膜。然后伸直下肢，插入自动拉钩或 Charnley 关节夹（图 9.1）。切开转子囊并向后侧解剖，可显露臀中肌后部及其与梨状肌肌腱之间的关系。

此入路是根据 Ganz（2001）发布的指南进行的。与传统的后外侧入路不同，Ganz 法通过保留供应股骨头及外旋短肌群的滋养血管来维持股骨头的血供。在臀大肌肌腱附着点前方，首先向前牵开股外侧肌，在其下方置入 Hohmann 拉钩。然后使用锯和骨刀行转子水平或斜行截骨。保留转子后端完整以保护血管。接着将转子从股骨分离并向前移位，保留其与臀中肌和股外侧肌之间的肌连接（图 9.2）。为此，需要用手术刀将剩余的臀小肌纤维从

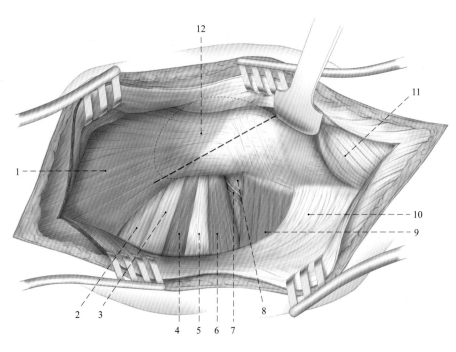

图 9.1 转子截骨术应较浅，水平或斜行（虚线）。保留大转子后角以保护梨状窝。首先将股外侧肌肌腱从股骨分离，并将 Hohmann 拉钩插入其下方。

1 臀中肌
2 臀小肌
3 梨状肌
4 上孖肌
5 闭孔内肌
6 下孖肌
7 旋股内侧动、静脉
8 闭孔外肌
9 股方肌
10 臀大肌肌腱
11 股外侧肌
12 大转子

转子后角分离。行此截骨术时不应触及梨状窝。这使髋关节囊，包括其头侧边界，很容易被暴露。此时使大腿微屈，把 Hohmann 拉钩插在髋臼前缘的上方。应该注意，旋股内侧动、静脉走行于股方肌之下、闭孔外肌之上的近侧，随后经滑膜下进入关节囊和股骨头（图 9.2）。

股骨头血供也来自远端更多的血管以及旋股外侧动脉前支。此时伸直下肢并最大限度地外旋（图 9.3）。这能够暴露整个髋关节囊的前部、上部及下部。沿髋臼后缘和上缘切开关节囊，切口继续平行于更接近头侧的髂股韧带，然后向尾侧延伸直至腰大肌肌腱。如果髋臼后侧处于病理状态（髋臼缘骨折或骨盆后柱损伤），可使下肢内旋并向后延长关节囊切口。

切开梨状肌肌腱止点同时不损害股骨头血供。

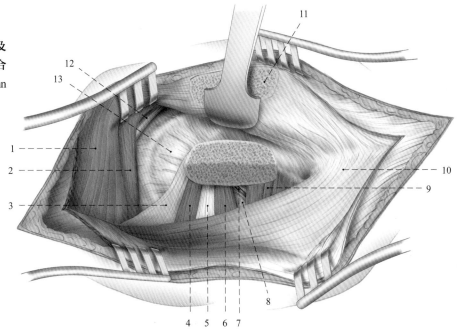

图 9.2 转子截骨术后，臀肌以及股肌与转子截骨块间的腱骨结合部向前移位。大腿微屈，Hohmann 拉钩插在髋臼前缘。

1 臀中肌
2 臀小肌
3 梨状肌
4 上孖肌
5 闭孔内肌
6 下孖肌
7 旋股内侧动、静脉
8 闭孔外肌
9 股方肌
10 臀大肌肌腱止点
11 转子片段
12 股直肌反折头
13 右髋关节囊

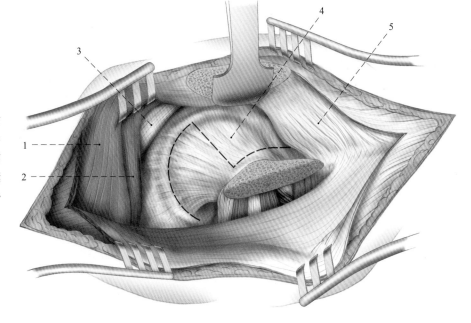

图 9.3 虚线显示 Ganz 法髋关节囊切口方向。此时，伸直下肢并最大限度地外旋。如果需要，第 2 把 Hohmann 拉钩可插在关节囊和腰大肌肌腱之间。注意保留外旋肌和血管完整性。

1 臀中肌
2 臀小肌
3 股直肌反折头
4 右髋关节囊
5 股外侧肌

此时小心地屈曲和外旋下肢，使髋关节脱位，将小腿置于无菌包内（图 9.4）。1 把 Hohmann 拉钩插在髋臼上唇前方，第 2 个插在上唇后方，充分暴露髋臼（图 9.5）。如果需要显露髋臼上缘，可分离股直肌反折头，在臀小肌下方将另一 Hohmann 拉钩插入髂骨。

9.1.3 切口闭合

减轻髋关节伸展和内旋的程度后，用 1 号可吸收编织缝线缝合关节囊。大转子与股外侧肌、臀中肌和臀小肌的腱骨结合部复位，并用 2 枚 3.5 或 4.5 的皮质螺钉固定到截骨处。

9.1.4 风险

转子假关节已被认为是一种潜在的术后并发症。可能发生关节周围异位骨化，尤其在髋臼骨折后。如果股骨头和股骨颈过度骨化，可能导致以股骨头局部坏死为表现的血管损伤。

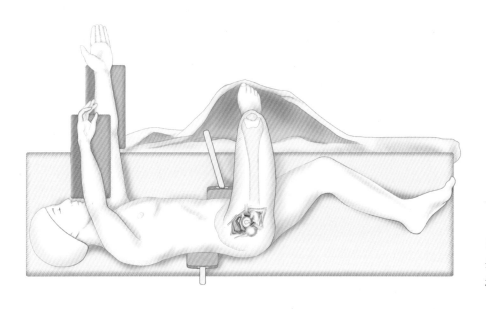

图 9.4　大腿屈曲外旋使股骨头逐渐脱位，小腿置于桌子边缘的无菌包内。

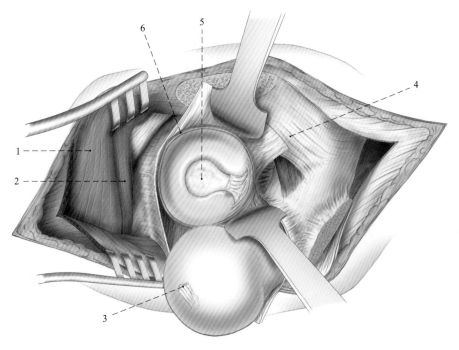

图 9.5　插入前方和后方的 Hohmann 拉钩后，整个髋臼连同股骨头得以充分显露。如果需要显露髋臼上缘，可用另一 Hohmann 拉钩分离反折头并牵开臀小肌。

1 臀中肌
2 臀小肌
3 股骨头韧带切口
4 股外侧肌
5 髋臼窝
6 髋臼上唇

9.2 后侧微创入路

F. Kerschbaumer

9.2.1 主要适应证

• 髋关节成形术

此入路的侧卧位与常规 Gibson 后外侧入路应用的体位相同。通过在后侧支撑腰骶关节和在前侧支撑耻骨联合来稳定骨盆。双大腿屈曲约 45°，术侧下肢置于海绵垫上，可自由活动。如果需要使用 C 臂机，由于皮肤切口相对较短，建议提前在皮肤上标记。2/3 的切口应在转子尖近侧。根据患者的体型选择切口长度，范围为 7~12 cm（图 9.6）。

沿着皮肤切口，用衬垫或明胶海绵将皮下组织从臀大肌表面的筋膜提起，并插入切口拉钩（图 9.7）。为了保护皮肤，可在皮肤与拉钩口之间垫保护垫。这样，通过牵引和压迫自动拉钩可使皮窗向近侧或远侧移动，从而可使臀大肌和毗邻的大转子表面阔筋膜的切口足够长。

然后二助使患者下肢最大限度地伸展和内旋（图 9.8）。再次将自动拉钩插入臀大肌深处并打开。此时，切开覆盖在外旋肌和邻近臀肌表面的转子囊并向后牵开（图 9.9）。通过触诊定位坐骨神经。

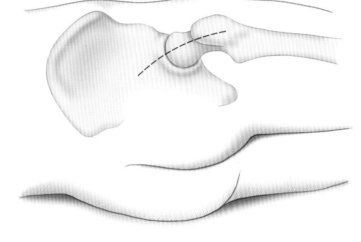

图 9.6　皮肤切口长为 7~12 cm，其 2/3 在转子尖近侧，1/3 在转子尖远侧。切口沿着臀大肌前部纤维向后外侧走行。

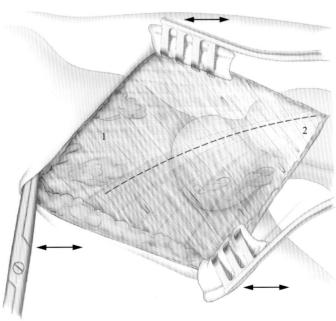

图 9.7　如果需要，可向近侧或远侧移动臀大肌筋膜上边的皮下解剖窗。注意在拉钩下垫保护衬垫以防压力损伤皮肤。

1　臀大肌
2　髂胫束

9.2.2 显露髋关节

梨状肌肌腱是无创显露关节囊的关键。首先，用 Langenbeck 拉钩小心地向近侧牵开臀中肌，然后在转子窝内尽可能向远侧分离梨状肌的肌腱。应注意的是，梨状肌形式多变，并且经常与邻近的臀小肌混淆。在这些情况下，必须单独通过触诊确定梨状肌边界，并且必须与臀小肌分离。此时显露白色的关节囊。用窄骨膜剥离器小心地将覆盖关节囊的臀小肌剥离，再次轻微伸展髋关节以插入 Hohmann 拉钩（图 9.9）。

此时，通过一个略弯的切口自近而远分离关节囊和邻近的旋转肌群，切口远端达股方肌上缘。进一步屈曲和内旋髋关节以显露走行于闭孔外肌肌腱

（位于股方肌下方）之上的旋股内侧动、静脉。这些血管必须被结扎和切断。切断闭孔外肌肌腱（图 9.10）。此时自动拉钩可插入更深。Hohmann 拉钩插入股骨颈上方头侧，显露股骨头和股骨颈（图 9.11）。用窄且相对短的摆锯行股骨颈截骨术，其方向取决于股骨颈干角。髋内翻时应用骨凿分离截骨处上部。或者也可将股骨头移位至截骨处前方，然后分离股骨颈（图 9.11）。

9.2.3 显露髋臼

为了显露髋臼，通常将 2 把 Hohmann 拉钩插入前方和后下方（图 9.12）。此时用钝解剖剪将下关节囊从其下的闭孔外肌分离，然后放射状分离关

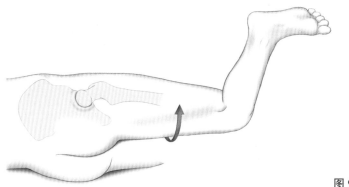

图 9.8　伸展并内旋髋关节以切开髋关节囊和显露外旋肌。

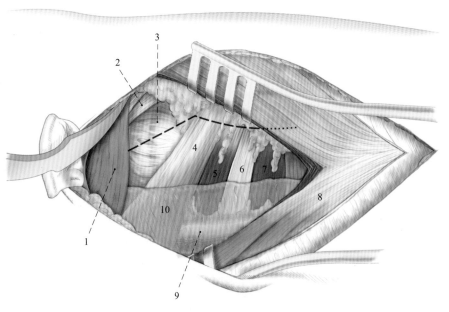

图 9.9　用弯 Hohmann 拉钩小心地向头侧牵开臀小肌并且不损伤肌纤维。然后在梨状窝内贴近骨面自近而远切开关节囊和外旋肌肌腱。切口远端达股方肌上界。

1　臀小肌
2　股直肌反折头
3　髋关节囊
4　梨状肌
5　上孖肌
6　闭孔内肌
7　下孖肌
8　臀大肌
9　坐骨神经
10　切开转子囊并向后牵开

节囊直至横韧带。如果需要，可将第3把Hohmann拉钩置于闭孔远端（图9.12）。整个手术过程中所有拉钩下必须垫海绵以防皮肤压伤。此时将手术台向术者倾斜约20°以能够最佳地显露和照亮髋臼。

9.2.4 切口闭合

闭合切口时，刚开始助手使大腿伸直并使膝关

节屈曲，下肢内旋约30°。从近端开始，用3或4针将关节囊连同附着的肌腱层缝合。为了确保关节囊缝合紧密，应在大腿轻微外旋时将缝线打结。这可重建股后肌韧带并防止术后脱位。如果术前下肢存在明显外旋畸形，不缝合梨状肌肌腱（图9.13）。放置筋膜下引流管，逐层闭合切口。

图 9.10 屈曲并进一步内旋髋关节以显露旋股内侧动脉和其下的闭孔外肌。结扎血管，分离闭孔外肌肌腱。
1 臀小肌
2 股直肌反折头
3 髋关节囊
4 梨状肌
5 上孖肌
6 闭孔内肌
7 下孖肌
8 旋股内侧动脉及伴随静脉
9 闭孔外肌
10 臀大肌
11 坐骨神经

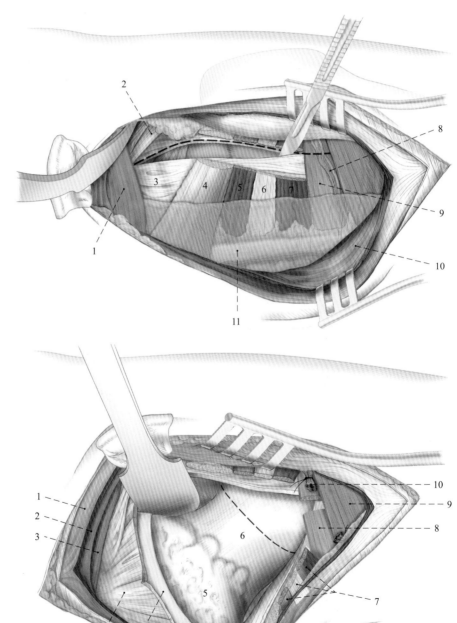

图 9.11 可在股骨头脱位前或脱位后行股骨颈截骨术。脱位前截骨对肌肉损伤更小，尤其对于关节僵硬和肌肉发达的患者。
1 臀大肌
2 臀中肌
3 臀小肌
4 关节囊
5 股骨头
6 股骨颈
7 上孖肌、闭孔内肌、下孖肌
8 闭孔外肌
9 股方肌
10 旋股内侧动脉
11 髋臼上唇

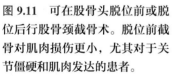

9.2.5 风险

一期手术通常不损伤坐骨神经。然而，神经分支多，当分支水平较高时，其腓骨部可能穿过梨状肌，从而走行比通常的走行更靠外。因此手术开始时建议先触诊。翻修手术时的瘢痕也可能导致坐骨神经位置异常。笔者认为，我们所提到的微创入路并不适用于翻修手术。

充分仔细的显露和结扎或电凝旋股内侧血管对于避免术后出血至关重要。关节囊下部解剖和切开时应注意关节囊、闭孔外肌和旋股内侧动脉的紧密关系。

为了避免术后脱位，建议关闭并保护好关节囊以及附着的旋转肌群。

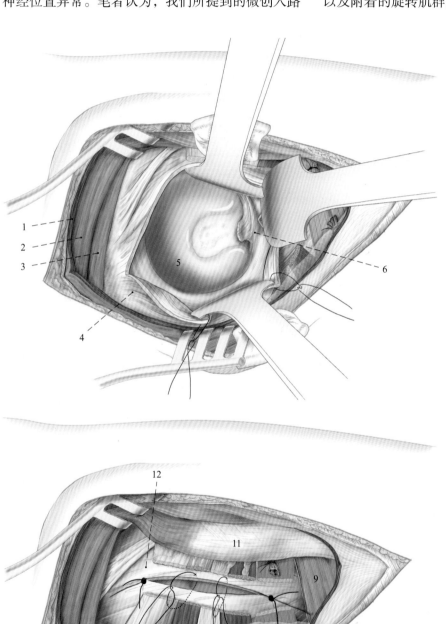

图 9.12　放射状切开关节囊下部直至横韧带，显露髋臼。前方的 Hohmann 拉钩尖端置于髂耻隆起顶部，从而向前推股骨。如有可能，只需 2 把 Hohmann 拉钩，但如果视野不好，可再取 1 把置于闭孔远端。
1　臀大肌
2　臀中肌
3　臀小肌
4　关节囊
5　月状面
6　髋臼横韧带

图 9.13　用此入路，在手术的最后关节囊被保留并与附着的肌肉一起闭合。缝线打结时伸展并外旋大腿。这纠正并解决了坐股韧带与髂股韧带之间的所有"缺陷"从而防止脱位。
1　臀大肌
2　臀中肌
3　臀小肌
4　梨状肌
5　上孖肌
6　闭孔内肌
7　下孖肌
8　闭孔外肌
9　股方肌
10　坐骨神经
11　大转子
12　关节囊

9.3 经臀肌入路（Bauer 入路）

R. Bauer, F. Kerschbaumer, S. Poisel

9.3.1 主要适应证

· 全关节置换术
· 股骨颈骨折
· 股骨颈截骨术
· 青少年股骨头骨骺滑脱症
· 髋关节滑膜切除术

9.3.2 体位和切口

患者取仰卧位，臀下垫衬垫。切口相当于图 9.24 所示的略弯切口。平行于皮肤切口分离皮下组织和阔筋膜后，沿臀中肌、臀小肌和股外侧肌的肌纤维分离其前 1/3（图 9.14）。

应确保在同一层面小心地将大转子前方臀中肌和股外侧肌间的腱膜组织从骨上剥离。分离时最好用电刀。

9.3.3 显露髋关节囊

用 Cobb 剥离器切开关节囊前部。将 1 把弯 Hohmann 拉钩插在股直肌起点与髋臼前壁之间。在头侧将 1 把 Hohmann 拉钩插在关节囊和臀小肌之间，另 1 把 Hohmann 拉钩插在远端髂腰肌与关节囊之间。如有需要，前方再插入 1 把 Hohmann 拉钩，插在大的弯拉钩远端。髋关节囊的切口呈 T 形（图 9.15）。接近髋臼的关节囊充分打开之后，在关节囊和股骨颈之间插入 2 把 Hohmann 拉钩。这些步骤可能会使股骨头血供不受损害（图 9.16）。

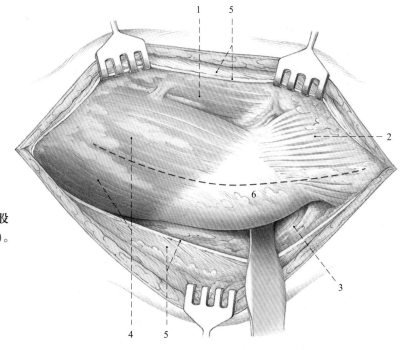

图 9.14　髋关节经臀肌入路。臀中肌与股外侧肌前、中 1/3 交界处的切口（右下肢）。
1　阔筋膜张肌
2　股外侧肌
3　臀大肌
4　臀中肌
5　阔筋膜
6　大转子

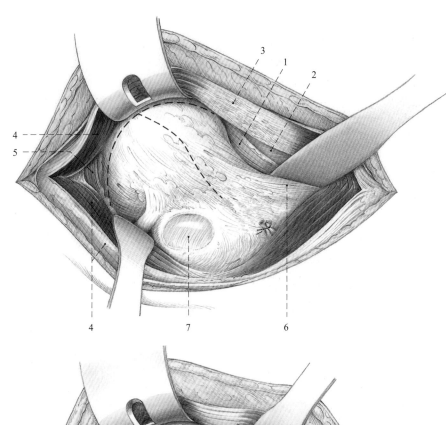

图 9.15　向前牵开由臀中肌、臀小肌、大转子处肌腱和股外侧肌组成的肌层。显露髋关节囊后插入 Hohmann 拉钩。髋关节囊切口呈 T 形。

1　髂腰肌
2　股中间肌
3　股外侧肌
4　臀中肌
5　臀小肌
6　髂股韧带
7　臀小肌转子囊

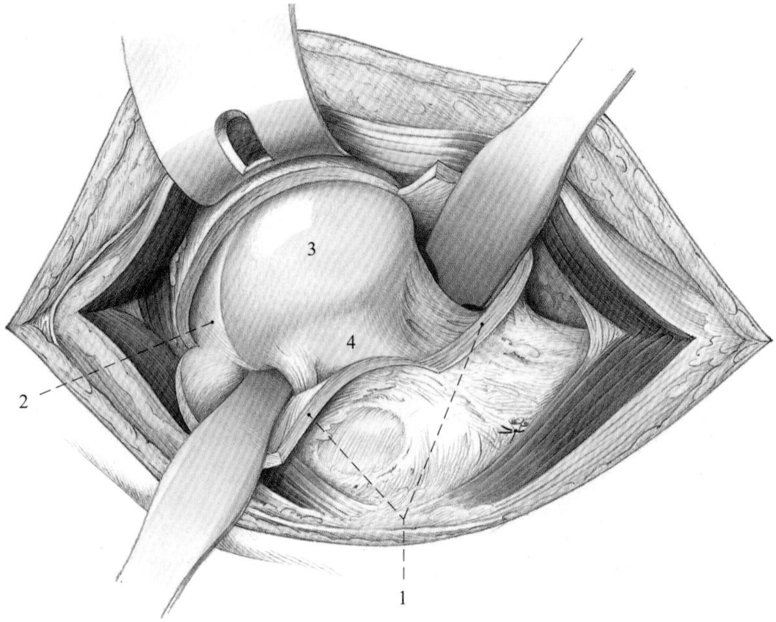

图 9.16　打开髋关节囊后的外观。股骨颈后插入 Hohmann 拉钩，下肢最大限度地外旋和内收。

1　关节囊
2　髋臼上唇
3　股骨头
4　股骨颈

9.3.4　解剖部位

如图 9.17 所示，经臀肌入路优点之一是保护臀上神经免受臀小肌的过度牵拉（图 9.28）。通过从髂嵴和大转子分离臀中肌从而更好地显露臀上神经的走行。此入路的其他优点是清晰地显露股骨颈、髋关节囊上部和全髋关节置换术的股骨颈截骨平面。

9.3.5　切口闭合

参阅图 9.18。

对合缝合沿肌纤维分离的肌肉的切口（臀中肌、臀小肌和股外侧肌）。将筋膜骨膜瓣牢固缝合在大转子区域。

9.3.6　注意事项

经臀肌入路通常用于全髋关节置换术。此入路中很少需要大转子截骨。

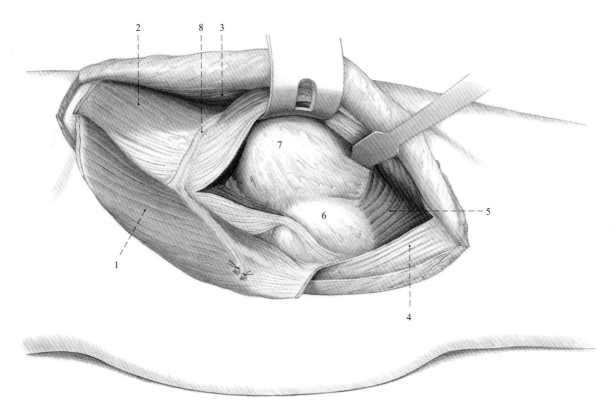

图 9.17 解剖部位。经臀肌入路臀上神经的走行。在髂嵴和大转子处部分切断臀中肌并向后牵拉。

1 臀中肌　　　　　　　　5 股中间肌
2 臀小肌　　　　　　　　6 大转子
3 阔筋膜张肌　　　　　　7 股骨头
4 股外侧肌　　　　　　　8 臀上神经

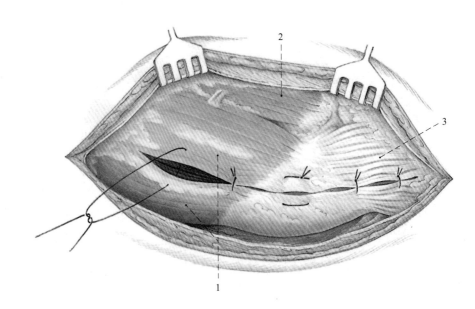

图 9.18 间断缝合肌层。

1 臀中肌
2 阔筋膜张肌
3 股外侧肌

9.4 经臀肌微创入路
A. Roth

9.4.1 主要适应证
- 全髋关节置换术
- 半关节成形术
- 股骨颈骨折
- 股骨颈截骨术
- 青少年股骨头骨骺滑脱症
- 髋关节滑膜切除术

9.4.2 体位和切口
患者取仰卧位或侧卧位。若取仰卧位，手术侧臀部部分伸到手术台边缘，使软组织可向后移动，并使转子部位覆盖的软组织层尽量变薄。

皮肤切口越过大转子并平行于下肢长轴，长为5~11 cm。切口远端对应髋臼下缘（图 9.19）。X 线片上转子与髋臼的关系可用来帮助定位。

平行于皮肤切口切开髂胫束。可延长皮下切口达 2 cm。远端向前偏约 15°，近端向后偏约 15°（图 9.20）。

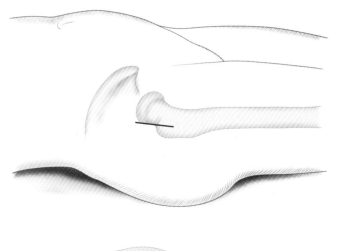

图 9.19　经臀肌微创入路的体位和关于髋臼的切口。

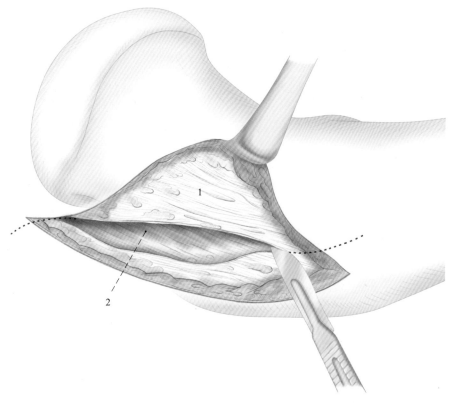

图 9.20　平行于皮肤切口切开阔筋膜。延长皮下切口达 2 cm，切口远端略向前弯，近端略向后弯。
1　阔筋膜（髂胫束）
2　臀中肌

平行于皮肤切口切开囊，切口自转子尖向远端直至股外侧肌。然后将臀中肌止点从转子尖分离（图9.21）。继续骨膜下切开直至关节囊，分离与臀中肌相连的臀小肌肌腱。

9.4.3 显露髋关节囊

用 Cobb 剥离器切开关节囊前部。在股直肌起点与髋臼前缘间前部插入 1 把弯的窄 Hohmann 拉钩。直或弯 Hohmann 拉钩保护关节囊头侧部分。另 1 把 Hohmann 拉钩插在髂腰肌与关节囊之间（图9.22）。

右髋关节囊切口呈 L 形（左髋关节囊切口呈反 L 形）；然后向前牵开关节囊。如果需要，用 Cobb 剥离器向内侧小转子方向松解关节囊（图9.23）。

9.4.4 切口闭合

从近端开始间断缝合关节囊。臀肌边对边缝合到大转子上肌腱残端。2 或 3 针全层缝合加固臀小肌肌腱。用可吸收线间断缝合髂胫束。

9.4.5 风险

分离转子尖上方的臀中肌时，若切口太靠近侧，可能损伤臀上神经。

9.4.6 注意事项

若通过此入路行关节成形术，必须置入成角的器械，且髂胫束不向大转子后移位。

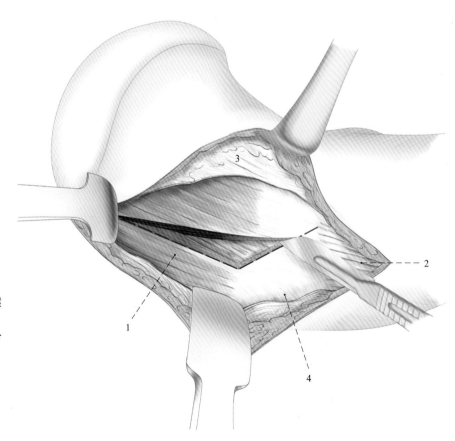

图 9.21　接近转子的臀中肌肌腱止点的切口。切口起自转子尖，略向远侧弯。继续切开直至关节囊，分离臀小肌肌腱。

1　臀中肌
2　股外侧肌
3　阔筋膜
4　大转子

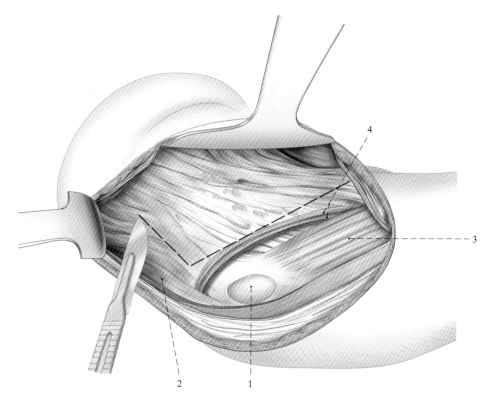

图 9.22　显露关节囊，并用 Hohmann 拉钩保护。关节囊切口呈 L 形或倒 T 形，然后切除。

1　转子囊
2　臀中肌
3　股外侧肌
4　旋股外侧动、静脉

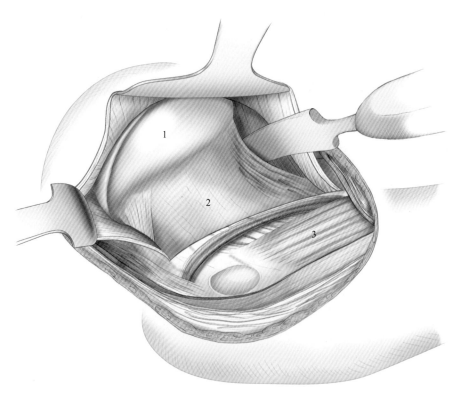

图 9.23　髋臼前缘插入 Hohmann 拉钩。下肢屈曲约 20°。用 Cobb 剥离器向远侧分离关节囊直至小转子。

1　股骨头
2　股骨颈
3　股外侧肌

9.5 髋关节前外侧入路

R. Bauer, F. Kerschbaumer, S. Poisel, A. Roth

9.5.1 主要适应证

- 全关节置换术
- 半关节成形术
- 股骨颈骨折
- 青少年股骨头骨骺滑脱症
- 滑膜切除术
- 股骨颈截骨术

9.5.2 体位和切口

患者取仰卧位，臀下垫小衬垫。皮肤切口起

自髂前上棘下方 2~3 cm、后方一手宽处，经过大转子上方向外侧和远侧走行（图 9.24）。切口略弯向转子，然后再沿大腿外侧直线走行几厘米。分离皮下组织后，可以看到筋膜下阔筋膜张肌与臀肌的连接。平行于皮肤切口由远至近切开阔筋膜（图 9.25）。切口在阔筋膜张肌肌部与臀大肌之间。然后钝性分离臀肌与阔筋膜张肌之间的间隙。用 Hohmann 拉钩牵开筋膜后部，同时用 Langenbeck 拉钩牵开前部。常在臀中肌前缘找到一进入阔筋膜张肌的血管束，其必须被电凝或结扎后切断（图 9.26）。

　　下肢屈曲并外旋，并插入 Hohmann 拉钩以显露髋关节囊。

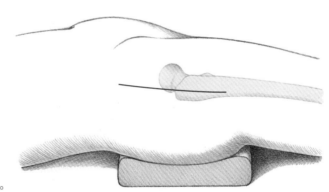

图 9.24 髋关节前外侧入路的体位和切口。

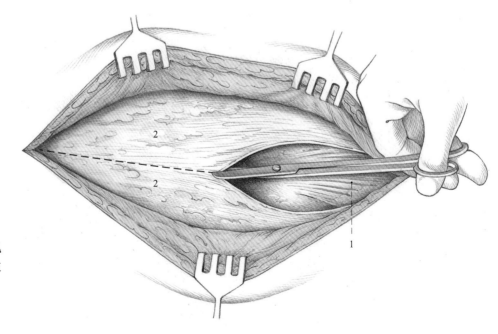

图 9.25 在阔筋膜张肌肌部与臀大肌之间平行于皮肤切口切开阔筋膜张肌。

1 股外侧肌
2 阔筋膜（髂胫束）

9.5.3 显露髋关节囊

用 Cobb 剥离器切开髋关节囊前部，使其无筋膜和肌肉附着。用剥离器显露股直肌头与髋臼前壁间的平面，并插入 1 把宽而弯的 Hohmann 拉钩（图 9.27）。然后在关节囊与髂腰肌之间切开，并放置 1 把尖 Hohmann 拉钩。短距离地向远侧切开大转子上臀中肌和臀小肌的肌腱止点，直至能看见下方的关节囊。用

骨膜剥离器解剖关节囊近侧部分后，也可在此处插入 1 把直 Hohmann 拉钩。髋关节囊切口可呈 T 形（图 9.15，图 9.16）。此时内收和外旋下肢使股骨头脱位。

9.5.4 切口闭合

闭合切口时，臀中肌和臀小肌切开部的重新连接很重要。

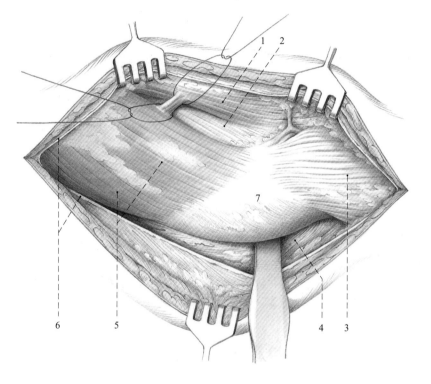

图 9.26 牵开阔筋膜，并在阔筋膜张肌肌部与臀中肌之间切开。结扎或电凝这里发现的血管。

1 阔筋膜张肌
2 臀小肌
3 股外侧肌
4 臀大肌
5 臀中肌
6 阔筋膜
7 大转子

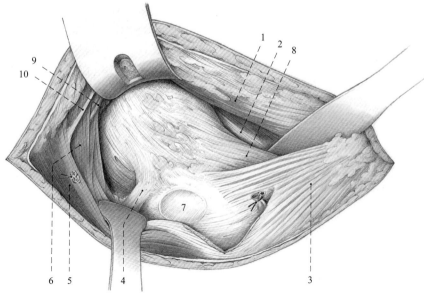

图 9.27 显露髋关节囊前部，在前、下、上方放置 Hohmann 拉钩。注意：上方入路被横向走行的臀上神经限制。

1 股直肌
2 髂腰肌
3 股外侧肌
4 梨状肌
5 臀中肌
6 臀小肌
7 转子囊
8 髂股韧带
9 臀上血管
10 臀上神经

9.5.5 风险

参阅图 9.28~ 图 9.31。

部分臀上神经在其支配的臀中肌与阔筋膜张肌之间的近侧（大转子尖端上方约 5 cm）横向走行。此处受牵拉或切断可损伤神经，影响阔筋膜张肌功能（图 9.28）。

图 9.29 和图 9.30 示后方的 Hohmann 拉钩及其到坐骨神经的距离。远侧放置拉钩的同时过度外旋下肢可损伤坐骨神经。

图 9.31 示髋臼前缘处 Hohmann 拉钩的位置及其与神经血管束之间的距离。若过度牵拉中段，前方的拉钩会导致股神经牵拉损伤，尤其是当拉钩不在肌肉下方而在肌肉上方时。拉钩不恰当的位置也会损伤股动脉或股深动脉。远端 Hohmann 拉钩插入过深或远端插入肌肉会有损伤旋股内侧动脉的风险。

9.5.6 注意事项

臀中肌游离缘直接附着于阔筋膜张肌，尤其是近侧，并且通过朝向髂前上棘的肌间腱膜牢固连接于阔筋膜张肌。约在转子水平，两肌肉再次分离。大转子正前方，臀中肌、股中间肌和阔筋膜张肌之间有个充满疏松结缔组织或脂肪的角。此部位是到股骨近端和股骨颈的直接入路。

建议将臀中肌和臀小肌从大转子部分切除以避免拉钩牵拉损伤臀肌。如果此入路不能充分显露髋关节囊，则进一步切开大转子处臀肌，而只有极少数病例需行转子截骨术（Charnley 入路）。

分离股直肌起点反折头，用髋臼前缘股直肌内侧的拉钩显露髋关节囊（图 9.27）。

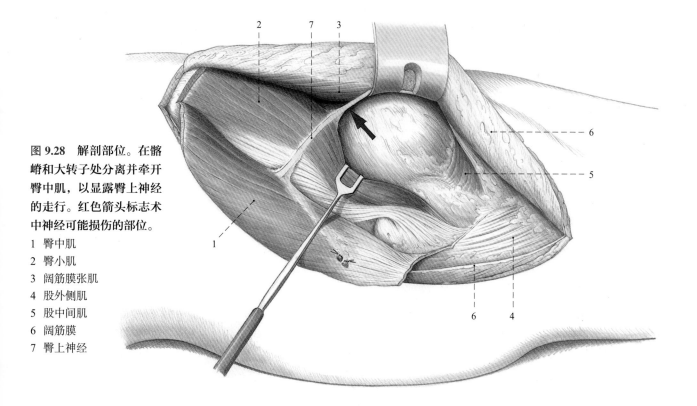

图 9.28　解剖部位。在髂嵴和大转子处分离并牵开臀中肌，以显露臀上神经的走行。红色箭头标志术中神经可能损伤的部位。

1　臀中肌
2　臀小肌
3　阔筋膜张肌
4　股外侧肌
5　股中间肌
6　阔筋膜
7　臀上神经

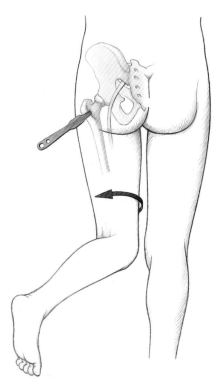

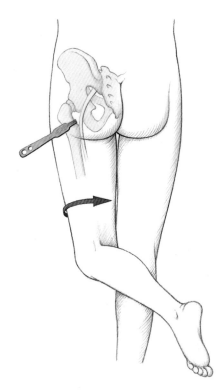

图 9.29 高度内旋时坐骨神经后侧 Hohmann 拉钩位置的示意图。

图 9.30 轻度外旋时坐骨神经后侧 Hohmann 拉钩位置的示意图。由于臀部与手术台的挤压，Hohmann 拉钩贴近并危及神经。

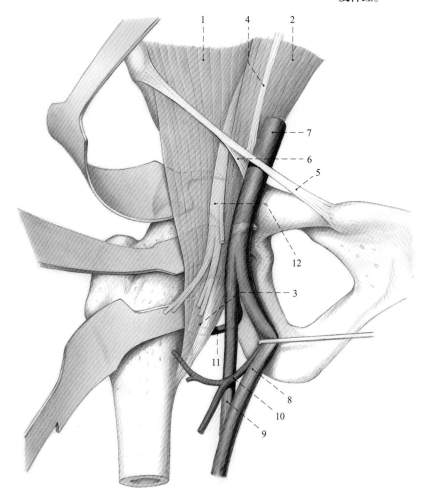

图 9.31 髋关节囊前外侧入路中前方 2 个、远侧 1 个 Hohmann 拉钩的位置。注意：过度牵拉可能损伤股神经和位于中间 Hohmann 拉钩尖端正上方的股动脉和股深动脉。若远端 Hohmann 拉钩插入过深，可能损伤旋股内侧动脉。

1 髂肌
2 腰大肌
3 髂腰肌
4 腰小肌
5 腹股沟韧带
6 髂耻弓
7 髂外动脉
8 股动脉
9 股深动脉
10 旋股外侧动脉
11 旋股内侧动脉
12 股神经

9.6 髋关节前外侧微创入路

A. Roth

9.6.1 主要适应证

- 全关节置换术
- 半关节成形术
- 髋臼盂唇手术
- 凸轮型骨赘清除
- 股骨颈骨折
- 青少年股骨头骨骺滑脱症
- 滑膜切除术
- 股骨颈截骨术

9.6.2 体位和切口

患者取仰卧位。下肢伸直，在大转子上方触摸

大转子。常在髋臼下缘水平。皮肤切口起自大转子前方 3 cm、近侧 4~5 cm 处，自近而远以 10°~15° 锐角走行。切口长 6~10 cm（图 9.32）。

平行于皮肤切口分离皮下组织后，可见髂胫束与阔筋膜张肌间的交叉点。此交点后 1 cm 处，平行于皮肤切口切开髂胫束。常在切口远端近侧 1~2 cm 处发现一小血管，在髂胫束与阔筋膜张肌交汇处穿过髂胫束，这表明切口位置正确。

9.6.3 显露髋关节囊

横断髂胫束后，在入路远部臀中肌前方可见一脂肪垫；其填充于臀中肌与关节囊之间。垂直于切口方向放置钳子。大约在入路中部常有一小血管束从臀中肌穿过脂肪垫到阔筋膜张肌，其必须被电凝或结扎后切断（图 9.33）。用 Cobb 剥离器解剖关

图 9.32　前外侧微创入路的体位和切口（左侧）。

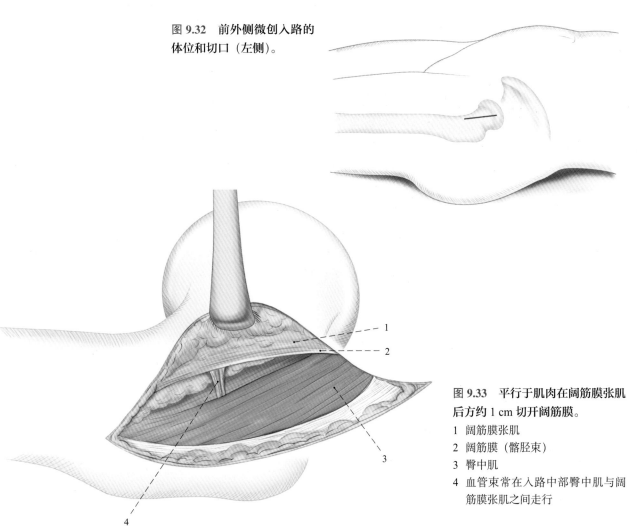

图 9.33　平行于肌肉在阔筋膜张肌后方约 1 cm 切开阔筋膜。

1　阔筋膜张肌
2　阔筋膜（髂胫束）
3　臀中肌
4　血管束常在入路中部臀中肌与阔筋膜张肌之间走行

节囊外缘。此处常见旋股外侧动脉。在股骨颈内上缘插入 1 把窄弯 Hohmann 拉钩，另 1 把窄弯拉钩置于外上缘。用 1 把 Langenbeck 拉钩保护前方软组织。或者再将 1 把弯 Hohmann 拉钩置于髋臼前缘前方（图 9.34）。根据情况可在股骨颈下缘置 1 把 Hohmann 拉钩。

下肢稍微外展以尽可能张力小地显露大转子处臀肌。然后切开上述脂肪垫剩余的完整部分，切口直至大转子处臀肌止点。

然后在关节囊上做一 L 形（右）或反 L 形（左）切口。切口自髋臼上缘到股骨颈外缘，之后向远侧延伸。然后将关节囊前方附着点完全从股骨分离（图 9.35）。

然后下肢屈曲约 20°，放松关节囊前部。在关节囊下方髋臼前缘插入 1 把 Hohmann 拉钩。通过牵拉显露关节囊与股骨距间更多的远侧附着组织。

如显露需要，此时可直视下用 Cobb 剥离器向小转子方向尽可能远地松解关节囊（图 9.36）。

9.6.4 解剖部位

此入路可能遇到多个小血管，其可被保护但可能不得不结扎或电凝。这对减少再次出血的风险至关重要。设计的血管如下：

- 臀上动脉和静脉的分支：在臀中肌前缘处出现，穿过 Watson-Jones 间隔，向阔筋膜张肌走行。
- 旋股外侧动脉：来自下方，在股骨颈外侧向前走行。
- 旋股内侧动脉：在下关节囊上方走行，后转向头侧，沿股骨颈外缘向后走行。旋股外侧动脉的吻合在股骨颈外缘的头侧走行。
- 旋股外侧动脉升支：在股外侧肌近部向前外侧走行。

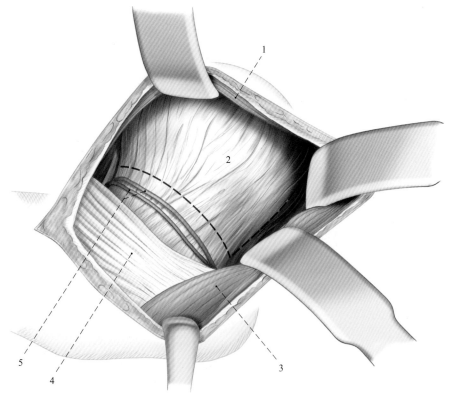

图 9.34　显露髋关节囊外侧部和上部。在前方和上方放置 Hohmann 拉钩。允许小心地牵拉阔筋膜张肌和臀中肌。对此处常发现的穿过 Watson-Jones 间隔的小血管进行结扎或电凝。

1　阔筋膜张肌
2　髋关节囊
3　臀中肌
4　股外侧肌
5　旋股外侧动、静脉

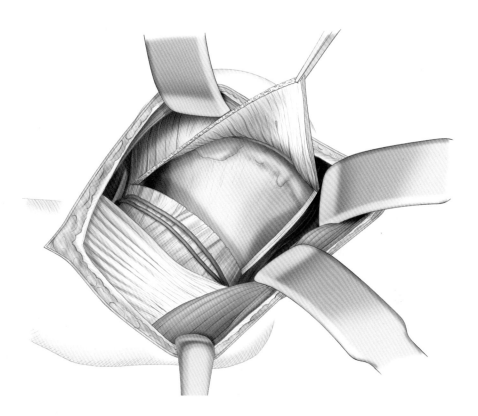

图 9.35 髋关节囊 L 形切口。

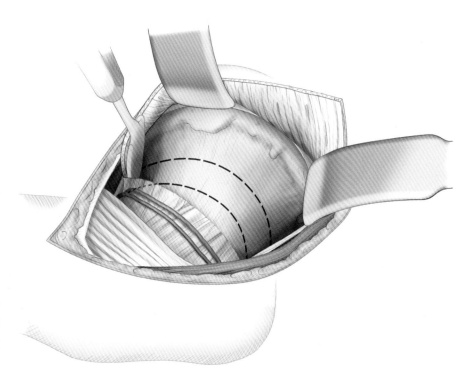

图 9.36 髋臼前缘插入 Hohmann 拉钩。下肢屈曲约 20°。用 Cobb 剥离器向远侧骨膜下切开关节囊直至小转子。此图为若计划行股骨头切除术时双截骨的位置。

- 股深动脉：走行于关节下缘远侧。
- 旋髂浅动脉：走行于髋臼上缘。
- 臀上动脉下支：走行于肌肉中大转子尖端上方约 3 cm 处。

9.6.5 切口闭合

若保留关节囊，可缝合头侧的切口。用可吸收线间断缝合筋膜，避免损伤阔筋膜张肌。

9.6.6 风险

前方阔筋膜张肌处拉钩压力过大可损伤此肌肉。过度牵拉可能损伤臀上神经。

过度牵拉或使用边缘相对较锐利的 Hohmann 拉钩可能造成臀肌浅表损伤。

9.6.7 注意事项

若计划行关节成形术，转子位于手术台拼接处近侧约 5 cm，手术台远端放双下肢的部分可被降低。若发育不良或髋内翻，切口可能起自大转子的更远侧。

为了避免损伤臀肌和阔筋膜张肌，尤其对于肌肉非常发达或大骨骼的患者，入路可向近侧或远侧延伸。这也可与经典的前外侧入路中臀中肌和臀小肌的远端分离相结合。倒 T 形切口切开关节囊后也可被切除。若此入路用于髋关节成形术，建议行股骨颈双截骨术（图 9.37）。可依次清除骨折片和股骨头的剩余部分。由于臀肌被过度拉伸，该入路已不再用于髋关节脱位。

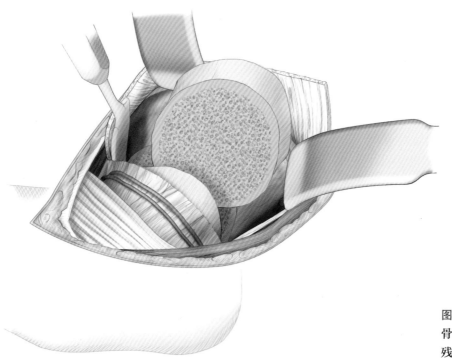

图 9.37　计划行关节成形术时的股骨颈双截骨和骨折片的清除。然后残余的股骨头可很容易地被取出。

9.7 髋关节前侧入路

R. Bauer, F. Kerschbaumer, S. Poisel

9.7.1 主要适应证

• 先天性髋关节脱位切开复位
• 骨盆截骨术
• 全关节置换术
• 髂骨骨折
• 肿瘤
• 骨髓炎
• 关节融合术

9.7.2 体位和切口

患者取仰卧位，下肢铺巾以便于自由活动。皮肤切口起自髂嵴最高点，在其外侧往髂前上棘延伸。自此，切口沿直线向远侧延伸 15 cm（图 9.38）。应注意，皮肤切口必须在髂嵴外侧以避免皮肤与髂嵴之间的粘连。分离皮肤和皮下组织后，在阔筋膜张肌上方沿直线切开筋膜（图 9.39）。此过程不损伤穿过阔筋膜张肌与缝匠肌间筋膜的股外侧皮神经（图 9.40）。此时在阔筋膜张肌与缝匠肌之间切开，向外侧牵拉两肌肉。其后，在同一层面将阔筋膜张肌、臀小肌和臀中肌从髂骨分离。

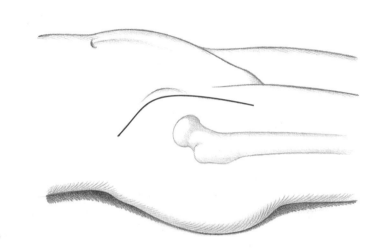

图 9.38　髋关节前侧入路的体位和切口（右下肢）。

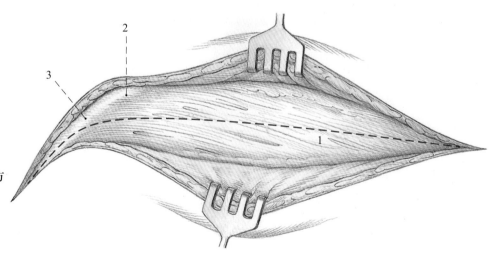

图 9.39　在阔筋膜张肌上方平行于皮肤切口切开筋膜。
1 阔筋膜
2 髂前上棘
3 髂嵴

9.7.3 显露髋关节囊

如有可能，应在骨膜下将阔筋膜张肌和臀肌从髂嵴分离。对于儿童，首先切开髂嵴软骨。用骨膜剥离器可很容易地将其附着的骨膜从髂嵴剥去。对于成人，分离则更为困难且需要仔细止血。显露臀肌表面直至坐骨大孔。然后插入 1 把 Hohmann 拉钩，用其牵开臀肌。可在关节囊前部与股直肌起点之间插入 1 把大而弯的 Hohmann 拉钩（图 9.41）。T 形切口切开髋关节囊。为充分显露髋关节囊，尤其向远侧显露时，需要结扎并切断旋股外侧动脉升支。切开髋关节囊后，在股骨颈后插入 1 把宽 Hohmann 拉钩（图 9.42）。下肢屈曲、内收并外旋可使股骨头脱位。

9.7.4 切口闭合

缝合髋关节囊后，用间断缝合法将臀肌和阔筋膜张肌重新缝到髂嵴上。然后缝合阔筋膜张肌上方的筋膜。

9.7.5 注意事项

Smith-Petersen，Hueter，Callahan，Fahey 等已描述过前侧入路。对于特定的手术，例如 Chiari 骨盆截骨术，分别将缝匠肌和髂肌从髂前上棘和髂窝分离来补充此入路。最好分离连在髂嵴上的这组肌肉。

Salter 行截骨术时皮肤切口从髂嵴到腹股沟几乎成直线。

Tönnis 建议做类似于先天性髋关节脱位手术治疗的入路的腹股沟切口。

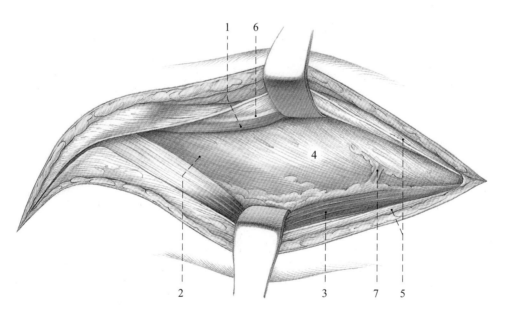

图 9.40 在缝匠肌与阔筋膜张肌间钝性分离直至覆盖股直肌的筋膜处。显露旋股外侧动脉分支。

1 缝匠肌
2 臀小肌
3 阔筋膜张肌
4 股直肌
5 阔筋膜
6 股外侧皮神经
7 旋股外侧动脉升支

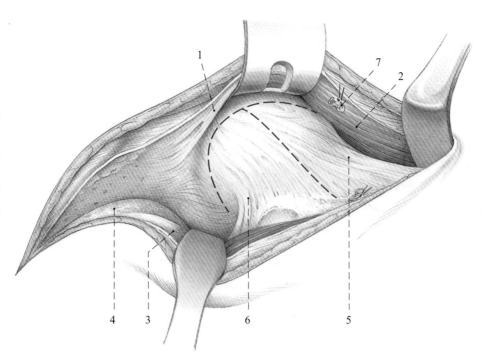

图 9.41 将阔筋膜张肌和臀肌从髂嵴上分离，骨膜下切开，如果需要，切口直至坐骨孔。显露髋关节囊，插入 Hohmann 拉钩。T 形切口切开髋关节囊。结扎并切断旋股外侧动脉升支。

1 股直肌反折头
2 股直肌
3 阔筋膜张肌
4 臀小肌
5 髂股韧带内侧部
6 髂股韧带外侧部
7 旋股外侧动脉升支

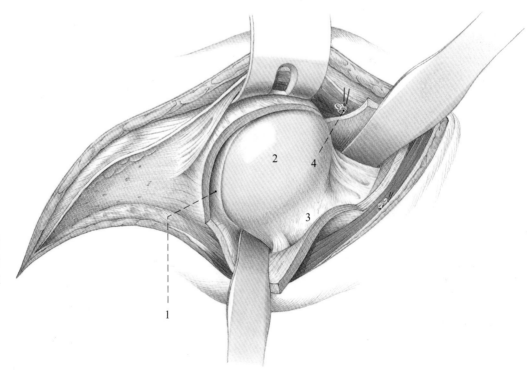

图 9.42 打开髋关节囊后的手术部位。在股骨颈后插入 Hohmann 拉钩。下肢内收并外旋。

1 髋臼上唇
2 股骨头
3 股骨颈
4 旋股外侧动脉升支

9.8 前侧微创入路

M. C. Michel

9.8.1 主要适应证

- 全关节置换术
- 半关节成形术
- 股髋撞击症
- 髋臼盂唇手术
- 青少年股骨头骨骺滑脱症
- 滑膜切除术
- 股骨颈截骨术
- 微创髋关节入路髋修复术

9.8.2 体位和切口

患者取侧卧位。由于术者站在患者前面，髋部应尽可能地靠近边缘。从手术台去除后侧腿板，以便下肢可高度伸展和外旋。支撑骨盆，尤其后侧，从而使其不向后倾斜（图9.43）。

皮肤切口起自大转子前缘，向髂前上棘走行（图9.44）。沿相同方向分离皮下组织直至阔筋膜张肌的筋膜处（图9.45）。显露与髂胫束的交点。常穿过此交点的血管可用作标志。任何情况下，阔筋膜张肌的筋膜更纤细和泛红，而髂胫束明显更粗糙和苍白。

在与髂胫束交点处准确切开筋膜（但也可向髂

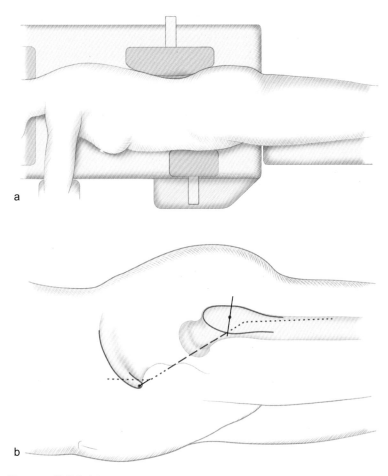

图9.43 体位和切口。
a 侧卧位。
b 切口：短划线＝常规切口；点线＝伸展时髋部小切口。

胫束移动 2 mm 从而留有更坚韧的结构用以切口闭
合），且切口常与髂胫束平行。

　　然后用钳子提起阔筋膜张肌筋膜，以切开此肌
肉并从筋膜内部牵拉。因为股外侧皮神经常在筋膜
外，此技术损伤此神经的风险极小。

　　然后在股骨颈上方插入 1 把钝 Hohmann 拉钩
（关节囊拉钩），尽可能地接近大转子。这可用于提
起阔筋膜张肌、臀中肌和臀小肌（图 9.45）。

　　此时，在股骨颈内缘触摸股直肌反折头。

　　在外侧自头侧向尾侧切开筋膜。在尾侧交汇

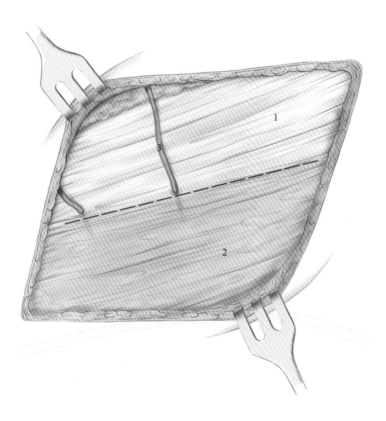

图 9.44　阔筋膜张肌筋膜与髂胫束交汇处切口。
1　髂胫束
2　阔筋膜张肌筋膜
3　穿过连接处的血管

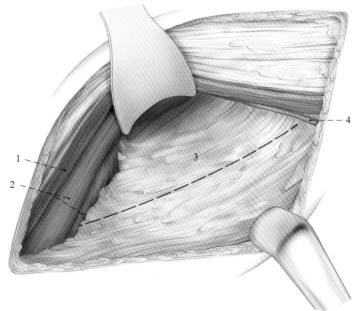

图 9.45　前深筋膜视图。
1　阔筋膜张肌
2　臀小肌、臀中肌
3　深筋膜
4　旋股外侧动脉升支

处找到旋股外侧动脉升支。旋股外侧动脉升支穿过筋膜到达阔筋膜张肌下缘，可在此处显露并结扎。

然后向内侧钝性牵开股直肌反折头和黄色脂肪垫，并用 1 把钝 Hohmann 拉钩将其牵拉（图 9.46）。

此时在股直肌反折头外侧 T 形切口切开关节囊。切口平行于关节囊纤维，从而不损伤反折头止点。在尾侧转子间线处由内而外用 T 形切口小心地切开关节囊，从而不损伤旋股外侧动脉的主支。

然后在关节囊内放置 2 把钝 Hohmann 拉钩，直接放在股骨颈上，提供清晰的关节视野。此外，在头侧切开上唇从而有助于股骨头脱位（图 9.47）。

转子窝和转子间线的精确显露十分重要，否则不能决定截骨平面。

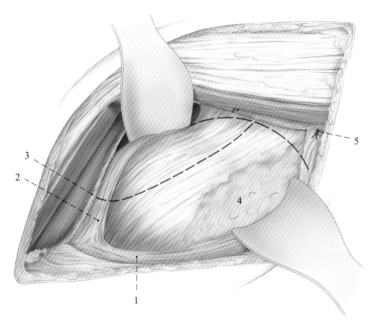

图 9.46　分离深筋膜后关节囊视图。
1　股直肌反折头
2　股直肌反折头附属纤维
3　切开浅筋膜
4　黄色脂肪组织
5　结扎旋股外侧动脉升支

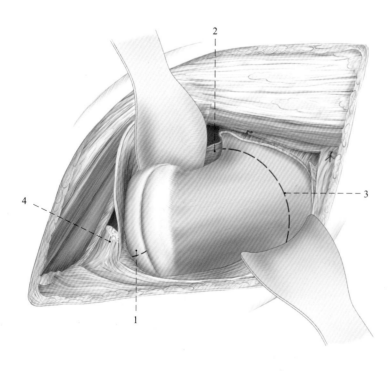

图 9.47　打开关节囊后视图。
1　切开髋臼上唇
2　转子窝
3　截骨（取决于内植物）
4　反折头附属纤维（位于更头侧＝右侧，切开）

术中应获得良好的视野，因为这可通过骨软骨成形术纠正凸轮型髋关节撞击综合征。甚至可能很容易地在前方重新插入上唇。

截骨术后股骨颈可向上倾斜。插入螺钉从而实现可控的脱位，并提供清晰的髋臼视野，包括横韧带。此外，在外侧止点处插入 1 把双曲 Hohmann 拉钩，可扩大空间（图 9.48）。

为了显露股骨，下肢外旋，在大转子处关节囊外插入 1 把钝 Hohmann 拉钩，下肢过伸至手术台后空闲处。

9.8.3 切口闭合

切口闭合限于用多针间断缝合闭合关节囊，连续缝合用于闭合筋膜。

9.8.4 风险

感觉性股外侧皮神经在皮下筋膜上走行。如果在筋膜内解剖，不危及此神经。

图 9.45～图 9.47 显示旋股外侧动脉升支的走行。这应被结扎或至少被电凝。旋股外侧动脉自后方在转子间线内缘走行，可能在更后侧找到共同动脉干。若切口内端继续向远侧延伸，必须显露旋股内侧动脉并结扎。这些血管的出血可能是致命的。

9.8.5 注意事项

尽管髋部小切口技术是一种极其微创的方法，切口也不能太短，应一直保持清晰的视野。此入路可很容易延伸为髋部小切口扩展入路。在这种情况下，延长切口，并注意上述风险。

近侧，最好用骨膜剥离器完全分离阔筋膜张肌，进行主要的髋臼重建。转变为髂股入路也是有可能的。翻修手术建议延长远侧，找到并结扎旋动脉。这也可转变为股骨外侧入路，建议用于股骨多处骨折。髂胫束的切断根据外侧入路进行选择。如果术者经验丰富，髋部小切口扩展入路延长后也被建议用于翻修手术。

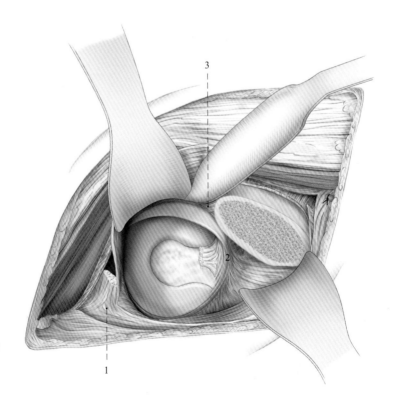

图 9.48 髋臼。
1 股直肌反折头
2 髋臼横韧带
3 转子窝

9.9 髋关节关节镜入路
M. Dienst

9.9.1 主要适应证
- 股髋撞击症
- 早期骨关节炎
- 滑膜疾病
- 关节透明软骨、髋臼盂唇和股骨头韧带损害
- 关节游离体

9.9.2 体位和入路

患者在牵引床上取仰卧位。附上牵引杆，允许稳定牵引时关节中央间室关节镜（图 9.49）与无牵引时周围间室关节镜之间转换，且髋关节屈曲、旋转并外展（图 9.50）。髋部铺巾，且将一无菌巾覆盖的 C 臂机放于手术区域上方。

髋关节关节镜入路是通过前侧、前外侧、外侧和后外侧入口，每个间室至少有 2 个入口。根据适应证，进入部位、方向和入口数各不相同。

在无牵引和髋关节屈曲 10°~20° 的情况下做周围间室的入口（图 9.51）。首先做近端前外侧入口。皮肤切口位于髂前上棘与大转子尖连线近 1/3 与中 1/3 之间。透视下，垂直于股骨颈轴线、向下约 30°、向后约 20° 插入穿刺针。由于接近关节，穿刺针在股骨头与股骨颈前外侧交点处穿过阔筋膜张肌后侧部分和关节囊。用约 20 ml 液体注入关节后，大量回流证实关节内位置正确。插入 1 根镍钛导丝直至内关节囊。然后通过套管针插入关节镜杆，并插入 1 个 70° 广角镜头。

对于周围间室的前入口，调整关节镜，以便在环状韧带头侧看到近端前外侧入口上方的前关节囊。在髂前上棘远侧 4~6 cm、髂前上棘与髌骨上极连线的垂线外 1~2 cm 处切开皮肤。矢状面上向后几乎垂直、水平面上向内倾斜 20°~30° 插入穿刺

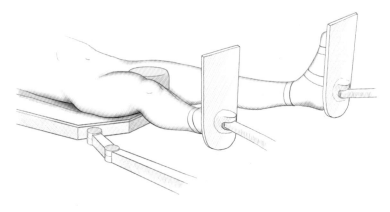

图 9.49 仰卧于牵引床上，牵引下行中央间室关节镜检查。

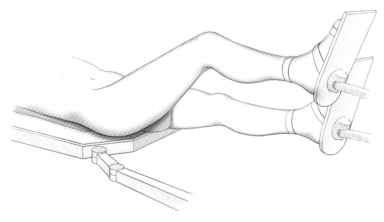

图 9.50 仰卧于牵引床上，无牵引下行周围间室关节镜检查。推动牵引杆，屈曲膝关节，并打开杆和足垫上的锁定装置，可屈曲、外展和旋转髋关节。

针。由于其需穿过关节，在环状韧带头侧穿过前关节囊前，先穿过阔筋膜张肌前部和股直肌外侧部。

通过近端前外侧入口和前侧入口可以看到内侧、前侧和前外侧关节腔并置入器械。周围间室后外侧和后侧部分行关节镜检查时做前外侧入口。皮肤切口在大转子前缘与前侧入口在同一水平。用通

过近端前外侧入口的 70° 镜头控制关节镜，金属套管指向股骨头与股骨颈连接处外侧。在环状韧带水平约 12 点钟方向穿进关节囊。

做中央间室入口时从外周控制关节镜，以降低髋臼盂唇和股骨头软骨医源性损伤的风险（图 9.52）。关节囊尽可能远地向外撤出插入近端前外

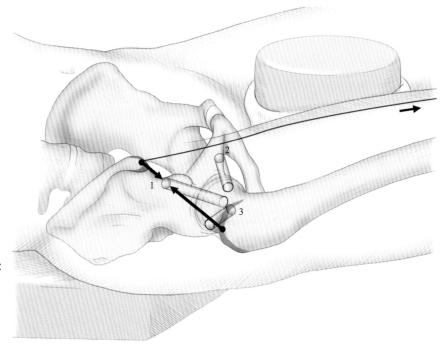

图 9.51　周围间室的入口（红圈：皮肤；黑圈：关节囊穿孔部位）。
1　近端前外侧入口
2　前侧入口
3　前外侧入口

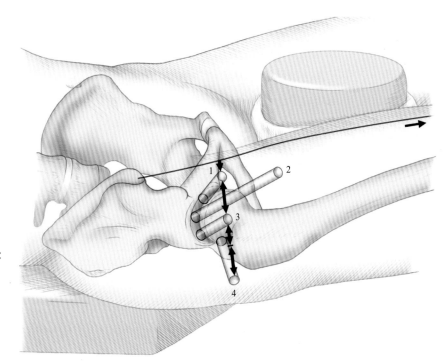

图 9.52　中央间室的入口（红圈：皮肤；黑圈：关节囊穿孔部位）。
1　前侧入口
2　远端前外侧入口
3　前外侧入口
4　后外侧入口

侧入口的 70° 镜头，髋关节伸直时进行牵引，经前侧和前外侧入口，在髋臼盂唇与股骨头软骨间插入钝的器械，进入中央间室。若关节囊紧张且软组织厚重，可能需要通过目前的皮肤切口做新入口。

做中央间室前侧入口时，穿刺针约向内侧倾斜 30°、向头侧倾斜 30°。由于其穿向关节，入口需穿过缝匠肌和股直肌近侧肌腹，在单侧入口时还穿过部分阔筋膜张肌。理想情况下，在髂骨与耻骨之间常可见到的连接处穿入关节囊。做前外侧入口时，穿刺针向头侧倾斜 10°~20°、向后倾斜 20°~30°。在穿入关节的过程中，穿刺针穿过臀中肌前部，若入口更靠前，也穿过阔筋膜张肌后部。关节囊水平的入口在 12 点钟方向。通过近端的前外侧入口插入的关节镜杆，在股骨颈左前方作为引流管或被导丝替换。通过前外侧入口将关节镜插入中央间室。

后外侧和远端前外侧入口常用作副入路。通过后外侧入口达到中央间室后内侧部分，包括髋臼窝尾侧部；而在髋臼前外侧缘处进行治疗操作时需用远端前外侧入口。后外侧入口的进入部位在大转子后上角后侧约 3 cm 处，与前外侧和前侧入口皮肤切口在同一水平。穿刺针几乎水平，向头侧达 10°、向前约 30°。穿入关节的过程中穿过臀大肌、臀中肌和臀小肌。在关节镜控制下，通过前外侧入口 9~10 点钟方向贴近髋臼盂唇穿入关节囊。

远端前外侧入口的皮肤切口在更远侧 3~4 cm，在前侧和前外侧入口的中间。关节镜控制下，穿刺针通过前外侧入口约向内侧倾斜 15°、向头侧倾斜 45° 以穿入前外侧入口与前侧入口之间的关节囊。

9.9.3 关节间室诊断性检查和关节镜解剖

关节囊的定向打薄和关节囊切口对于完全诊断性关节镜检查和有效的手术治疗的准备是至关重要的。在周围间室，通过前侧入口用刮刀和射频仪由前、向外打薄环状韧带，而不分开髂股韧带的纵行纤维。用手术刀切开入口进入部位的纵韧带，以改善中央间室内关节镜和器械的操纵性。

在无牵拉情况下，通过近端前外侧入口用 70° 镜头进行周围间室的诊断性检查，配合以髋关节不同程度的屈曲、旋转和外展（图 9.53）。在中央间室，通过前外侧和前侧入口插入 70° 镜头，并从髋臼窝退出直至关节囊，反复旋转其超过 180°（图 9.54）。通过髋关节的内旋和外旋检查股骨头韧带的完整性。

9.9.4 切口闭合

贴近皮肤边缘间断缝合而闭合切口。仅清除较大游离体时所用长切口才需要再缝合皮下层。

9.9.5 风险

髋关节镜的风险主要来自定位不正确、中央间室关节镜检查时用时过久和过度牵拉、第一个入口的切开以及中央间室的关节镜检查。阴部神经、会阴和足踝部神经血管受到对抗牵引垫和牵引袖的压力，尤其当强有力的牵引下手术持续过久时。入口处皮肤切口必须限于前外侧，为的是不损伤常较浅表的股外侧皮神经的分支，尤其对于消瘦的患者。如果在没有外周关节镜控制的情况下做中央间室的第一个入口，会增加损伤髋臼盂唇和股骨头软骨的风险。尤其当股骨髋臼牵拉较小时，股骨头软骨有受到关节镜和器械医源性损伤的风险。保留股骨颈后外侧的为股骨供血的旋股内侧动脉终末支非常重要。

9.9.6 注意事项

有些医生先透视下做中央间室的第一个入口，其后进行周围间室关节镜检查。侧卧位可换为仰卧位。

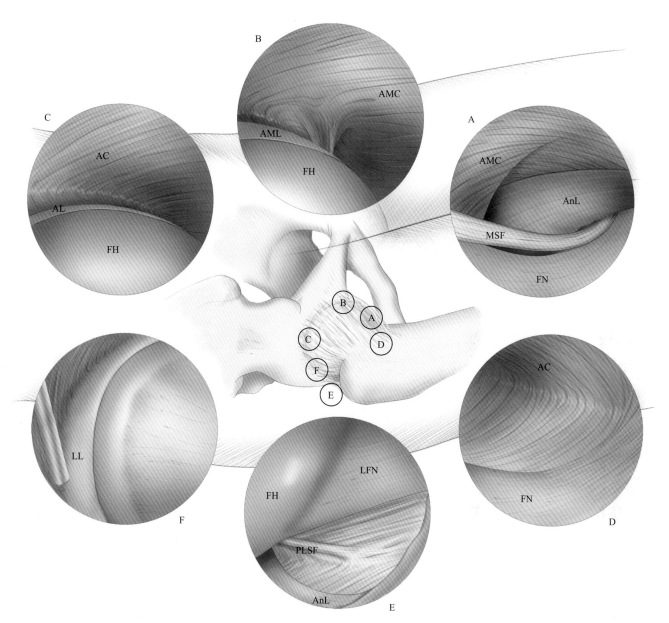

图 9.53 周围间室的诊断性检查。股骨颈前侧（D）、内侧（A）和后外侧（E）。股骨头内侧（B）、前侧（C）和外侧（F）。AC，关节囊前部；AL，上唇前侧；AMC，关节囊前内部；AML，上唇前内侧；AnL，环状韧带；FH，股骨头；FN，股骨颈；LFN，股骨颈外侧；LL，上唇外侧；MSF，滑囊襞内侧；PLSF，滑囊襞后外侧。

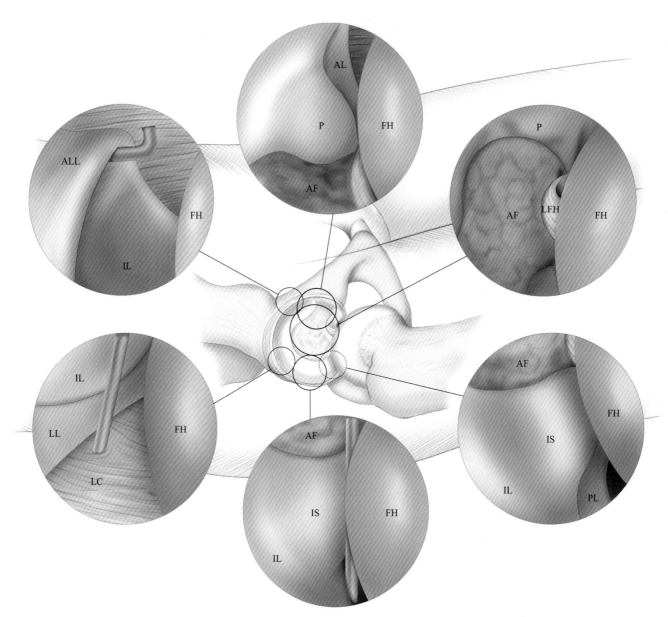

图 9.54 中央间室的诊断性检查。AF，髋臼窝；AL，上唇前侧；ALL，上唇前外侧；FH，股骨头；IL，髂骨；IS，坐骨；L，上唇；LC，关节囊外侧；LFH，股骨头韧带；LL，上唇外侧；P，耻骨；PL，上唇后侧。

10 股骨 Femur

10.1 前侧入路

R. Bauer, F. Kerschbaumer, S. Poisel

10.1.1 主要适应证

- 肿瘤
- 伸肌松解术治疗膝关节屈曲障碍
- 股四头肌坏死

10.1.2 体位和切口

患者取仰卧位，下肢铺巾以便自由活动。切口在髂前上棘与髌骨外侧缘的连线上，长度取决于个体需求（图 10.1）。切开皮下组织和筋膜后，从股直肌与股外侧肌之间切开。切口应由远至近，避免损伤靠近侧走行的血管和神经（图 10.2）。

10.1.3 显露股骨干

松解股直肌后用切口拉钩向内侧牵开。在切口远端，用手术刀将股直肌肌腱从股外侧肌和下方的股中间肌锐性分离。

此时，辨别并提起切口中上部供应和支配股外侧肌的旋股外侧动脉分支和股神经分支（图 10.3）。在更远侧，一些横行的血管需要被切断。

显露神经血管束时，尤其是近侧的，需要横断覆盖股中间肌的厚筋膜。此时在股中间肌上做直切口，延伸至骨。此切口可用电刀切开以减少出血，插入 Hohmann 拉钩（图 10.4）。如果不计划打开膝关节，在髌骨上缘近侧切开股中间肌时，不应超过一手宽，以避免损伤膝关节囊上部（髌上囊）。

10.1.4 扩大入路

类似于髋关节前侧入路和髂股入路，股骨前侧入路可通过沿髂嵴延长切口而向近侧延伸。与膝关节外侧髌旁入路一致，此入路向远侧延伸也同样可行。

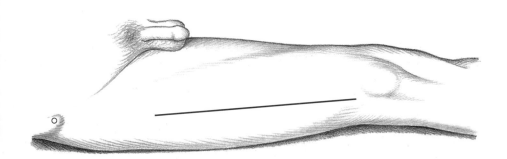

图 10.1　股骨前侧入路。在髂前上棘与髌骨外侧缘之间的皮肤切口（右下肢）。

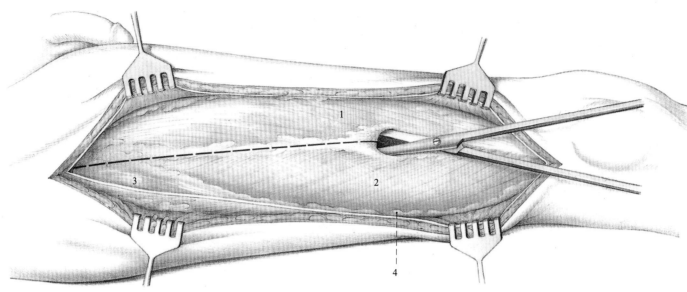

图 10.2 切开筋膜后，用手术剪将股直肌与股外侧肌分开。

1 股直肌
2 股外侧肌
3 阔筋膜张肌
4 阔筋膜

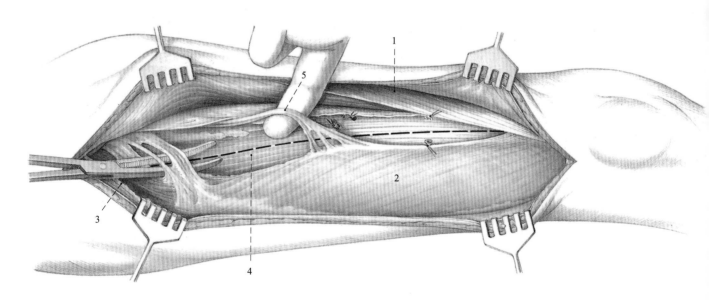

图 10.3 松解并提起斜行的血管和神经，然后切开覆盖骨的股中间肌（虚线）。

1 股直肌
2 股外侧肌
3 阔筋膜张肌
4 股中间肌
5 旋股外侧动、静脉肌支和股神经

10.1.5 切口闭合

间断缝合股中间肌，宽松地缝合股筋膜。

10.1.6 注意事项

股骨前侧入路仅在特殊情况下使用。使用此入路后，已经观察到由于股四头肌滑动装置的医源性损伤所致的膝关节屈曲障碍。

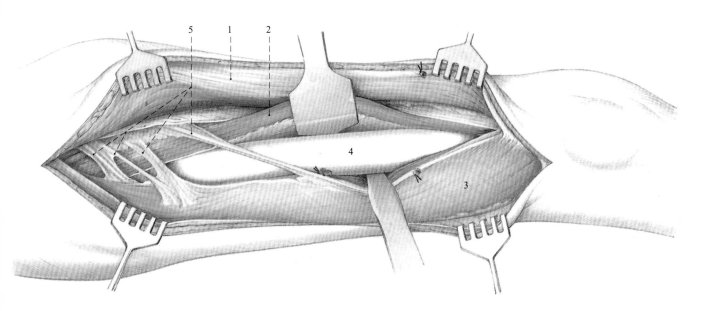

图 10.4 用插入的 Hohmann 拉钩从前侧骨膜下显露股骨。

1 股直肌
2 股中间肌
3 股外侧肌
4 股骨干
5 旋股外侧动、静脉肌支和股神经

10.2 股骨骨髓腔的外侧近端入路

K. Weise, D. Höntzsch

10.2.1 主要适应证

- 股骨髓内钉
- 骨折
- 假关节
- 用扩髓－灌洗－吸引装置行骨髓穿刺

10.2.2 体位和切口

可能用到不同的体位：

- 仰卧位
- 侧卧位
- 仰卧于牵引床
- 侧卧于牵引床

在每个病例此入路都完全相同。

必须确保手术台可透过放射线，直至髋部。切口是转子尖头侧 3~5 cm 处略弯的股骨长轴的延伸（图 10.5）。

10.2.3 显露股骨近端进入部位

切开臀部浅筋膜，然后切开臀中肌筋膜（图

10.6）。沿着肌纤维钝性、锐性分离臀中肌纤维。在远端入路深部触及大转子。找到理想的进入位点（转子尖外侧、转子尖处或转子窝处）。

确定进入位点后，将导丝或开口器纵向插入股骨中轴（图 10.7），此处以导丝为例。

10.2.4 切口闭合

逐层缝合切口。

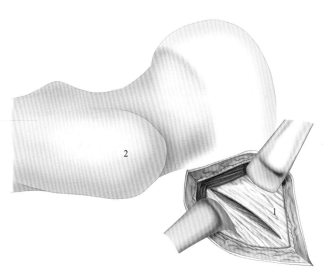

图 10.6 切开筋膜。
1 筋膜
2 大转子

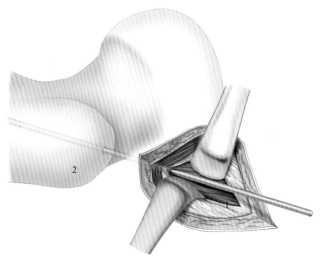

图 10.7 用 Langenbeck 拉钩向前和向后牵开筋膜和肌肉，以维持到大转子的漏斗形入路。
1 筋膜和肌肉
2 大转子

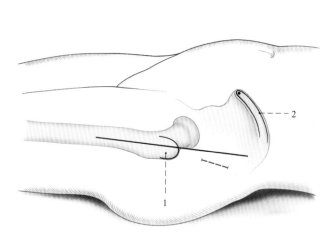

图 10.5 皮肤切口延续于转子尖头侧 3~5 cm 处略弯的股骨长轴。
1 大转子
2 髂嵴

10.3 股骨外侧入路

R. Bauer, F. Kerschbaumer, S. Poisel

10.3a 外侧入路：常规显露

10.3a.1 主要适应证

- 截骨术
- 假关节
- 股骨延长术
- 骨折

10.3a.2 体位和切口

患者取仰卧位，臀部垫衬垫。皮肤切口从大转子到股骨外上髁（图 10.8）。切口长度取决于需求。

切开皮肤和皮下组织后，沿皮肤切口切开阔筋膜。

10.3a.3 注意事项

外侧入路被认为是股骨标准入路。此入路通常无技术问题，并且不损伤股外侧肌的神经支配。从外侧广泛显露股骨干时，如有可能，应避免剥离粗线区域的骨膜。此入路的一个缺点是切断穿动脉而影响股外侧肌区域的血供。

10.3b 外侧入路：显露股骨近端

为了显露股骨近端，首先将阔筋膜后部从股外侧肌尽量向后分离。

然后用电刀在股外侧肌做一深达骨面的 L 形切口（图 10.9）。若显露转子间，需要应用

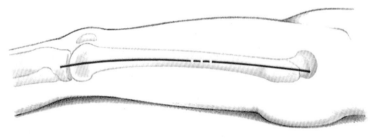

图 10.8 股骨外侧入路（左下肢）的体位和切口。实线分别为显露股骨近端和远端的切口。如有需要，两入路可被连在一起（虚线）。

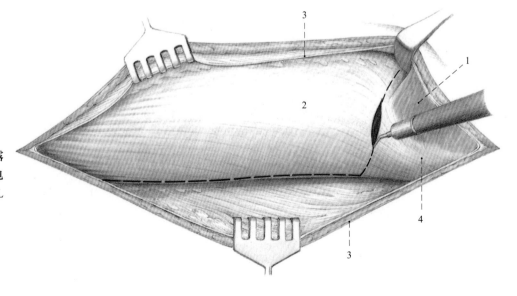

图 10.9 从外侧显露股骨近端 1/3。用电刀在股外侧肌上做 L 形切口。

1 臀中肌
2 股外侧肌
3 阔筋膜切开缘
4 大转子

Langenbeck 拉钩近端牵开臀肌。这也允许分离股中间肌纤维直至股骨颈。此时可用骨膜剥离器从股外侧肌间隔向前牵开此肌（图 10.10）。插入下一把 Hohmann 拉钩向内侧牵拉此肌。在切口区远端，必须找到并结扎第一条穿支血管（图 10.11）。为了显露转子间区和髋关节囊远侧部分，用 Langenbeck 拉钩在近侧牵开臀肌，然后切开股中间肌剩余部分。此时用骨膜剥离器从内侧显露股骨颈，并把一 Hohmann 拉钩插入此部位（图 10.12）。

10.3b.1 解剖部位

横截面图（图 10.13）显示股外侧肌向后延伸超过股骨干。因此，需要小心地将股外侧肌从股骨外侧肌间隔分离，直至粗线。

在股外侧肌间隔后切开可能损伤穿支血管。

10.3b.2 切口闭合

在近侧和外侧缝合股外侧肌。通过缝合阔筋膜进一步闭合切口。

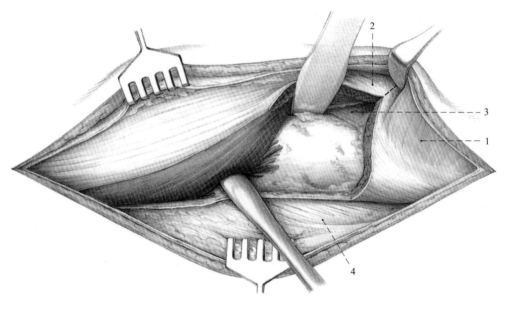

图 10.10 用骨膜剥离器从股外侧肌间隔和股骨牵开股外侧肌。如需显露转子间区，切口上角的虚线是股外侧肌和股中间肌的切口。
1 臀中肌
2 股外侧肌
3 股中间肌
4 阔筋膜

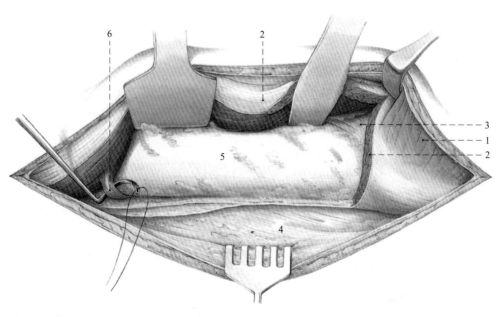

图 10.11 外侧显露股骨。结扎穿支血管。
1 臀中肌
2 股外侧肌
3 股中间肌
4 阔筋膜
5 股骨干
6 穿支血管

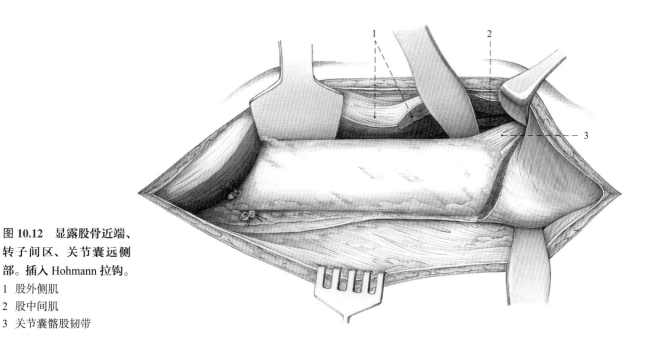

图 10.12 显露股骨近端、
转子间区、关节囊远侧
部。插入 Hohmann 拉钩。

1 股外侧肌
2 股中间肌
3 关节囊髂股韧带

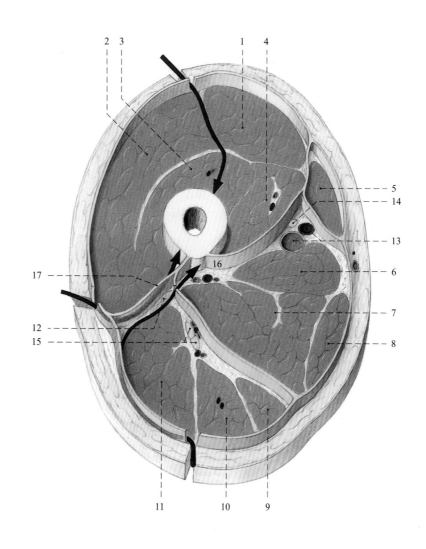

图 10.13 解剖部位。股骨近端 1/3 的
横截面图显示股骨外侧、前侧和后侧
入路（箭头，左下肢，从近侧看）。

1 股直肌
2 股外侧肌
3 股中间肌
4 股内侧肌
5 缝匠肌
6 长收肌
7 大收肌
8 股薄肌
9 半膜肌
10 半腱肌
11 股二头肌长头
12 股二头肌短头
13 股动、静脉
14 隐神经
15 胫神经、腓总神经
16 前内侧肌间隔
17 股外侧肌间隔

10.3b.3 风险

误切穿支血管可能导致动脉末端向中线回缩。如果发生，应分离粗线处骨膜以结扎出血血管。若此显露方法不可行，需要找到股深动脉，并尽可能地靠近远端将其结扎。

10.3c 外侧入路：显露股骨远端

如果需要显露股骨干远端，延长皮肤切口至 Gerdy 结节近侧。沿平行于皮肤切口的线切开髂胫束（图 10.14）。若需要显露股骨外侧髁，必须结扎并切断膝上外侧动、静脉（图 10.15）。然后从远侧

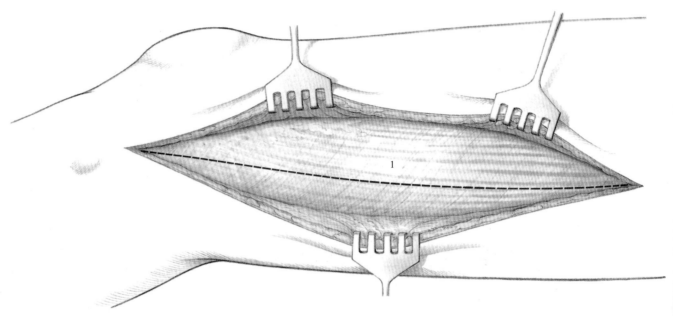

图 10.14 从外侧显露股骨中 1/3 和远端 1/3（左下肢）。髂胫束切口。
1 髂胫束

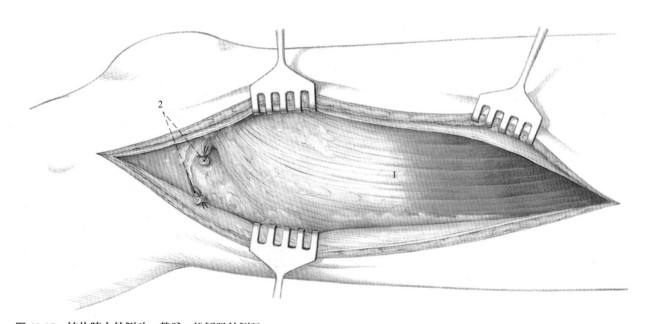

图 10.15 结扎膝上外侧动、静脉；松解股外侧肌。
1 股外侧肌
2 膝上外侧动、静脉

将示指插入股外侧肌与股骨骨膜之间，并小心提起肌肉。用骨膜剥离器向近侧进一步解剖肌肉。需要结扎并切断穿支血管（图 10.16）。用 Hohmann 拉钩向内侧牵开松解后的股外侧肌。如有需要，也可在后方插入一 Hohmann 拉钩。必须尽可能少地对股骨后方或粗线处进行骨膜下显露，为的是不损害骨的血供（图 10.17）。必须保护股骨近、中 1/3 交界处和中、远 1/3 交界处两条供应股骨干的滋养动脉。

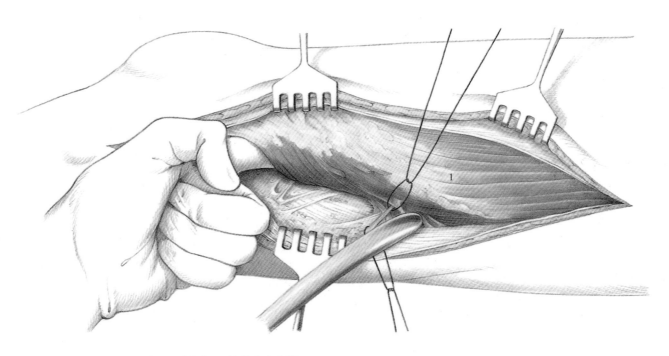

图 10.16　从外侧肌间隔牵开股外侧肌。结扎穿支血管。
1 股外侧肌

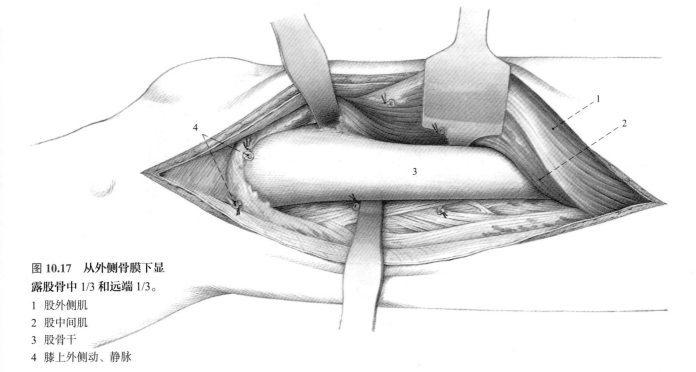

图 10.17　从外侧骨膜下显露股骨中 1/3 和远端 1/3。
1 股外侧肌
2 股中间肌
3 股骨干
4 膝上外侧动、静脉

如有可能，不打开膝关节滑囊。恰当和小心地解剖可在外侧和上部找到髌下滑膜襞，并将其从其下的骨上提起。

外侧肌的量明显比近侧少，且几乎不向后延伸越过股骨（图 10.18）。

10.3c.1 解剖部位

通过股骨远端 1/3 的横截面图显示，此区域股

10.3c.2 切口闭合

采用宽松的对合缝合将股外侧肌缝合到股骨外侧肌间隔和间断缝合阔筋膜来闭合切口。

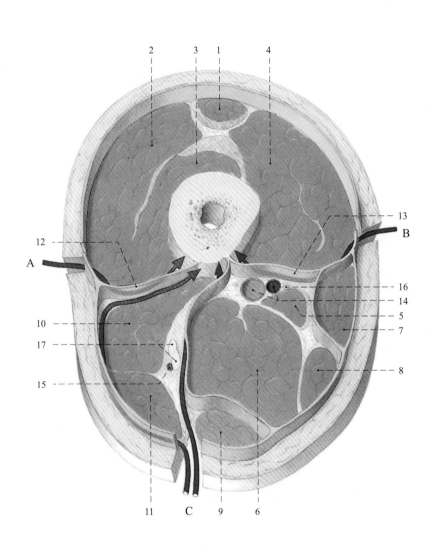

图 10.18 解剖部位。股骨远端 1/3 的横截面图。显示两种后侧入路、外侧入路和内侧入路（箭头，左下肢，从近侧看）。

1 股直肌
2 股外侧肌
3 股中间肌
4 股内侧肌
5 长收肌
6 大收肌
7 缝匠肌
8 股薄肌
9 半膜肌
10 股二头肌短头
11 股二头肌长头
12 股骨外侧肌间隔
13 股骨内侧肌间隔
14 股动、静脉
15 第一穿动脉
16 隐神经
17 胫神经、腓总神经

A 外侧入路
B 内侧入路
C 后侧入路

10.4 外侧微创入路
K. Weise, D. Höntzsch

10.4.1 主要适应证
- 中段骨折、近端 1/3 骨折、远端 1/3 骨折
- 全髋关节或膝关节置换术假体周围骨折
- 假关节
- 骨节段转移术和延长术术后

10.4.2 体位和切口
患者取仰卧位。必须确保手术台可透过放射线，直至髋部。对侧下肢铺巾有利于自由活动，因为这可安全地决定旋转和长度。从外侧透视更为简便，尤其在骨折已复位但还不稳定时。

以下两种方式的切口相似：

由近至远：纵切口从大转子向远侧延伸 4~10 cm，在预计的钢板末端延伸 3~5 cm，均沿外侧线。在插入的用于复位和拧入螺钉的钢板上方沿外侧线做 2 cm 或再多 1~2 cm 的切口（图 10.19）。

由远至近插入钢板：入口处切口从膝关节线向近侧延伸 5~10 cm，指向预计的钢板末端。对于第一种方式需要进一步切开（图 10.19）。

10.4.3 显露近端进入部位
应在大转子远侧 1/3 和其前 2~4 cm 处进至股骨近端。充分切开阔筋膜避免张力。然后切开股外侧肌筋膜，再沿着肌纤维用手指和剪刀钝性和锐性分离股外侧肌，直到达到目标区骨膜。从这点来说，股外侧肌在走行中及其近端和远端附着点处被分别向前和向后分离和牵开。显露纵向 2~6 cm 和周长的一半已足够。向前和向后牵开维持术野，最好用 Langenbeck 拉钩，但也可用 Hohmann 拉钩（图 10.20，图 10.21）。

10.4.4 股骨干微创入路
在选好的钢板末端区域做 2~5 cm 切口（图 10.22）。以相同的长度切开阔筋膜和股外侧肌筋

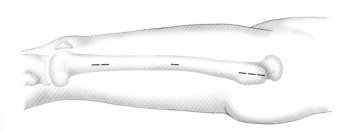

图 10.19 股骨从远至近、从近至远微创钢板置入纵切口图示。

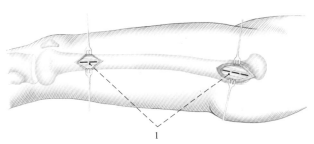

图 10.20 显露覆盖大转子的筋膜、股骨近端 1/5 的筋膜以及所选钢板的预计末端处的筋膜。

1 阔筋膜

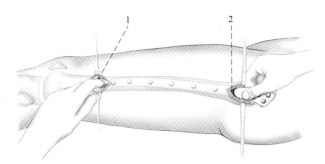

图 10.21 通过来回地轻推在骨膜上、肌肉和筋膜下的钢板将其置入，并用临床方法和射线透视检查其位置。

1 阔筋膜
2 股外侧肌

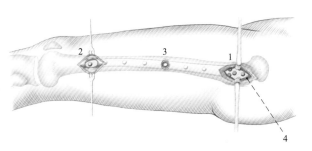

图 10.22 切开阔筋膜和股外侧肌筋膜。在切口近端和远端钝性和锐性分离而到达股骨骨膜。在股骨上由近至远置入钢板，经过骨折处，并指向在切口远端触诊的手指。

1 近端窗口　　　　3 置入螺钉的窗口
2 远端窗口　　　　4 股外侧肌

膜。然后钝性和锐性分离此肌直至骨膜，且可用手指或仪器明确触及四周（图 10.22）。

根据钢板和器械的技术设计，在股骨上、骨膜上方、股外侧肌下置入钢板，向远侧指向在切口远端的手指，经过复位的骨折处（图 10.22）。

为每枚不能通过插入部位和末端处切口置入的螺钉做一个 1~2 cm 切口。以相同的长度切开阔筋

膜和股外侧肌（以使其不紧张）。切开股外侧肌肌纤维直至手指或用于插入螺钉的仪器能触到钢板而无肌纤维插入。可将螺钉插入 1 个或 2 个相邻的钢板孔（图 10.21）。

10.4.5 显露远端进入部位

过程与由远至近插入钢板相反。

在股骨远端上方从膝关节线向近端切开皮肤 4~10 cm（图 10.23）。纵向切开阔筋膜的远端和髂胫束近端（图 10.24）。然后钝性和锐性分离髁突和股骨远端 1/5。必须松解筋膜，以便在筋膜下而非筋膜上插入钢板。

如果需要，在一小切口处向前牵开股外侧肌远侧部。若膝上外侧动、静脉通过术野，必须对其进行结扎或电凝。

其余步骤如上所述，股骨中段和近端的切口取决于骨折的位置和形态及所选钢板的长度（图 10.25）。

10.4.6 切口闭合

逐层缝合长切口。全层缝合小切口。

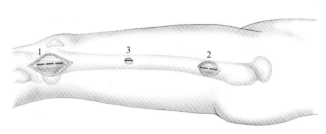

图 10.23 由远至近微创钢板置入的切口。
1 远端窗口
2 近端窗口
3 在钢板上置入螺钉的窗口

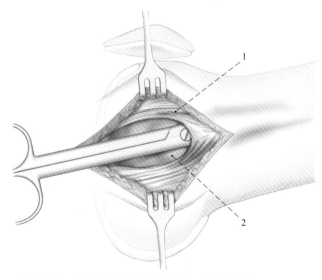

图 10.24 切开阔筋膜和股外侧肌。漏斗形分离肌肉直至股骨骨膜。可使用大剪，但也可用其他微创器械。
1 阔筋膜
2 股骨外上髁

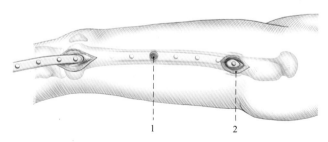

图 10.25 通过来回地轻推在骨膜与肌肉之间的钢板将其置入。钢板跨过骨折端直至钢板近端达到股骨近端。不能通过进入窗口和近端窗口触及的钢板孔通过刺向钢板的小切口可及。
1 股外侧肌
2 阔筋膜

10.5 内侧入路

R. Bauer, F. Kerschbaumer, S. Poisel

10.5.1 主要适应证

- 截骨术
- 骨折
- 肿瘤
- 骨髓炎

10.5.2 体位和切口

患者仰卧于手术台上,臀部和大腿下垫衬垫以使术侧下肢高于另一侧(图 10.26)。皮肤切口起自股骨内上髁远侧 2 指宽处,向近端延长 15 cm。为了显露股骨干中 1/3,可适当向近端延长切口(图10.26)。切开皮肤和皮下组织后,沿皮肤切口切开覆盖股外侧肌的筋膜。此入路常不需要分离髌骨支持带(图 10.27)。

10.5.3 显露股骨干

用示指将股内侧肌向远侧从骨和内侧肌间隔分离。这在内侧完成比外侧简单,因为在远端股内侧肌不附着于股骨内侧肌间隔(图 10.28)。切断为股内侧肌供血的膝降动脉(图 10.29,图 10.30)。其后,自骨膜向外牵拉股内侧肌,并插入 Hohmann 拉钩。避免打开膝关节囊上部。如果需要向近端进一步显露股骨,必须切开股内收肌肌膜,如图 10.31 所示。结扎几条股动脉肌支后,可进一步向近端切开股内侧肌。从内侧充分显露股骨干中 1/3 也是可能的(图 10.32)。

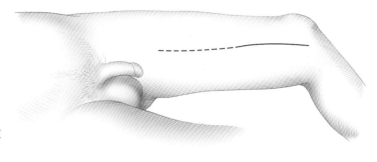

图 10.26 从内侧显露股骨干远端 1/3 和中 1/3(左下肢)。体位和切口。

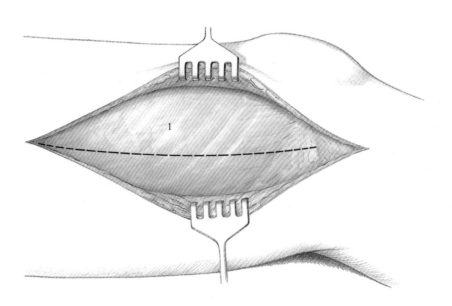

图 10.27 切开覆盖股内侧肌的筋膜。

1 股内侧肌

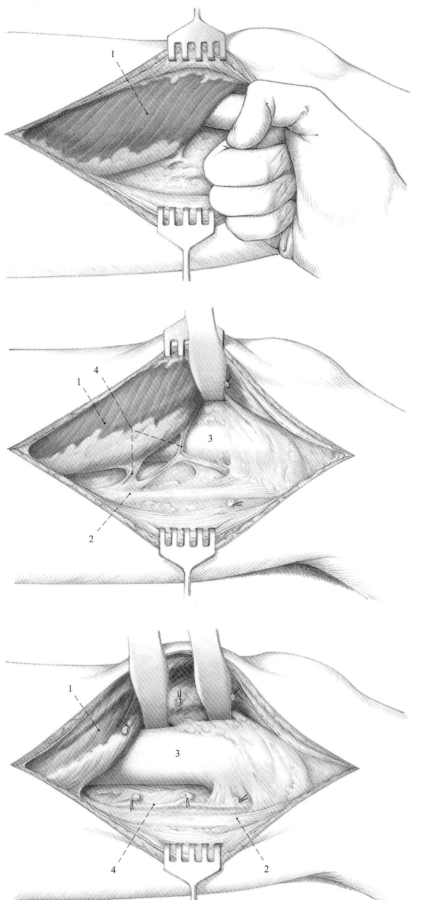

图 10.28 将股内侧肌从股内侧肌间隔分离。
1 股内侧肌

图 10.29 将股内侧肌从骨分离，并插入一 Hohmann 拉钩。
1 股内侧肌
2 大收肌肌腱
3 股骨干
4 膝降动脉肌支

图 10.30 结扎膝降动脉肌支后的手术部位。
1 股内侧肌
2 大收肌肌腱
3 股骨干
4 膝降动脉肌支

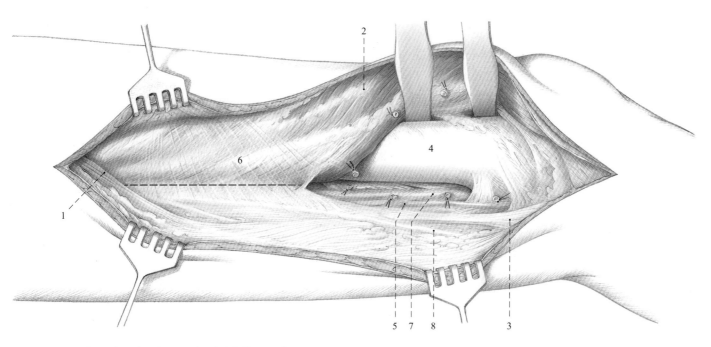

图 10.31 为显露股骨干中 1/3，切开股内收肌肌膜。

1 缝匠肌
2 股内侧肌
3 大收肌肌腱
4 股骨干

5 膝降动脉
6 股内收肌肌膜
7 股血管
8 隐神经

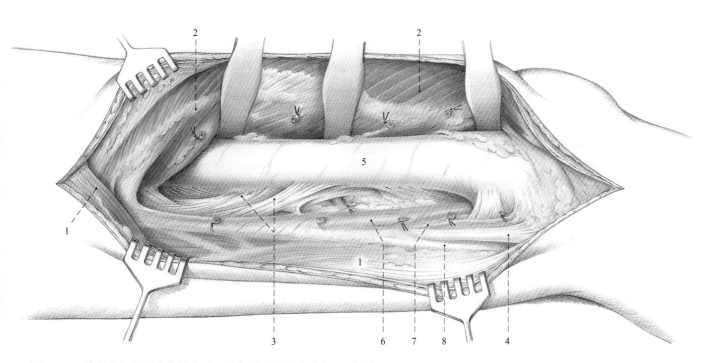

图 10.32 结扎并切断股动脉肌支后，从内侧显露股骨干中 1/3 和远 1/3。

1 缝匠肌
2 股内侧肌
3 长收肌肌腱
4 大收肌肌腱

5 股骨干
6 股血管
7 膝降动脉
8 隐神经

10.5.4 扩大入路

类似于髋旁切口，通过延长皮肤切口可向远端扩大入路（图 11.8）。

不建议向近端扩大入路，因为股神经和股深动、静脉的分支阻碍通向骨。如果条件允许，剥去缝匠肌的筋膜并向前上方反折以显露从股骨干中 1/3 到近端 1/3 的移行处。

10.5.5 解剖部位

图 10.33 中，长收肌与股骨的腱骨结合部已被分离，以显露股深动、静脉的走行以及其与股骨的关系。通常，在粗线中、近 1/3 和中、远 1/3 交界处供应股骨的两条滋养动脉来源于股深动脉。三支穿动脉穿过股外侧肌间隔，供应股外侧肌。

为了显露股血管和隐神经，去除股内收肌肌膜和血管周围鞘。注意穿过股内收肌肌膜的隐神经和膝降动脉。切开股内侧肌时应注意支配此肌的股神经肌支。

10.5.6 切口闭合

股骨内侧入路中不需要缝合肌肉，除非部分内收肌已被分离。通常松散地缝合筋膜已足够。

10.5.7 风险

切开时不够小心谨慎可能损伤切口远端的隐神经和股血管或腘血管。

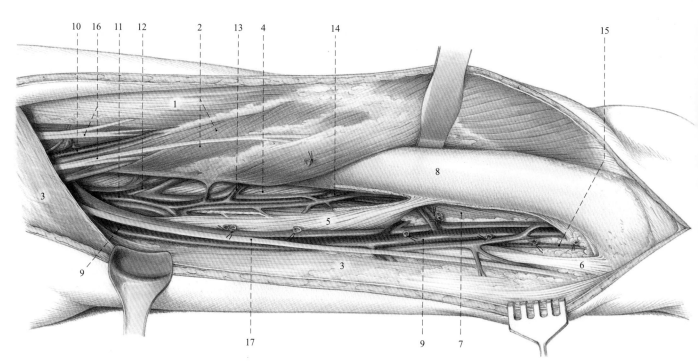

图 10.33　左股骨解剖部位，内面观。

1　股直肌
2　股内侧肌
3　缝匠肌
4　短收肌
5　长收肌
6　大收肌肌腱
7　股二头肌短头
8　股骨干
9　股动脉

10　旋股外侧动脉降支
11　股深动脉
12　第一穿动脉
13　第二穿动脉
14　第三穿动脉
15　膝降动脉
16　股神经肌支
17　隐神经

10.6 后侧入路

R. Bauer, F. Kerschbaumer, S. Poisel

10.6.1 主要适应证

- 伴坐骨神经损伤的骨折
- 肿瘤

10.6.2 体位和切口

患者取俯卧位，下肢铺巾以便自由活动。

皮肤切口起自臀沟近端 2 指宽处，至腘窝中央（图 10.34）。

10.6.3 显露股骨干近端 1/3 和中 1/3

沿皮肤和皮下组织的切口，在一定程度上将外侧皮瓣从筋膜游离。然后在股后皮神经外侧切开筋膜（图 10.35）。松解并向内侧牵开股二头肌长头。此时在近筋膜外侧缘处将股二头肌短头从股外侧肌间隔前方分离（图 10.36）。应保护供应股二头肌短头的腓总神经肌支。

此时，在粗线处切开股外侧肌间隔与股二头肌短头起点之间骨膜。用骨膜剥离器从外向内骨膜下显露骨。此过程也把部分大收肌从股骨中段分离。必须结扎并切断穿支血管（图 10.37）。插入 Hohmann 拉钩后，向后方显露股骨近端和中段。

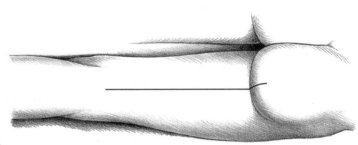

图 10.34 股骨后侧入路（右下肢）的体位和切口。

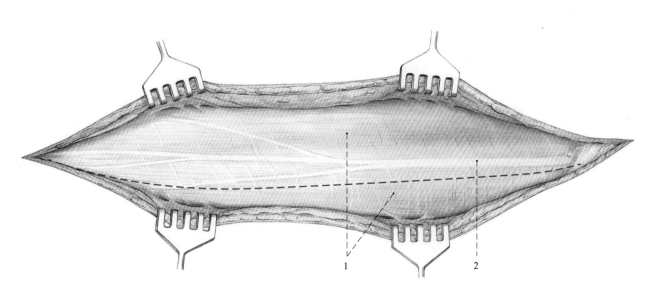

图 10.35 显露股骨干近端 1/3 和中 1/3。股后皮神经外侧筋膜的切口。

1 阔筋膜
2 股后皮神经

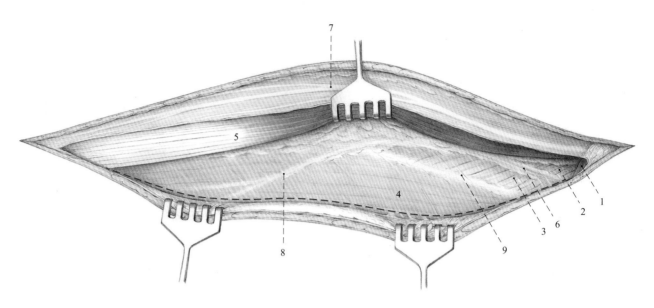

图 10.36 向内侧牵开股二头肌长头，沿虚线将股二头肌短头从股外侧肌间隔分离。

1 臀大肌
2 小收肌
3 大收肌
4 股二头肌短头
5 股二头肌长头

6 第一穿动、静脉
7 股后皮神经
8 腓总神经肌支
9 粗线

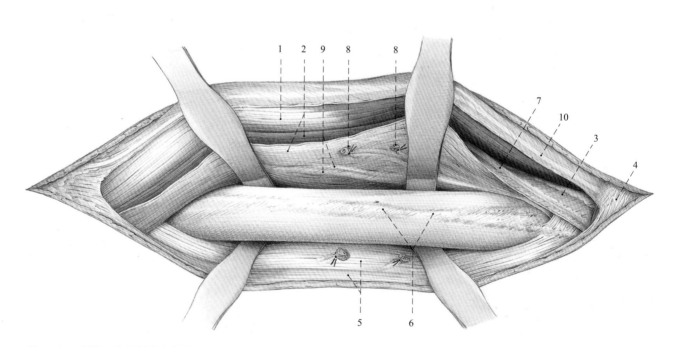

图 10.37 将股二头肌短头和大收肌从粗线分离后，从后侧显露股骨近端 1/3 和中 1/3。

1 股二头肌长头
2 股二头肌短头
3 小收肌
4 臀大肌
5 股外侧肌

6 粗线
7 第一穿动脉
8 第二穿动脉
9 第三穿动脉
10 股后皮神经

10.6.4 解剖部位

图 10.38 显示股深动、静脉和穿支血管的走行。在粗线处将股二头肌短头起点和大收肌附着点游离并向内牵开。约在股骨干中间可清晰看到 1 个位于粗线内侧的滋养孔。

为了显露坐骨神经和大腿深动脉上部，必须切开臀大肌、股方肌、小收肌和耻骨肌。

10.6.5 显露坐骨神经

如果需要显露坐骨神经或从后侧显露股骨远端 1/3，在股后皮神经内侧切开筋膜（图 10.39）。然后牵开筋膜，识别外侧股二头肌长头与内侧半腱肌之间的层次。用手指分开两肌腹并向内侧和外侧牵开（图 10.40）。坐骨神经被在半膜肌和股二头肌肌腹之间走行的筋膜样组织覆盖。切开筋膜并向内侧牵开半膜肌之后，可见坐骨神经。在股骨干中、远段，神经分支已清晰可见（图 10.41）。

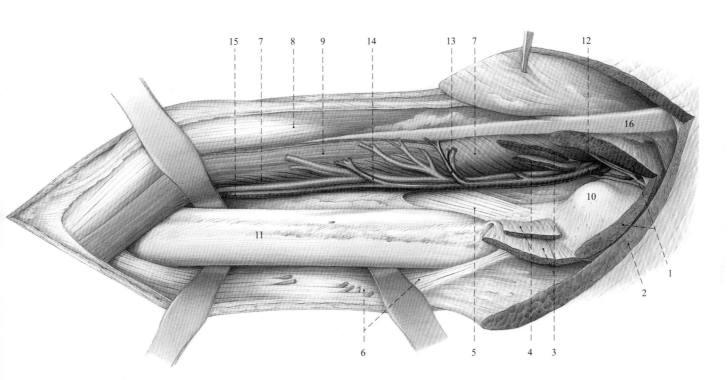

图 10.38　股骨近端 1/3 和中 1/3 的解剖部位，后面观。将股二头肌短头和大收肌从骨剥离并向内侧牵开。臀大肌、股方肌、小收肌和耻骨肌已被切开。

1 股方肌
2 臀大肌
3 小收肌
4 耻骨肌
5 股内侧肌
6 股外侧肌
7 大收肌
8 股二头肌长头

9 股二头肌短头
10 小转子
11 股骨干
12 股深动脉
13 第一穿动脉
14 第二穿动脉
15 第三穿动脉
16 坐骨神经

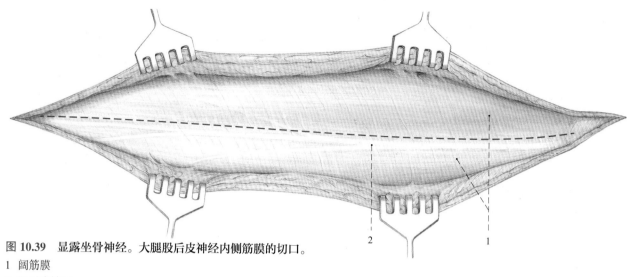

图 10.39 显露坐骨神经。大腿股后皮神经内侧筋膜的切口。

1 阔筋膜
2 股后皮神经

图 10.40 向内侧牵开半腱肌，向外侧牵开股二头肌长头。

1 半腱肌
2 半膜肌
3 股二头肌长头

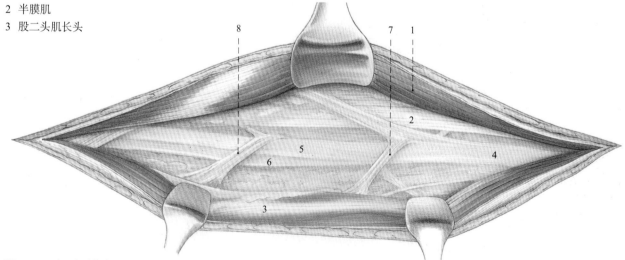

图 10.41 切开覆盖坐骨神经的筋膜后，向内侧牵开半腱肌和半膜肌，向外侧牵开股二头肌长头。

1 半腱肌
2 半膜肌
3 股二头肌
4 坐骨神经

5 胫神经
6 腓总神经
7 第二穿动、静脉
8 第三穿动、静脉

10.6.6 坐骨神经解剖部位

图 10.42 显示坐骨神经与坐股肌、股骨、股血管和大收肌的关系。为了更好地显露此神经，清除深、浅筋膜。

10.6.7 向远端扩大入路

若想显露股骨远端 1/3，分离并用圈套保护坐骨神经和腓神经，并向外侧牵开。然后在大收肌与股二头肌短头之间的粗线上方切开骨膜。通过这种方式，可骨膜下显露股骨干远端 1/3。

10.6.8 解剖部位

经过股骨远端 1/3 的横截面图（图 10.18）显示两条可能的股骨干后侧入路以及外侧入路和内侧入路。为了从背侧显露股骨干近端 1/3，在股二头肌和股外侧肌间隔之间接近股骨干。另一方面，为了显露股骨远侧部，在股二头肌两头与坐骨神经之间及半腱肌与半膜肌之间切开。

10.6.9 切口闭合

闭合切口不成问题；不需缝合肌肉。

10.6.10 注意事项

股骨后侧入路的一个缺点是需要骨膜下显露粗线，这需要分离骨的滋养动脉。因此，此入路仅在特殊情况下使用。

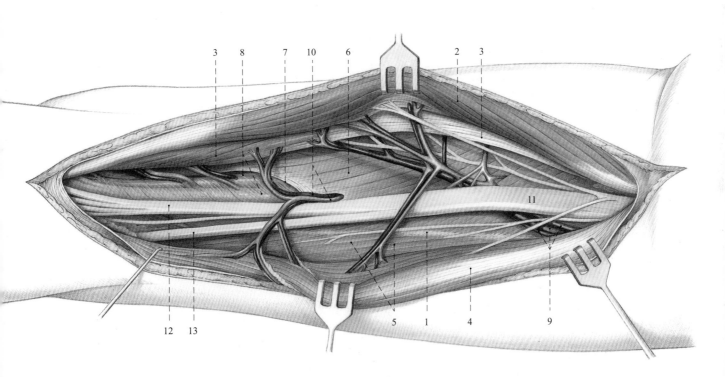

图 10.42 股骨后侧的解剖部位。浅筋膜、深筋膜和神经周围组织已被清除。

1　粗线
2　半腱肌
3　半膜肌
4　股二头肌长头
5　股二头肌短头
6　大收肌
7　收肌腱裂孔
8　腘血管
9　第二穿动、静脉
10　第三穿动、静脉
11　坐骨神经
12　胫神经
13　腓总神经

10.7 股骨远端经关节的髓腔入路

K. Weise, D. Höntzsch

10.7.1 主要适应证

- 股骨逆行髓内钉
- 骨折
- 假关节

10.7.2 体位和切口

患者取仰卧位。下肢下垂而使膝关节屈曲60°~80°（不多也不少）。

膝关节屈曲时髌尖必须不能阻碍进入通道，例如，当屈曲90°会有阻碍。若屈曲小于60°，不能获得理想的进入位点，尤其是不能获得理想的进入方向。

在髌腱中心处切开皮肤（图10.43）。

10.7.3 显露股骨髓腔远端进入部位

切开皮下组织直到髌腱（图10.44）。

然后沿皮肤切口且稍超过切口全长从髌尖远端到胫骨粗隆上髌韧带的止点切开髌韧带。用Langenbeck拉钩牵开髌韧带以无张力地使用器械（图10.45）。通常在进入位点钻孔，然后沿股骨髓腔长轴中心插入导丝。进入位点位于膝交叉韧带止点前方、关节面边缘后方的凹陷处。通常用C臂机决定和检查进入位点和方向。

10.7.4 切口闭合

全层缝合髌韧带，缝合皮下组织，缝合皮肤。

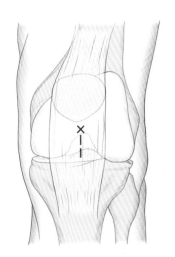

图 10.43 髌韧带纵切口。

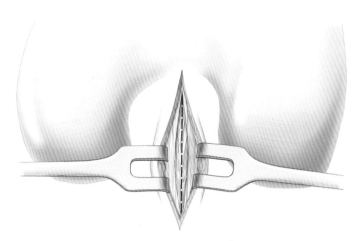

图 10.44 直至髌韧带的皮下组织纵切口。

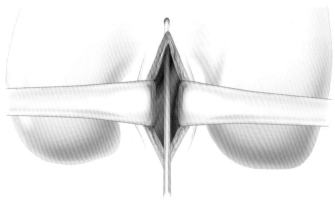

图 10.45 根据所用仪器的需要，切开髌韧带并用 Langenbeck 拉钩牵开。在股骨髓腔长轴中心正确的进入位点处向近侧插入导丝。

11 膝关节 Knee

11.1 前内侧微创入路

C. J. Wirth

11.1.1 主要适应证

- 内侧半关节成形术
- 全关节成形术
- 关节内骨折
- 部分滑膜切除术

11.1.2 体位和切口

患者取仰卧位。尽可能在大腿近端选择性地应用止血带之后，下肢铺巾以便自由活动。髌旁纵切口起自胫骨粗隆，略弯曲沿髌韧带内侧缘至髌骨上极（图 11.1）。屈曲膝关节至约 30°后，分离皮下组织。平行于皮肤切口显露内侧支持带和股内侧肌上方的筋膜（图 11.2）。

小切口股肌下入路：在股内侧肌肌腱远侧的内

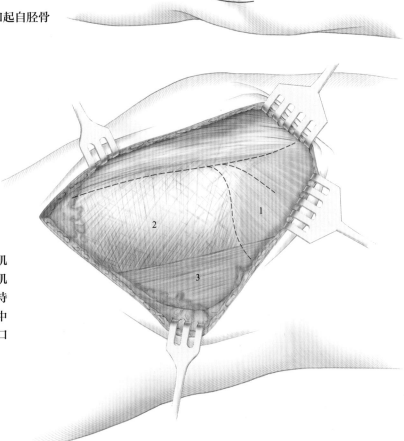

图 11.1 膝关节前内侧微创入路。皮肤切口起自胫骨粗隆，向近端直至髌骨内侧极（右膝）。

图 11.2 分离髌内侧支持带和髌韧带。股肌下入路中，支持带的切口呈直角沿股内侧肌下缘向肌间隔延伸。股内侧肌入路中，支持带的切口向股内侧肌在髌骨内上极的止点中央延伸。股内侧肌下入路中，支持带的切口延伸至股四头肌肌腱。

1 股内侧肌
2 髌内侧支持带
3 缝匠肌

侧支持带上做直角切口，切口的一端延伸至髌骨和髌腱内侧的胫骨内侧平台，另一端沿股内侧肌下缘向肌间隔延伸。在此处将此肌肉从肌间隔和下方的关节囊钝性分离（图 11.3）。

小切口股内侧肌入路：切开髌骨上股内侧肌的附着点（图 11.4）。横切口起自髌骨内上极。沿纤维方向分离筋膜和肌肉 2~4 cm，以免肌肉远部发生去神经支配。

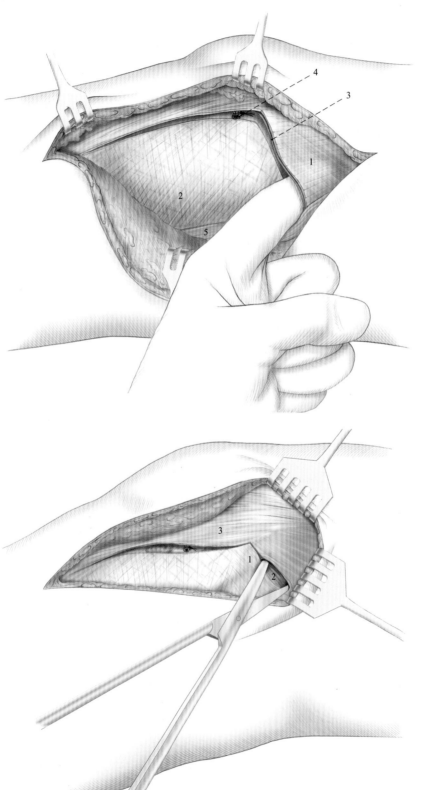

图 11.3　股肌下入路。在股内侧肌下缘分离此肌，并将其从肌间隔和关节囊钝性分离（注意收肌管内的股动、静脉）。结扎膝上内侧动、静脉的侧支。
1　股内侧肌
2　髌内侧支持带
3　关节囊
4　膝上内侧动、静脉分支
5　缝匠肌

图 11.4　股内侧肌入路。在髌骨内上极水平切开股内侧肌肌腱横部。分离肌肉筋膜并沿肌纤维切开肌腹直至关节囊，切口 2~4 cm。
1　筋膜
2　股内侧肌
3　纵行的髌骨内侧支持带

　　股内侧肌下入路：是一种止于髌骨内上极的髌旁入路，如果需要，此入路可扩大至股四头肌肌腱。类似于股内侧肌入路，将股内侧肌横行止点从髌骨内缘分离，直至髌骨上极（图 11.5）。

　　在股内侧肌下向近侧切开关节囊直至髌上囊（图 11.6）。为了显露关节，可使髌骨及附着的股内侧肌向外侧牵拉（而非外翻）。

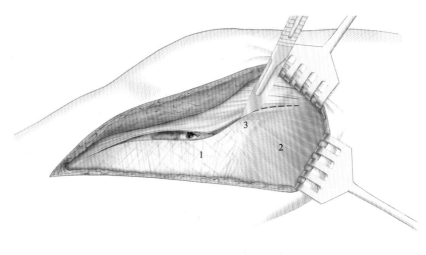

图 11.5　股内侧肌下入路。支持带切口沿髌韧带内缘和髌骨内缘走行，直至髌骨内上极水平。不切开股内侧肌。
1　筋膜
2　股内侧肌
3　纵行的髌内侧支持带

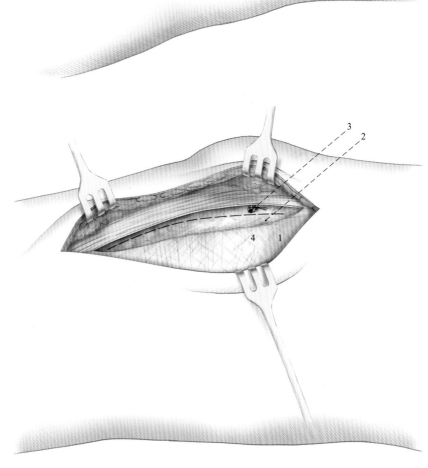

图 11.6　平行于支持带切口纵向切开膝关节囊。
1　股内侧肌
2　关节囊
3　膝上内侧动、静脉分支
4　髌内侧支持带

11.1.3 显露膝关节

显露内侧关节间室不需进一步解剖。通过不同程度地屈曲膝关节来移动软组织窗可很容易地到达胫骨平台和股骨髁。

若想看到整个关节，从内侧、胫骨粗隆近端骨膜下显露胫骨平台。Hoffa 髌下脂肪垫和髌下深囊依然附着于髌韧带。从而可通过减少膝关节屈曲度而无张力地外移髌骨。此时在外侧插入 2 把 Langenbeck 拉钩，拉钩尖撑在股骨外侧髁。当小心屈曲膝关节至 70°~80° 时，这可以使髌骨维持在一侧（图 11.7）。这使股骨远端上的股内侧肌变得越来越紧张，若膝关节屈曲用力过大可使股内侧肌撕裂，尤其在经股内侧肌入路中。

11.1.4 切口闭合

放开止血带后确保止血。缝合关节囊和分离的支持带。在股内侧肌入路中，也需缝合浅表肌纤维和肌肉筋膜。

11.1.5 注意事项

微创入路中，通常保留股四头肌肌腱与股内侧肌之间的连接。这可避免髌骨术后偏斜，并维持了股四头肌功能。随着关节的屈伸，关节切口像移动窗口一样向近侧或远侧移动，取决于要显露关节的哪一部分。

原则上，股内侧肌下入路对肌肉损伤最小，但仅适用于较瘦的患者。

当要通过微创入路插入双髁型膝关节假体时，需要更小的器械才能置入。对于挛缩膝关节、更大的轴向偏移、肌肉发达或肥胖患者或翻修手术，应将切口扩大为常规的前内侧髌旁入路（图 11.8）。

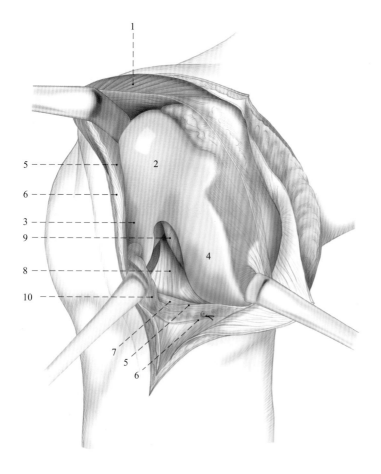

图 11.7 在髌上囊处和 Hoffa 髌下脂肪垫后方插入 Langenbeck 拉钩后，在膝关节伸直状态下向外侧牵开髌骨。为了显露股骨内侧髁，在内侧副韧带下放置另一把 Langenbeck 拉钩。

1 股内侧肌
2 股骨髌面
3 股骨外侧髁
4 股骨内侧髁
5 关节囊滑膜
6 关节囊纤维膜
7 内侧半月板
8 前交叉韧带
9 后交叉韧带
10 Hoffa 髌下脂肪垫

11.2 前内侧髌旁入路
R. Bauer, F. Kerschbaumer, S. Poisel, C. J. Wirth

11.2.1 主要适应证
- 全关节成形术
- 滑膜切除术
- 关节融合术
- 微创入路的扩大

11.2.2 体位和切口

患者取仰卧位，下肢伸直并铺巾以便自由活动。皮肤切口起自髌骨上缘近侧 5 cm 处，在髌骨内缘内侧 1 cm 处弯向远侧，然后向髌韧带内侧的胫骨粗隆延伸。

如果需要显露鹅足或内侧副韧带，皮肤切口可再向远端延长 5 cm（图 11.8）。此时向前和向后分离皮下组织，然后识别隐神经髌下支（图 11.9）。

11.2.3 显露膝关节

在髌骨边缘内侧 2 cm 切开髌内侧支持带。然后用手术剪将关节囊支持带和股四头肌肌腱钝性分离（图 11.10）。在髌骨上缘水平穿线标记膝关节伸肌装置，以便适当地关闭支持带。然后在股内侧肌止点外侧几毫米处切开股四头肌肌腱。在内侧关节腔近端约 2 cm 处打开关节囊。当从远端分离关节滑膜囊时，必须考虑半月板前角的止点（图 11.11）。此时可向外侧牵开髌骨并旋转 180°。若髌骨无法向外侧脱位或旋转，应进一步向近侧延长股四头肌肌腱和关节囊的切口。二次手术时，偶尔需要分离 Hoffa 髌下脂肪垫和外侧关节囊区域的瘢痕组织，以便髌骨可以完全向外侧脱位或旋转。然后将膝关节屈曲 90°，从而清晰地显露股骨内侧髁、股骨外侧髁、髁间窝与前后交叉韧带、内侧和外侧半月板以及胫骨平台（图 11.12）。

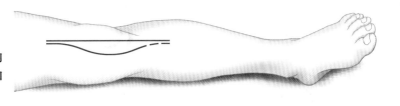

图 11.8 内侧髌旁入路。皮肤切口可弯向髌骨内侧或在髌骨表面纵行切开（左膝）。可延长切口以显露鹅足及内侧关节囊和韧带装置。

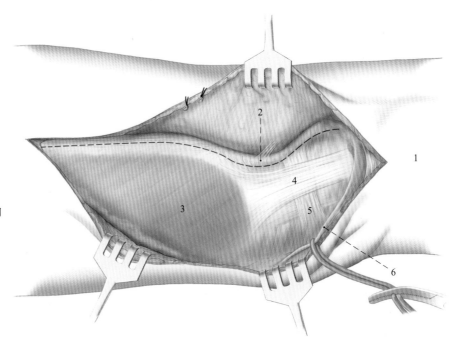

图 11.9 套住隐神经髌下支。髌内侧支持带和股四头肌肌腱的切口。
1 胫骨粗隆
2 髌骨
3 股内侧肌
4 纵行的髌内侧支持带
5 横行的髌内侧支持带
6 隐神经髌下支

11.2.4 扩大入路

为了显露鹅足和内侧关节囊直至半膜肌扩张部，切口需从胫骨粗隆向远侧延长 5 cm。近端的皮肤切口与内侧髌旁入路相同。

切开皮下组织后，首先辨别隐神经髌下支并用神经环将其牵开。经典的内侧关节切开术是通过髌骨内缘内侧 2 cm 的支持带进行。然后从隐神经髌下支下方提起此神经，切开其下方的筋膜和鹅足浅表部的止点。如果需要，可将切口向近端延长至股四头肌肌腱（图 11.13）。此时患肢可悬垂于手术台上而使膝关节屈曲至 90°。此体位时，很容易向后分离鹅足浅表部的肌腱和筋膜，从而清晰地显露内侧膝关节囊。当从胫骨上分离鹅足浅表部时，应注意保护下面的内侧副韧带附着点。

如果需要，也可从内侧检查膝关节后部。在后内侧副韧带后方斜行切开膝关节囊并插入一把

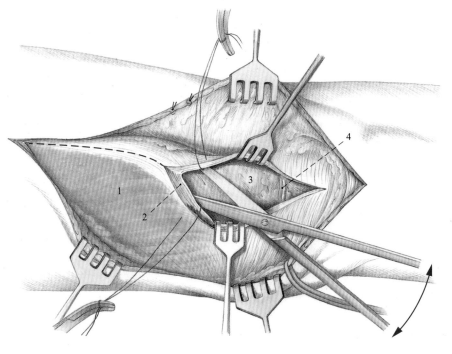

图 11.10 在股内侧肌和股四头肌肌腱下切开膝关节囊。通过留置缝线辨别股内侧肌止点。向近端分离股四头肌肌腱。

1 股内侧肌
2 股四头肌肌腱
3 关节囊滑膜
4 膝上内侧动、静脉

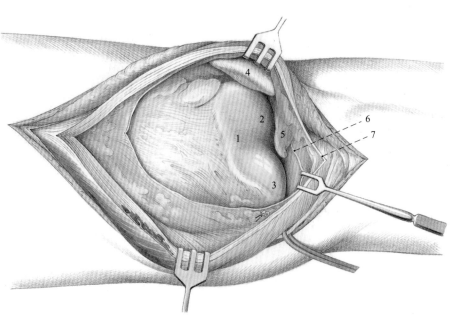

图 11.11 打开膝关节囊且髌骨外移后的手术部位；伸直膝关节。

1 股骨髌面
2 股骨外侧髁
3 股骨内侧髁
4 髌骨
5 Hoffa 髌下脂肪垫
6 关节囊滑膜
7 关节囊纤维膜

Langenbeck 拉钩（图 11.14）。此切口通常可为内侧半月板后内角、后侧关节囊和内侧副韧带深部提供良好的视野。若需要显露后交叉韧带的胫骨附着点，可在股骨上向内侧延长关节囊切口，同时切断腓肠肌内侧头的一部分（图 11.15）。切开时必须不能损伤大收肌肌腱。同样也要保护附着的膝关节神经和膝上内侧动脉的分支。

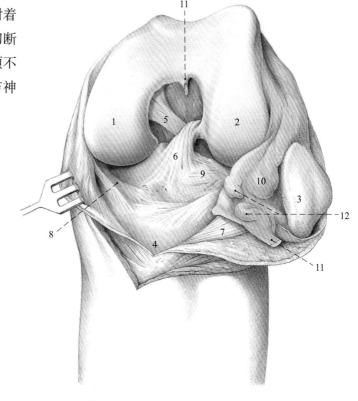

图 11.12 膝关节屈曲 90° 后的手术部位，前面观。髌骨已外旋并向外脱位。

1 股骨内侧髁
2 股骨外侧髁
3 髌骨
4 胫骨
5 后交叉韧带
6 前交叉韧带
7 髌韧带
8 内侧半月板
9 外侧半月板
10 Hoffa 髌下脂肪垫
11 髌下滑膜襞
12 翼状襞

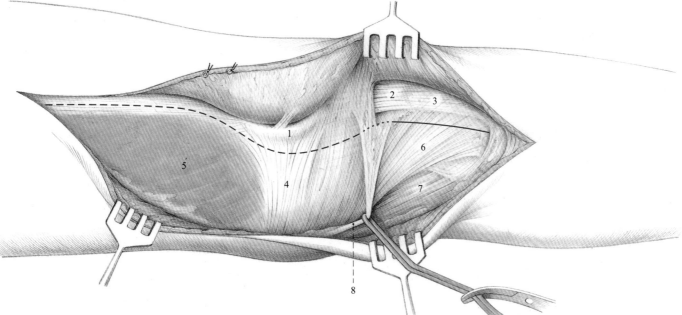

图 11.13 向远端延长切口以显露鹅足浅表部和内侧关节囊与韧带装置。股四头肌肌腱、横行髌内侧支持带和髌下支下方浅表鹅足的切口。

1 髌骨
2 髌韧带
3 胫骨粗隆
4 横行的髌内侧支持带

5 股内侧肌
6 鹅足浅表部
7 腓肠肌内侧头
8 隐神经髌下支

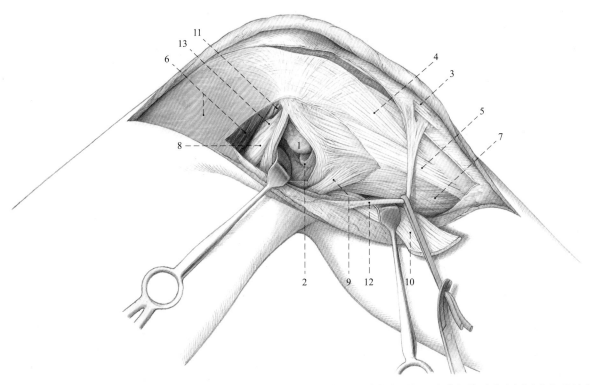

图 11.14 将鹅足浅表部从胫骨分离后的外观。在后内侧副韧带后方打开关节囊后部。注意保护膝上内侧动脉和膝关节神经。

1 股骨内侧髁	6 股内侧肌	11 膝上内侧动、静脉
2 内侧半月板	7 腘肌	12 隐神经髌下支
3 髌韧带	8 大收肌肌腱	13 膝关节神经
4 髌内侧支持带	9 半膜肌肌腱	
5 胫侧副韧带	10 鹅足浅表部	

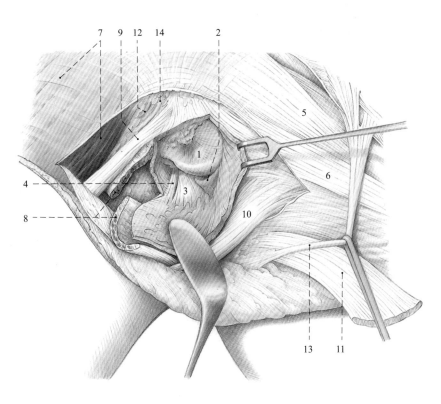

图 11.15 通过分离腓肠肌内侧头扩大关节囊后内侧部的切口，从而显露后交叉韧带。

1 股骨内侧髁
2 内侧半月板
3 后交叉韧带
4 板股后韧带
5 髌内侧支持带
6 内侧副韧带
7 股内侧肌
8 腓肠肌内侧头
9 大收肌肌腱
10 半膜肌肌腱
11 鹅足浅表部
12 膝上内侧动、静脉
13 隐神经髌下支
14 膝关节神经

11.2.5 解剖部位

参阅图 11.16。

关节后内侧角或半膜肌扩张部对膝关节功能特别重要。半膜肌可维持内侧膝关节囊的动态稳定。半膜肌有 5 个止点，其方向取决于膝关节的屈曲度。反折部在内侧副韧带下走行至胫骨，屈曲时可防止外旋。胫骨的内侧附着点引起后侧关节囊在伸直位收缩。半膜肌肌腱放射到后关节囊上形成腘斜韧带。其他 2 个纤维束一方面放射至后内侧副韧带（后斜韧带），另一方面放射至腘肌腱膜。

在后内侧副韧带的前方和后方行关节后内侧部的关节切开术。股胫韧带紧密地与内侧半月板后内角连在一起。此韧带稳定半月板后角。半膜肌肌腱分支提供此韧带额外的动态稳定。

11.2.6 切口闭合

间断缝合关节囊、腓肠肌内侧头和分离的鹅足。通常，在闭合切口前释放止血带并止血。

11.2.7 供选择的皮肤切口

用来显露膝关节的内侧髌旁关节囊切口可与外侧髌旁皮肤切口相结合。外侧髌旁切口适用于滑膜切除术、关节成形术或韧带重建，因为可较少地损害膝前皮肤和皮下组织的血供及神经支配。髌前和髌下皮肤神经支配绝大多数来自内侧。

外侧皮肤切口起自髌骨外上极近侧 5 cm 处，沿曲线或直线延伸至胫骨粗隆（图 11.17）。接下来建议对内侧皮瓣进行非创伤性分离。切开皮下组织后，沿切口方向切开下面的筋膜。此时向内侧对内

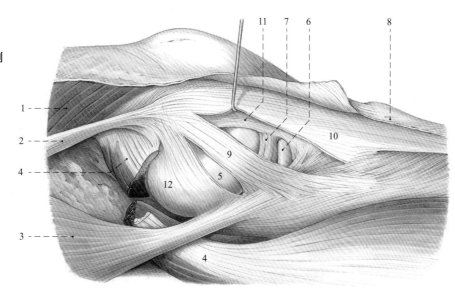

图 11.16 解剖部位。膝关节内侧关节囊和韧带装置。

1 股内侧肌
2 大收肌肌腱
3 半膜肌
4 腓肠肌内侧头
5 股骨内侧髁
6 胫骨内侧髁
7 内侧半月板
8 鹅足浅表部
9 后内侧副韧带
10 内侧副韧带
11 内侧关节囊韧带
12 髁突

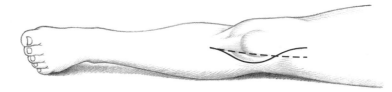

图 11.17 髌旁外侧皮肤切口；可为直切口或弯切口（左膝关节）。

侧皮瓣进行筋膜下切开。此过程可保护内侧的血管和神经，因为其主要在筋膜外走行（图 11.18）。内侧关节切开术通常是在分离髌内侧支持带和股四头肌肌腱后进行。如果需要，此切口也可用于外侧髌旁关节切开术、外侧松解术或外侧韧带的重建（图 11.19）。

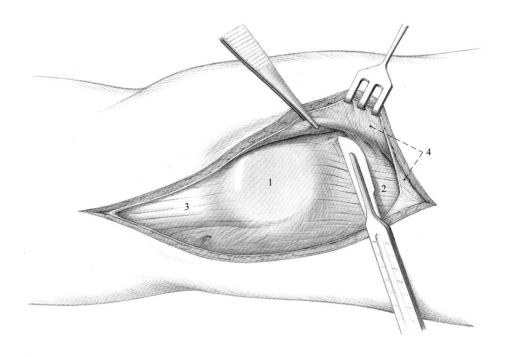

图 11.18 切开筋膜后，筋膜下切开内侧皮瓣。
1 髌骨
2 股四头肌肌腱
3 髌韧带
4 筋膜

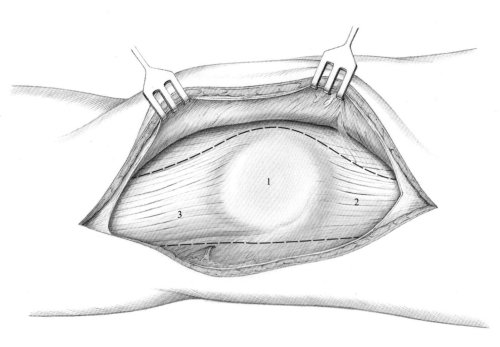

图 11.19 伸肌装置髌旁切口（内侧或外侧）。
1 髌骨
2 股四头肌肌腱
3 髌韧带

11.3 小切口内侧入路

R. Bauer, F. Kerschbaumer, S. Poisel, C. J. Wirth

11.3.1 主要适应证

- 内侧副韧带手术
- 横行髌内侧支持带置换术
- 髌骨内缘撕脱性骨折固定术
- 摘除关节游离体

11.3.2 体位和切口

患者取仰卧位。应用止血带，膝部铺巾以便自由活动。在股骨内上髁与髌骨内缘之间关节上方切开皮肤（图 11.20）。分离皮肤和皮下组织后，显露内侧支持带。伸展膝关节使切口窗向髌骨内缘移动（图 11.21），屈曲膝关节使其向内侧副韧带、股骨内上髁和鹅足近侧缘移动（图 11.22）。通过移动切口窗可见横行的髌内侧支持带的走行——起自大收肌肌腱骨止点与股骨内上髁之间，止于髌骨内缘上 1/3 处。

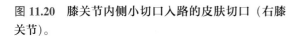

图 11.20 膝关节内侧小切口入路的皮肤切口（右膝关节）。

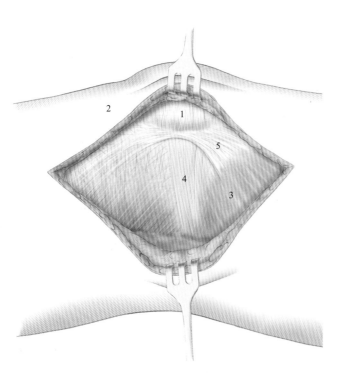

图 11.21 膝关节伸直，通过可移动切口窗能看到髌骨内缘、部分髌韧带和股内侧肌以及横行的髌内侧支持带。

1 髌骨　　　　　　　4 横行的髌内侧支持带
2 髌韧带　　　　　　5 纵行的髌内侧支持带
3 股内侧肌

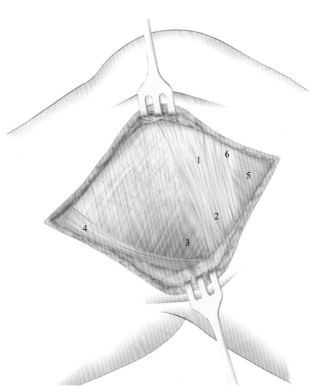

图 11.22 膝关节屈曲至 90°，顺着横行的髌内侧支持带可直至股骨内上髁和内侧副韧带，也可看到部分鹅足和股内侧肌。

1 横行的髌内侧支持带　　4 鹅足浅表部
2 股骨内上髁（被横行的髌　5 股内侧肌
　内侧支持带覆盖）　　　　6 纵行的髌内侧支持带
3 胫侧副韧带

11.3.3 显露膝关节

膝部略屈，在髌骨旁分离内侧支持带并用切口拉钩牵引（图 11.23）。在内侧关节腔近端 2 cm 处切开膝关节囊。然后向近端和内下方延长切口。将一 Langenbeck 拉钩插在内侧副韧带下方，另一 Langenbeck 拉钩向外侧牵开 Hoffa 髌下脂肪垫（图 11.24）。膝部屈曲至 90°，很容易看到内侧胫骨平台、股骨内侧髁、前交叉韧带和内侧半月板前角。

11.3.4 切口闭合

松开止血带并止血后，若关节已打开，则需缝合关节囊和支持带，否则仅缝合皮下组织和皮肤来闭合切口。

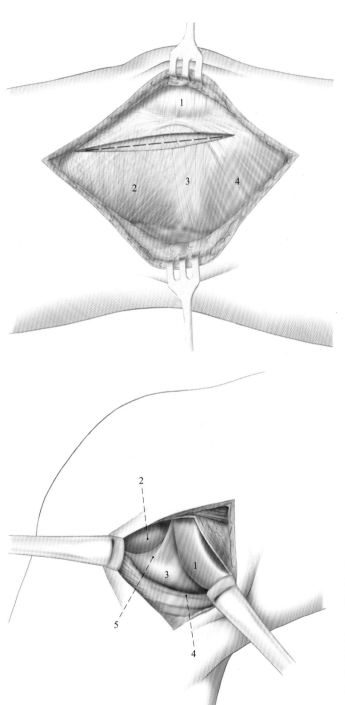

图 11.23 为了打开关节，在髌旁水平分离髌内侧支持带和关节囊。

1 髌骨
2 髌内侧支持带
3 横行的髌内侧支持带
4 股内侧肌

图 11.24 插入 Langenbeck 拉钩牵开 Hoffa 髌下脂肪垫和内侧副韧带后，膝关节屈曲成直角。可见内侧半月板前角、股骨内侧髁、部分股骨外侧髁、胫骨关节面和前交叉韧带。

1 股骨内侧髁
2 股骨外侧髁
3 胫骨上关节面
4 内侧半月板
5 前交叉韧带

11.4 前外侧入路

R. Bauer, F. Kerschbaumer, S. Poisel, C. J. Wirth

11.4.1 主要适应证

- 关节骨折
- 部分滑膜切除术
- 摘除关节游离体

11.4.2 体位和切口

患者取仰卧位，应用止血带后下肢铺巾以便自由活动。皮肤切口约 5 cm 长，在髌骨外侧两指宽处向 Gerdy 结节延伸（图 11.25）。

皮肤切口不应太斜，以便需要时或再次手术时延长为外侧髌旁切口。切开皮下组织和插入拉钩后，沿相同方向切开髂胫束（图 11.26）。

11.4.3 显露膝关节

由后上至前下斜行切开外侧膝关节囊（图 11.27）。将一 Langenbeck 拉钩插在外侧副韧带下方，另一把插在 Hoffa 髌下脂肪垫后方。此时屈曲膝关节。为了获得外侧半月板的完整视野，建议极度屈曲膝关节。由于外侧副韧带的斜行走行，此体位可看到整个外侧半月板。在冠状韧带插入一小拉钩以显露半月板前部和后部。轻拉拉钩，半月板可一定程度地向外侧移动，从而有利于评估其整体情况（完全或部分盘状的半月板）（图 11.28）。

11.4.4 扩大入路

如果需要，前外侧小切口可延长为髌旁长切口（图 11.25，图 11.17）。沿皮肤切口切开髂胫束，打开关节囊直至上隐窝。可向内侧牵开髌骨，从而显

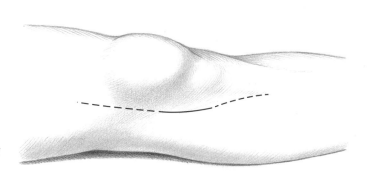

图 11.25 小切口膝关节前外侧入路。皮肤切口（右膝），可延长（虚线）。

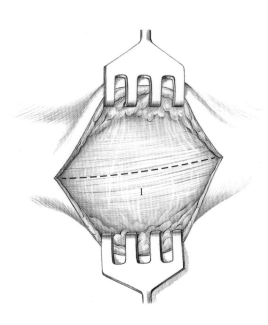

图 11.26 沿纤维切开髂胫束。
1 髂胫束

露股骨外侧髁、外侧半月板和外侧胫骨平台。存在关节内骨折或髁上截骨术时，可向近端扩大外侧的切口，从而可经相同入路到达股骨远端干骺端（参阅 10.3 相关内容，图 10.14~图 10.17）。也可以向远端扩大入路，例如胫骨平台外侧骨折时，斜行向远端延长皮肤切口直至胫骨粗隆。

11.4.5 切口闭合

松开止血带并止血之后，膝关节屈曲状态下间断缝合膝关节囊和髂胫束，从而闭合切口。

11.4.6 风险

切除外侧半月板时，可能损伤紧邻的膝下外侧动脉。松开止血带后必须特别注意此血管，以免出血。

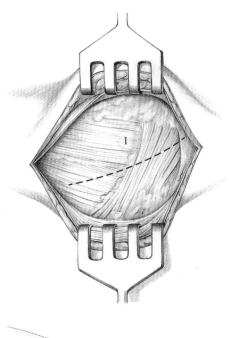

图 11.27 从后上到前下打开膝关节囊。
1 膝关节囊

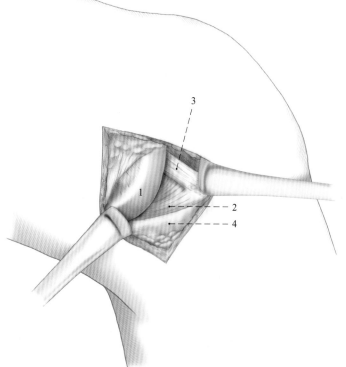

图 11.28 屈膝状态下膝关节前外侧部的显露。为了更好地显露半月板前角和前交叉韧带，用 Langenbeck 拉钩牵开 Hoffa 髌下脂肪垫和外侧副韧带。
1 股骨外侧髁
2 外侧半月板
3 前交叉韧带
4 胫骨外侧髁

11.5 后外侧入路（Henderson 入路）

R. Bauer, F. Kerschbaumer, S. Poisel, C. J. Wirth

11.5.1 主要适应证

- 髂胫束松解
- 上髁转移
- 摘除关节游离体
- 清除骨软骨填塞物

11.5.2 体位和切口

患者取仰卧位。应用止血带后下肢铺巾以便自由活动，大腿下放衬垫以使膝关节微屈。皮肤切口起自可触摸到的阔筋膜后缘处髌骨上缘近侧约 5 cm 处，向远侧延伸至腓骨头远端约 1 指宽处（图 11.29）。切开皮下组织后，将后侧皮瓣从筋膜游离，辨别髂胫束后缘，并纵向切开此处筋膜（图 11.30）。

11.5.3 显露膝关节

在外侧肌间隔后方切开筋膜很重要。

切开筋膜后，用 Langenbeck 拉钩小心地（当心腓总神经）向后牵开筋膜后部和股二头肌，并向前牵开筋膜前部和外侧肌间隔。用组织剪游离外侧副韧带后缘和腓肠肌外侧头。在外侧副韧带后方 L 形切开关节囊，也切断了腓肠肌外侧头（图 11.31）。可用切口拉钩向前牵开外侧副韧带和腘肌腱。在外侧关节囊后部插入另一拉钩，从而为股骨外侧髁后部、外侧半月板后部和腘肌腱提供良好的视野（图 11.32）。为了更好地显露股骨外侧髁，如果需要，可完全分离腓肠肌外侧头。

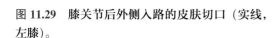

图 11.29　膝关节后外侧入路的皮肤切口（实线，左膝）。

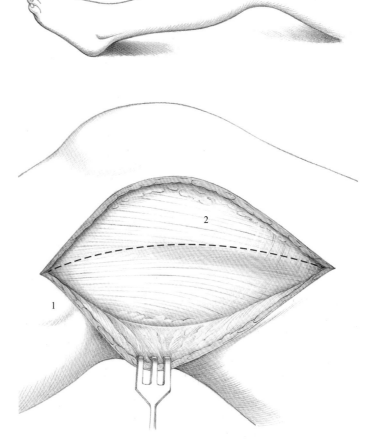

图 11.30　在髂胫束后缘切开后侧皮瓣和筋膜。
1　腓骨头
2　髂胫束

11.5.4 扩大入路

可向近端扩大入路以显露股骨远端（参阅 10.3 相关内容，图 10.14~图 10.17）。

11.5.5 切口闭合

缝合关节囊并将分离的腓肠肌外侧头再接，从

而闭合切口。

11.5.6 风险

若打开膝关节囊时不够小心，可能会切断腘肌腱和膝下外侧动脉。若向前切开髂胫束直至外侧肌间隔，进一步切开关节囊会变得极其困难。

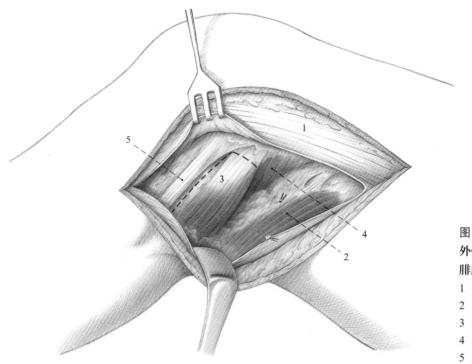

图 11.31 向后牵开股二头肌，在外侧副韧带后方切开关节囊并分离腓肠肌外侧头。

1 髂胫束
2 股二头肌
3 腓肠肌外侧头
4 跖肌
5 腓侧副韧带

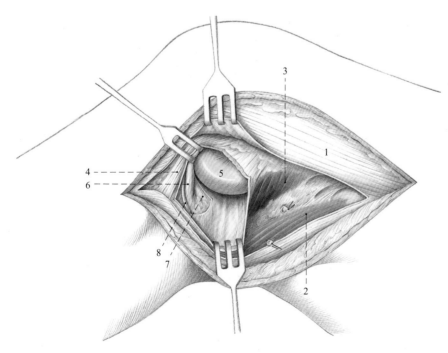

图 11.32 打开膝关节后外侧部的外观。

1 髂胫束
2 股二头肌
3 跖肌
4 腓侧副韧带
5 股骨外侧髁
6 腘肌腱
7 外侧半月板
8 膝上外侧动脉

11.6 后侧入路（Trickey 入路）

R. Bauer, F. Kerschbaumer, S. Poisel, C. J. Wirth

11.6.1 主要适应证

• 撕脱性骨折后交叉韧带重建
• 骨折
• 滑膜切除术
• 摘除关节游离体
• 腘窝血管和神经修复
• 腘窝囊肿
• 肿瘤

11.6.2 体位和切口

患者取俯卧位。应用止血带后下肢铺巾以便自由活动。从内上到外下做 S 形皮肤切口。腘窝切口横部中央应略斜，否则由于张力大，闭合皮肤很困难，尤其在屈曲挛缩时（图 11.33）。为修复胫神经，可向远侧延长切口（图 11.33 虚线）。切开皮肤和皮下组织后，显露筋膜并在中央切开。在切口近端筋膜下方和切口远端筋膜上方可见腓肠内侧皮神经和伴行的小隐静脉。应在腓肠内侧皮神经内侧切开筋膜（图 11.34）。为了显露和牵开腘窝血管和神经，需要向近端和远端广泛切开筋膜。

向内牵开半膜肌后，首先游离并套住胫神经。然后以相同方式游离腓总神经。结扎并切断小隐静脉与腘静脉之间的侧支（图 11.35）。然后显露腘血管，并用钝拉钩将其向外牵开或将其套住。然后在半膜肌下插入一 Langenbeck 拉钩，撑在股骨内侧髁上缘（图 11.36）。在腓肠肌内侧头肌腱起点远端约 1 指宽处分离腓肠肌内侧头。

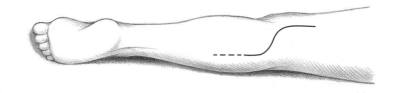

图 11.33 膝关节后侧入路的皮肤切口（右膝）。

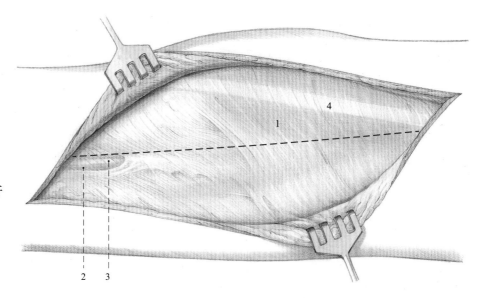

图 11.34 在中央略偏内切开筋膜。

1 小腿筋膜
2 小隐静脉
3 腓肠内侧皮神经
4 半腱肌肌腱

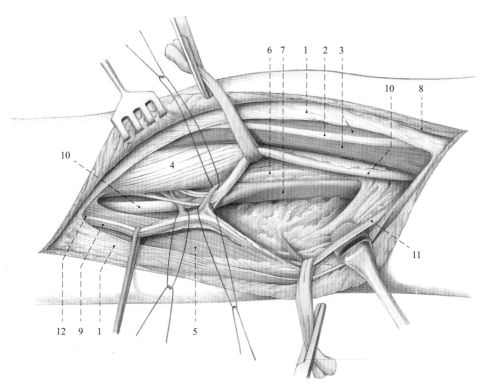

图 11.35 分离并套住胫神经、腓总神经、腓肠内侧皮神经和小隐静脉。结扎小隐静脉与腘静脉之间的小静脉。

1 小腿筋膜
2 半腱肌
3 半膜肌
4 腓肠肌内侧头
5 腓肠肌外侧头
6 腘动脉

7 腘静脉
8 大隐静脉
9 小隐静脉
10 胫神经
11 腓总神经
12 腓肠内侧皮神经

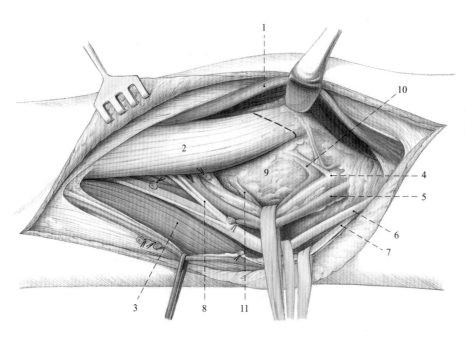

图 11.36 在股骨髁上腓肠肌内侧头起点远端 1 指宽处分离腓肠肌内侧头。

1 半膜肌
2 腓肠肌内侧头
3 腓肠肌外侧头
4 腘动脉
5 腘静脉
6 胫神经
7 腓总神经
8 胫神经肌支
9 关节囊
10 膝上外侧动、静脉
11 膝中动、静脉

11.6.3 从后内侧显露膝关节囊

向远端牵开切开的腓肠肌头。为防止过度拉伸胫神经肌支，应避免张力过大。打开关节囊形成一铰链状瓣（图 11.37）。

此切口内侧部不应太靠内，以免损伤后交叉韧带和膝中动脉。当关节囊瓣向远侧折叠时，可获得内侧髁后方、后交叉韧带走行和内侧半月板后部良好的视野（图 11.38）。

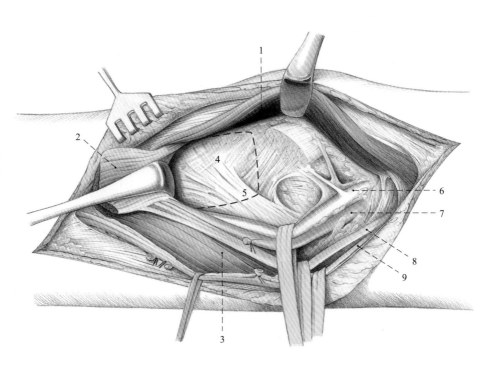

图 11.37 向远端牵开腓肠肌内侧头后，后侧膝关节囊的铰链状瓣切口。

1 半膜肌
2 腓肠肌内侧头
3 腓肠肌外侧头
4 膝关节囊
5 腘斜韧带
6 腘动脉
7 腘静脉
8 胫神经
9 腓总神经

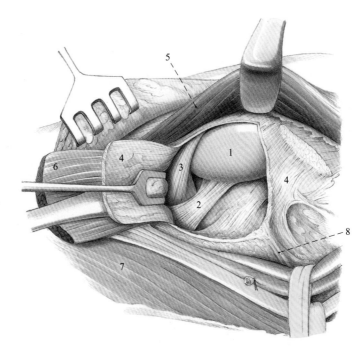

图 11.38 打开膝关节囊后内侧部后的外观。

1 股骨内侧髁
2 后交叉韧带
3 内侧半月板
4 膝关节囊
5 半膜肌
6 腓肠肌内侧头
7 腓肠肌外侧头
8 膝中动、静脉

11.6.4 从后外侧显露膝关节

如果需要显露膝关节后外侧部，向内侧牵开先前套住的腘血管和胫神经。向外侧牵开腓总神经、股二头肌和腓肠内侧皮神经。结扎膝关节囊后方的小血管后，在肌肉起点远侧 1 指宽处分离腓肠肌外侧头和股骨外侧髁上跖肌的起点（图 11.39）。然后用 Langenbeck 拉钩小心地将两肌向远侧牵开，注意其血供和神经支配（图 11.40）。

此时可打开关节囊后外侧部形成一铰链状瓣，类似于内侧部。关节囊瓣远端反折可为外侧

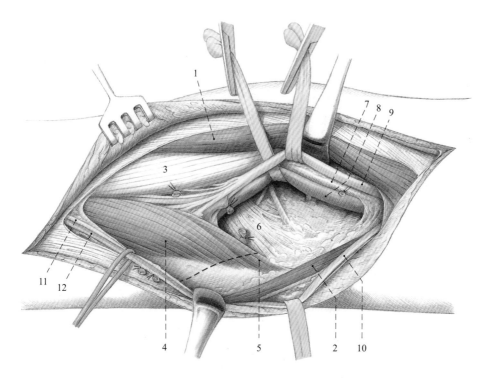

图 11.39 将腓肠肌外侧头和跖肌起点从股骨外侧髁分离。

1 半膜肌
2 股二头肌
3 腓肠肌内侧头
4 腓肠肌外侧头
5 跖肌
6 膝关节囊
7 腘动脉
8 腘静脉
9 胫神经
10 腓总神经
11 腓肠内侧皮神经
12 小隐静脉

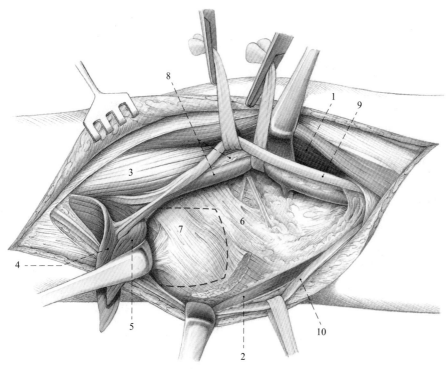

图 11.40 牵开腓肠肌内侧头后打开膝关节后外侧部。

1 半膜肌
2 股二头肌
3 腓肠肌内侧头
4 腓肠肌外侧头
5 跖肌
6 膝关节囊
7 腘斜韧带
8 腘血管
9 胫神经
10 腓总神经

髁后部、外侧半月板后角、板股后韧带和股骨外侧髁内侧面上前交叉韧带的起点提供良好的视野（图11.41）。

11.6.5 解剖部位

参阅图11.42。

腓肠肌内侧头和外侧头在其起点远侧约7 cm处接受神经支配。为了防止此组肌肉去神经支配，在显露后侧关节囊或涉及腓肠肌内侧头的韧带重建时需小心地解剖这些肌支。

在这些肌支远侧几厘米处，胫神经和腘血管进入比目鱼肌与腘肌之间。如果需要修复胫神经或腘动脉及其分支——胫前动脉、胫后动脉和腓动脉，可切开比目鱼肌。

在这种情况下，应在第一肌支内侧切开比目鱼肌。

11.6.6 切口闭合

松开止血带并止血后，间断缝合关节囊切口，重新缝合分离的腓肠肌头。

11.6.7 风险

切开时不够小心可能损伤腘血管或其分支。因此，在任何情况下，在关闭切口前都要松开止血带并进行止血。

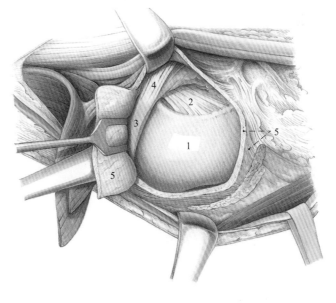

图11.41 打开膝关节囊后外侧部后的手术部位。
1 股骨外侧髁
2 前交叉韧带
3 外侧半月板
4 板股后韧带
5 膝关节囊

图11.42 部分切开腓肠肌和比目鱼肌后，腘窝区的手术部位。
1 半膜肌
2 半腱肌
3 腓肠肌内侧头
4 跖肌
5 腓肠肌外侧头
6 腘肌
7 比目鱼肌
8 腘动脉
9 胫前动脉
10 腓动脉
11 胫后动脉
12 腘静脉
13 小隐静脉
14 胫神经
15 腓肠神经

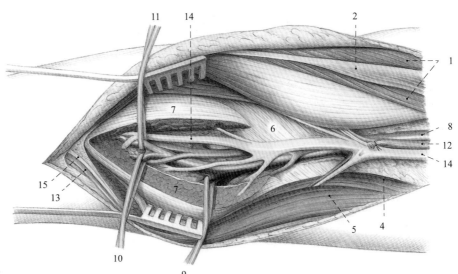

11.7 关节镜入路

D. Kohn

11.7.1 主要适应证

- 半月板损伤
- 软骨损伤
- 交叉韧带重建
- 关节内骨折

11.7.2 体位

所有膝关节镜手术均需用大腿固定器使小腿自由悬垂。建议在大腿固定器内应用止血带。袖带不能常规地充气。应用止血带使判断出血和滑液变化变得更加困难，并增加了神经损伤的风险。另一方面，具有强吸力的机械化器械只能在应用止血带的前提下使用。因此，最佳的解决办法是仅在使用动力器械且视野不清时对止血带进行充气，尤其在大腿牢固固定时。

图 11.43 显示膝关节镜检查时的体位，小腿自由悬垂。为防止脊柱过度前凸，健侧髋稍屈曲。

11.7.3 入路

关节镜入路通道的直径必须能允许关节镜或辅助器械进入，但另一方面，这些通道不能因渗漏过多而引起压力下降。因此关节镜通道的皮肤切口长度约 7 mm，器械通道的切口长度约 5 mm。为了减少瘢痕形成，所有皮肤切口均应沿 Langer 线。接近关节处的皮肤褶皱是水平的。

用手术刀刺入皮肤。用手术刀或钝套管针刺入纤维囊。用钝套管针刺入滑膜。仅在能用关节镜在关节内检查入口的情况下允许用手术刀或钝套管针刺入滑膜。对于经验不够丰富的外科医生，建议用 1 号针探查设计的器械入路。操作通道通常比较复杂。

图 11.44 显示膝关节腔可能的入路。这些入路中有些同样地适用于关节镜和操作器械。中央入路用于诊断性关节镜检查、半月板手术、游离体摘除术、活检和皱襞切除时效果较为理想。其可在不移动关节镜的情况下评估双后间室。中央入路通过骨骼标志进行定位，并可以置入最重要的手术器械。这允许内侧半月板和外侧半月板的对称性手术。然而，中央入路仅适用于关节镜。如果操作正确，髌腱损伤很小且无并发症。肌腱纤维被推到一边而不进行分离。

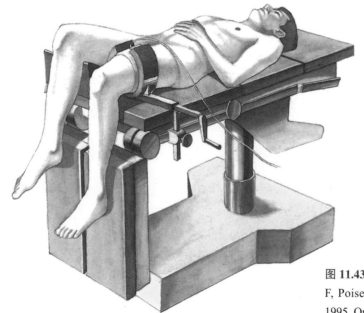

图 11.43 膝关节镜检查的体位（引自 Bauer R, Kerschbaumer F, Poisel S. Becken und untereExtremitat. Stuttgart, Thieme; 1995. Orthopadische Operationslehre; Band 2.）。

11.7.4 方法

膝关节屈曲至90°，触摸内侧胫骨平台边缘并标记。触摸双上髁并取两上髁之间的中点（图11.44）。皮肤横切口与想象中的关节线垂直，膝关节屈曲至90°时，切口在胫骨平台内缘头侧1 cm处。用套管内的锐套管针小心地旋转刺入髌韧带（图11.45），锐套管针换成钝套管针，在膝关节伸直状态下将带有钝套管针的套管插入髌股关节（图11.46）。

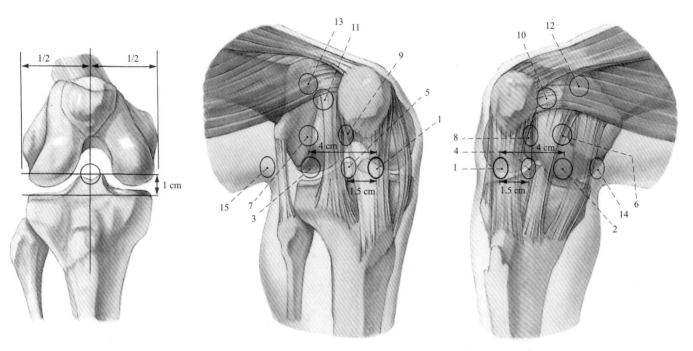

图 11.44　膝关节镜检查入路（引自 Bauer R, Kerschbaumer F, Poisel S. Becken und untere Extremitat. Stuttgart, Thieme; 1995. Orthopadische Operationslehre; Band 2.）。

1　中央入路。膝关节中央内侧平台边缘上 1 cm 处
2　前内侧入路
3　前外侧入路
4　旁中央内侧入路
5　旁中央外侧入路
6　高位前内侧入路
7　高位前外侧入路
8　高位旁中央内侧入路
9　高位旁中央外侧入路
10　髌骨内侧入路
11　髌骨外侧入路
12　内上入路
13　外上入路
14　后内侧入路
15　后外侧入路

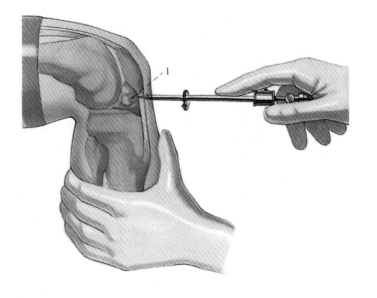

图 11.45　刺入髌韧带。这是在用一定的压力使膝部屈曲成直角和旋转锐套管针与套管的情况下完成的（引自 Bauer R, Kerschbaumer F, Poisel S. Becken und untere Extremitat. Stuttgart, Thieme; 1995. Orthopadische Operationslehre; Band 2.）。

1　Hoffa 髌下脂肪垫

将钝套管针换成先前已经连好相机和光纤电缆的标准镜片。术者在显示器上检查关节镜在关节内后，连接水供，通过关节镜杆以 100 mmHg 的压力向关节内灌满灌洗液。关节紧张时，将引流管插入内上隐窝。连于带有滚柱夹钳的引流管以控制压力。

一旦灌注系统开始且术者已经检查流出正常，就开始进行诊断性检查（图 11.47）。

11.7.5 切口闭合
用胶条粘贴或间断缝合切口。

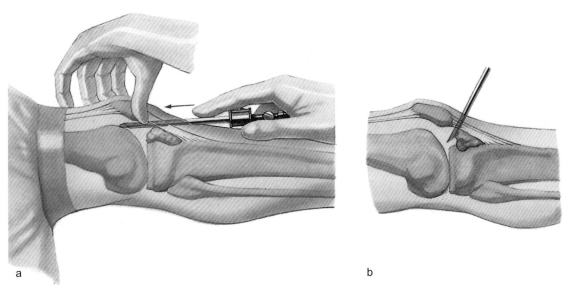

a

b

图 11.46　在前上方将钝套管针 / 套管刺入滑膜（引自 Bauer R, Kerschbaumer F, Poisel S. Becken und untere Extremitat. Stuttgart, Thieme; 1995. Orthopadische Operationslehre; Band 2.）。
a 首先把套管针套管插入髌股关节。
b 然后在检查股胫关节的时候，将脂肪垫推至一边使其不妨碍视野。

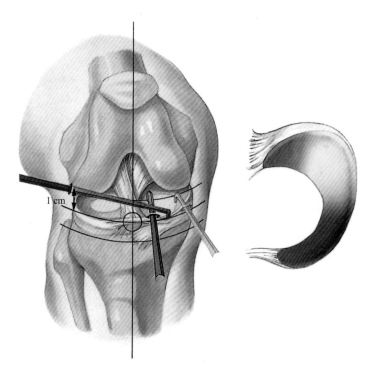

1 cm

图 11.47　半月板切除术。根据图 11.44 中的方式选择的内侧半月板的入路和可进入区域（引自 Bauer R, Kerschbaumer F, Poisel S. Becken und untere Extremitat. Stuttgart, Thieme; 1995.Orthopadische Operationslehre; Band 2.）。
黄色　前内侧入路
蓝色　旁中央内侧入路
红色　高位前外侧入路

12 小腿 Lower Leg

12.1 胫骨骨髓腔的近端入路

K. Weise, D. Höntzsch

12.1.1 主要适应证
- 骨折髓内钉固定
- 假关节

12.1.2 体位和切口
可有多种体位：
- 下肢抬举仰卧位
- 下肢悬垂仰卧位
- 在牵引床上

皮肤切口在髌韧带中央（图 12.1），或者切口位于髌韧带外侧，但之后的入路大部分相同。

12.1.3 显露胫骨髓腔近端入路
全层切开髌韧带，切口从髌骨下极和髌韧带止点直至胫骨粗隆（图 12.2）。

用 Langenbeck 拉钩向内、向外牵开髌韧带（图 12.3）；可以选择留置缝线。

通过向远端触摸来寻找髓内钉的进针点，并不直接暴露出来。此处插入导丝，但也可用其他器械。

12.1.4 切口闭合
单层缝合髌韧带，然后缝合皮下组织和皮肤。

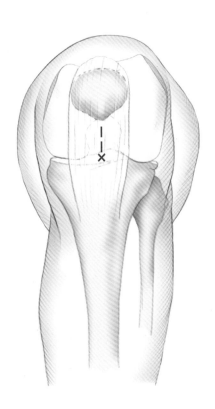

图 12.1　髌韧带中央的垂直切口。

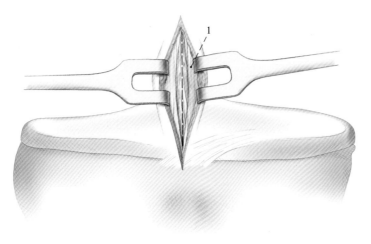

图 12.2　在皮肤下短距离延伸的单切口全层切开髌韧带。

1　髌韧带

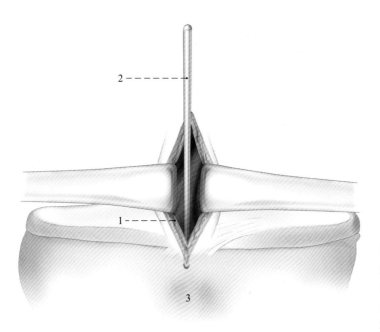

图 12.3　切开髌韧带后，用 Langenbeck 拉钩向外和向内将其牵开，从而能从远端触摸到关节面与胫骨粗隆的连接。在预期的进入位点插入导丝。

1　髌韧带
2　导丝
3　胫骨粗隆

12.2 胫骨平台的直接后侧入路

P. Lobenhoffer, O. Yastrebov

12.2.1 主要适应证

- 胫骨平台后内侧骨折脱位（内侧平台劈裂骨折）
- 胫骨平台双髁骨折脱位
- 后交叉韧带胫骨止点撕脱性骨折

12.2.2 体位和切口

患者取俯卧位。术侧下肢应用止血带，放低对侧下肢。术侧下肢应能自由移动。根据复位的方向在大腿或小腿下放一卷起的毛巾（图 12.4）。

12.2.3 方法

具体的方法和技巧参阅图 12.5~图 12.9。

12.2.4 切口闭合

软组织自动覆盖内固定材料。严密对合腘肌，松开止血带。止血和冲洗后，插入 Redon 引流管，闭合小腿筋膜，逐层闭合切口。

12.2.5 风险

- 血肿
- 深静脉血栓形成
- 感染
- 小腿筋膜室综合征
- 神经血管损伤

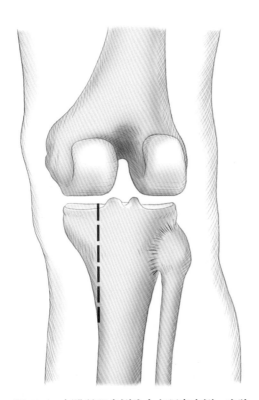

图 12.4 在腓肠肌内侧头上方腘窝内侧，皮肤切口起自膝关节线向远侧延伸 7 cm。

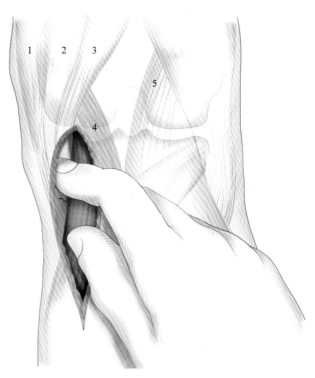

图 12.5 锐性分离皮下组织和筋膜后，找到腓肠肌内侧头的内缘。
1 股薄肌
2 半腱肌
3 半膜肌
4 腓肠肌内侧头
5 腓肠肌外侧头

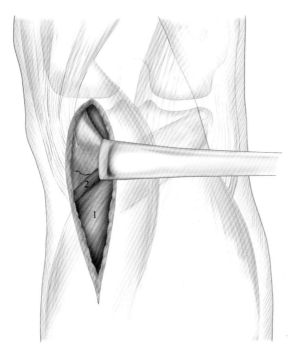

图 12.6 通过钝性分离向外侧松解腓肠肌，并用静脉拉钩将其牵开。腘肌进入视野内。

1 腓肠肌内侧头
2 腘肌

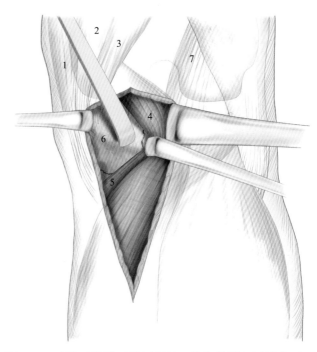

图 12.7 用骨刀骨膜下松解腘肌，并向外侧和远端牵开。显露后关节囊远侧部。

1 股薄肌   5 腘肌
2 半腱肌   6 胫骨内侧髁
3 半膜肌   7 腓肠肌外侧头
4 腓肠肌内侧头

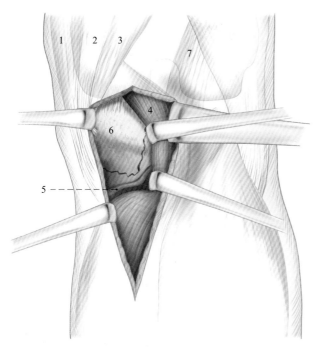

图 12.8 显露对于复位很重要的内侧胫骨平台后面、骨折缘和尾侧骨折尖。不需打开关节囊。

1 股薄肌   5 腘肌
2 半腱肌   6 胫骨内侧髁
3 半膜肌   7 腓肠肌外侧头
4 腓肠肌内侧头

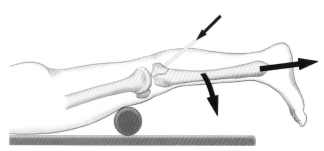

图 12.9 大腿远端放在一卷好的毛巾上。通过伸直膝关节同时对小腿行轴位牵引使后内侧骨折片复位。用骨刀或椭圆锥支撑复位。用克氏针暂时固定骨折端，在射线透视证实已复位后行最终的内固定。

12.3 胫骨平台的后内侧入路

P. Lobenhoffer, O. Yastrebov

12.3.1 主要适应证

• 胫骨平台后内侧骨折脱位

12.3.2 体位和切口

患者取仰卧位。下肢应用止血带，支撑大腿侧面。术侧下肢抬高使膝部屈曲至 60°~70°。对侧下肢放低。

12.3.3 切口闭合

松开止血带。止血和冲洗后，如果需要可插入一 Redon 引流管，逐层闭合切口。

12.3.4 风险

• 血肿
• 深静脉血栓形成
• 感染
• 小腿筋膜室综合征
• 神经血管损伤

12.3.5 方法

具体的方法和技巧参阅图 12.11~图 12.13。

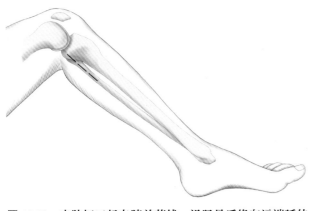

图 12.10 皮肤切口起自膝关节线，沿胫骨后缘向远端延伸 6~7 cm。

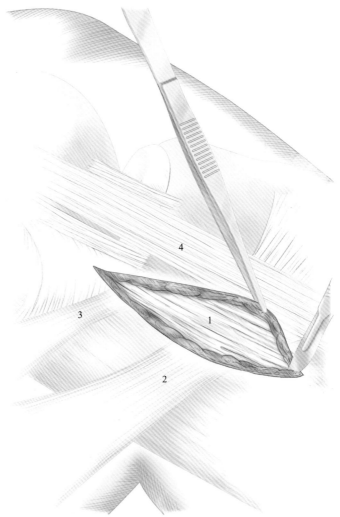

图 12.11 锐性分离皮下组织，辨别鹅足。
1 小腿浅筋膜
2 鹅足浅表部
3 半膜肌
4 胫侧副韧带

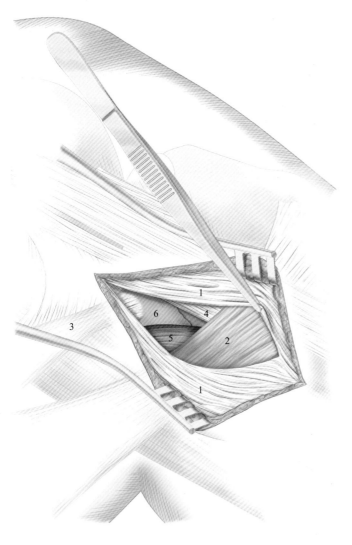

图 12.12 胫侧副韧带后缘处小腿筋膜的切口，从半膜肌下缘直至鹅足上缘。
1 小腿浅筋膜（已切开）
2 鹅足浅表部
3 半膜肌
4 胫侧副韧带
5 腓肠肌内侧头
6 胫骨内侧髁

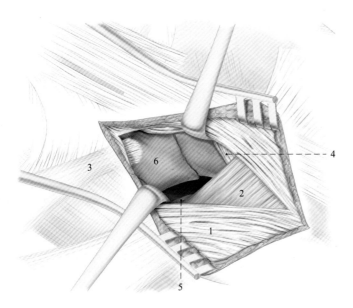

图 12.13 向尾侧牵开鹅足浅表部，向后牵开腓肠肌内侧头。骨膜下显露关节外骨折部分。
1 小腿浅筋膜（已切开）
2 鹅足浅表部
3 半膜肌
4 胫侧副韧带
5 腓肠肌内侧头
6 胫骨内侧髁

12.4 经腓骨截骨的胫骨平台后外侧入路

P. Lobenhoffer, O. Yastrebov

12.4.1 主要适应证

- 胫骨平台后外侧骨折脱位
- 胫骨平台后外侧凹陷性骨折
- 胫骨平台双髁骨折脱位

12.4.2 体位和切口

患者的体外和切口设计参阅图 12.14，图 12.15。

12.4.3 方法

具体的方法和技巧参阅图 12.16~图 12.19。

12.4.4 切口闭合

切口闭合前先对合关节囊，经骨缝合再接 Gerdy 结节。连续缝合伸肌和小腿筋膜。覆盖腓总神经的筋膜不予缝合。松开止血带。止血和冲洗后，如果需要，可插入一 Redon 引流管，逐层闭合切口。

12.4.5 风险

- 血肿
- 深静脉血栓形成
- 感染
- 小腿筋膜室综合征
- 神经血管损伤
- 腓骨假关节

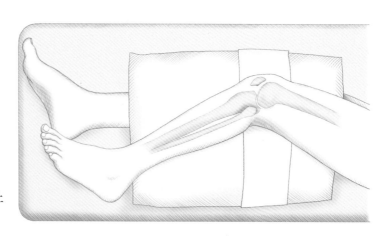

图 12.14 患者仰卧，下肢抬起，或侧卧。应用止血带。术侧下肢自由移动。

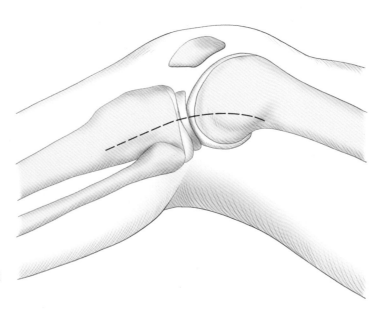

图 12.15 皮肤弯切口，约 10 cm 长，起自关节线近侧 3 cm 处，在下肢前外侧面向远端延伸。

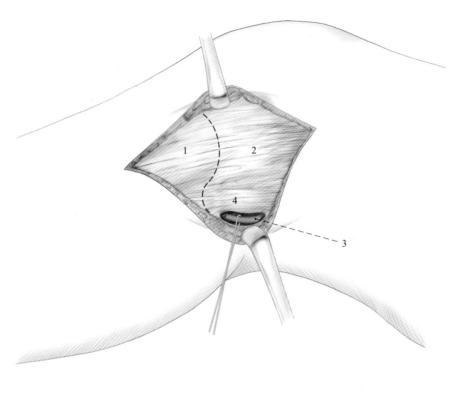

图 **12.16** 分离皮下组织直至小腿筋膜。继续向后进行解剖直至腓骨头。平行于腓骨切开筋膜，显露并套住腓总神经。沿伸肌起点在小腿筋膜做弯切口。注意：腓浅神经位于筋膜下。

1 小腿筋膜
2 髂胫束
3 腓总神经
4 腓骨头

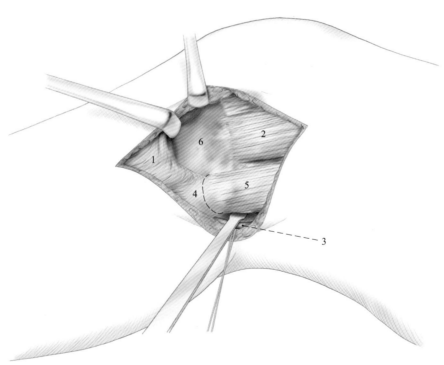

图 **12.17** 向尾侧骨膜下松解肌肉和筋膜。显露腓骨颈，行不完全头下斜行截骨术，而不损伤腓总神经。然后骨凿行截骨术，向头侧和背侧牵开腓骨头。

1 足伸肌（胫骨前肌、趾长伸肌）起点
2 髂胫束
3 腓总神经
4 腓骨头
5 腓侧副韧带和股二头肌腱
6 胫骨外侧髁

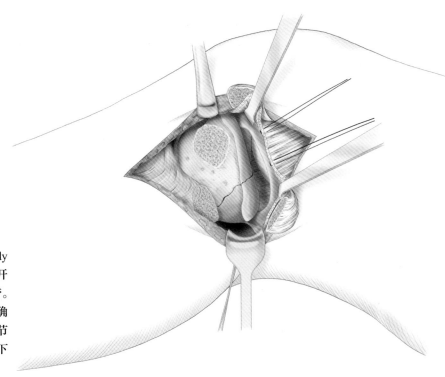

图 12.18　分离附着髂胫束的 Gerdy 结节，并向近端牵开。骨膜下切开并分离关节囊与半月板胫骨韧带。暂时穿线将其向近端牵拉。可精确评估骨折形态和外侧胫骨平台关节面。最好在胫骨内翻和内旋状态下显露后外侧胫骨平台。

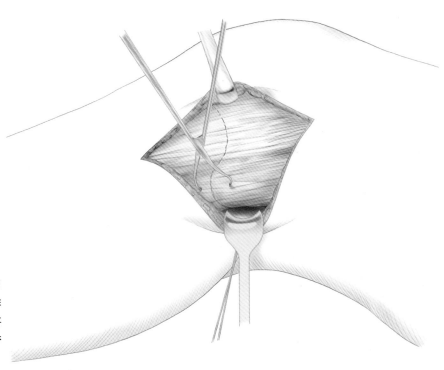

图 12.19　胫骨平台内固定后，用尖复位钳复位腓骨头，不要损伤腓总神经。打孔后，垂直于截骨处将螺钉插入双皮质。用钢丝或张力带固定。

12.5 胫腓骨的后外侧入路

R. Bauer, F. Kerschbaumer, S. Poisel

12.5.1 主要适应证

- 骨折
- 骨髓炎
- 感染性假关节

12.5.2 体位和切口

患者取侧卧位。(选择性)应用止血带后,下肢铺巾以便自由活动。患者也可取半侧卧位,在这种情况下必须牢固地支撑同侧骨盆。此体位使小腿内旋(图 12.20)。皮肤切口起自腓骨头远侧 3 指宽处,平行于腓骨后缘向外踝延伸。切开皮肤和皮下组织后,沿皮肤切口在腓骨肌后缘切开小腿筋膜(图 12.21)。

12.5.3 从后侧显露胫骨和腓骨

如果需要,结扎并切断来自腓动脉和腓静脉的穿支血管。然后,用骨刀骨膜下显露腓骨后面(图 12.22)。注意用骨刀切开的方向必须是从远至近,因为这样肌肉损伤较少。通过分离𧿹长屈肌显露腓骨后面后,用骨刀尖先探查骨间膜再探查胫骨后面。此时将胫骨后肌和趾长屈肌也从骨间膜和胫骨后面剥离(图 12.23)。在操作时应尽可能地贴近骨,以免损伤腓血管。仅在插入 Hohmann 拉钩时

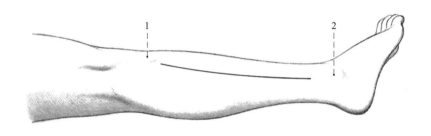

图 12.20　胫腓骨后外侧入路的皮肤切口(右下肢)。
1　腓骨头
2　外踝

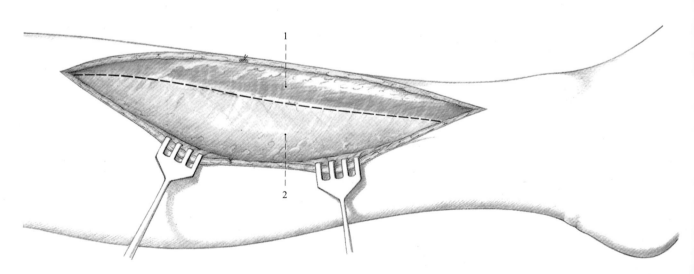

图 12.21 腓骨长肌与比目鱼肌之间小腿筋膜的切口。
1　小腿筋膜和腓骨长肌
2　小腿筋膜和比目鱼肌

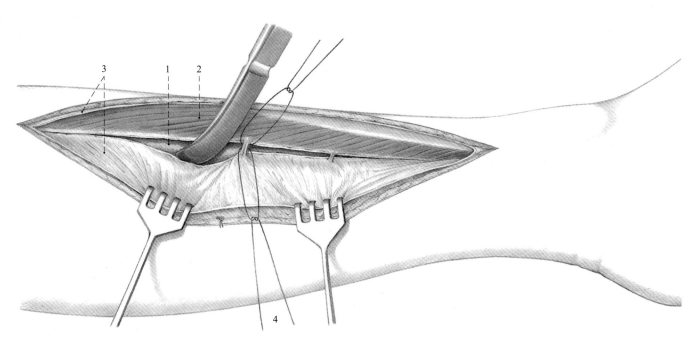

图 12.22 结扎并切断腓血管穿支。用骨刀在小腿后肌间隔前方骨膜下显露腓骨（骨折时除外）。

1 腓骨
2 腓骨长肌
3 小腿筋膜
4 腓血管肌支

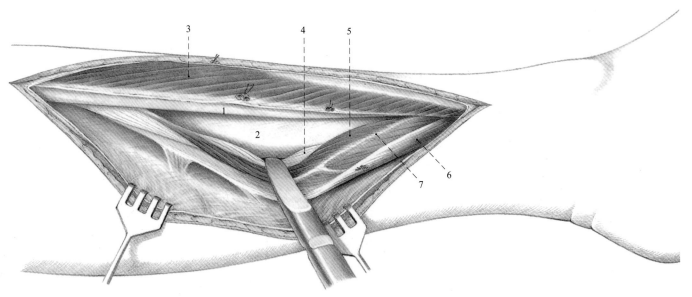

图 12.23 将下肢深屈肌从腓骨后面、骨间膜和胫骨后面分离后的手术部位。

1 腓骨
2 胫骨
3 腓骨长肌
4 趾长屈肌腱
5 胫骨后肌
6 踇长屈肌
7 腓动、静脉

需显露部分胫骨后面（图 12.24）。为了保留来自胫后动脉和供应胫骨后面的动脉，任何情况下都不应该在骨干内侧大部分暴露的胫骨后面。此时即使在半侧卧位，最大限度地内旋下肢也可为胫腓骨后面和骨间膜提供良好视野。

12.5.4 解剖部位

图 12.25 显示为了显露小腿血管和神经的走行，分别将腓肠肌（外侧头）、比目鱼肌和拇长屈肌从股骨和腓骨分离并向外牵开。显示出胫神经、腘血管以及其在胫前、腓侧和胫后的分支血管。注意腓血管和腓骨的直接联系。将胫骨后肌从胫骨近侧部、腓骨以及骨间膜剥离。近侧可见来自胫后动脉的滋养动脉。此滋养动脉穿过胫骨后肌从后侧供应胫骨。如果可能，从后外侧显露腓骨和胫骨时应保护此血管和胫前动脉。

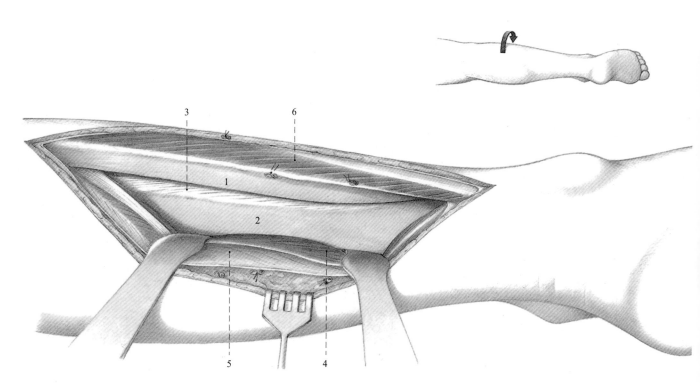

图 12.24 下肢内旋并插入 Hohmann 拉钩后显露胫腓骨骨干中部后面。

1 腓骨
2 胫骨
3 骨间膜
4 胫骨后肌
5 拇长屈肌
6 腓骨长肌

12.5.5 切口闭合

松开止血带并止血后，通过缝合腓骨表面的骨膜闭合切口，所有分离的肌肉组再次对合。如果手术过程中大量损伤肌肉或大量出血，建议松散地缝合浅筋膜而不缝合深筋膜，以防术后发生深筋膜室综合征。

12.5.6 风险

骨膜外解剖可能损伤腓血管，会引起棘手的出血。不应在高于腓骨头远侧 4 指宽的水平向近端切开，以免损伤胫前动脉和腓总神经。

12.5.7 注意事项

上述入路主要适用于下肢假关节二次手术而下肢前侧皮肤条件差时。

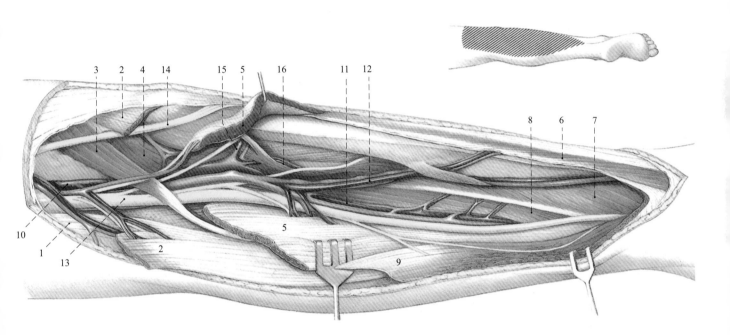

图 12.25　小腿深屈肌间室的解剖部位。已从起点将腓肠肌外侧头、比目鱼肌和𧿹长屈肌分离并向内侧牵拉。在已分离的比目鱼肌起点远侧，骨膜下显露腓骨、骨间膜和少部分胫骨。注意：腓骨头远侧 3 指宽处胫前动脉的起点、滋养动脉的起点和腓血管的走行。

1　腓肠肌内侧头	9　𧿹长屈肌
2　腓肠肌外侧头	10　腘动脉
3　跖肌	11　胫后动脉
4　腘肌	12　腓动脉
5　比目鱼肌	13　胫神经
6　腓骨长肌	14　腓总神经
7　胫骨后肌	15　胫前动脉
8　趾长屈肌	16　胫骨滋养动脉

12.6 胫骨干的后内侧入路

R. Bauer, F. Kerschbaumer, S. Poisel, K. Weise, D. Höntzsch

12.6.1 主要适应证

- 骨折
- 下肢延长术

12.6.2 体位和切口

患者取仰卧位。术侧下肢放于对侧下肢上，膝关节微屈（图 12.26）。在可触及的胫骨内缘后方 2 指宽处做皮肤切口。建议切开皮下组织时要小心，以免损伤隐神经和大隐静脉。横行的静脉必须被电凝或结扎。在隐神经后方切开筋膜（图 12.27）。

12.6.3 显露胫骨干

插入拉钩并牵开筋膜可见被小腿深层筋膜覆盖的腓肠肌内侧头、比目鱼肌以及更远侧的趾长屈肌起点（图 12.28）。在胫骨内缘切开后者和骨膜；电凝或结扎穿支血管。用骨刀骨膜下显露胫骨后面（图 12.29）。在胫骨干中间应避免完全剥离胫骨骨间缘处骨膜，以免损伤滋养动脉。

12.6.4 扩大入路

通过延长切口至膝关节腔或在腘窝做一弯切口来向近端扩大入路，也可以向远端扩大入路。

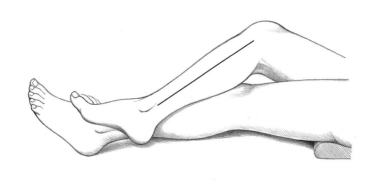

图 12.26 胫骨干后内侧入路的体位和切口（右下肢）。

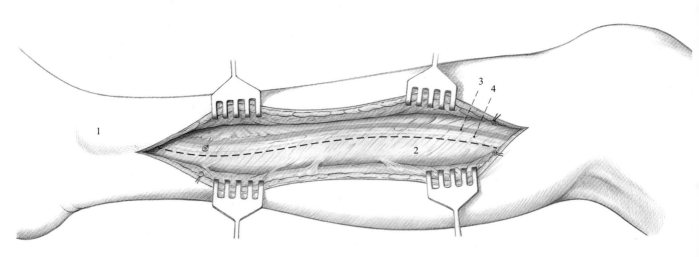

图 12.27 分离隐神经和大隐静脉后的小腿筋膜。

1 内踝
2 小腿筋膜
3 大隐静脉
4 隐神经

12.6.5 切口闭合

松开止血带并止血后，通过缝合小腿浅筋膜闭合切口。为避免筋膜室综合征，不应缝合深筋膜层。必须应用 Redon 引流系统。

12.6.6 注意事项

背内侧入路特别适用于显露骨干中段。Banks 和 Laufmann 描述的入路更适用于从后侧显露骨干近端。

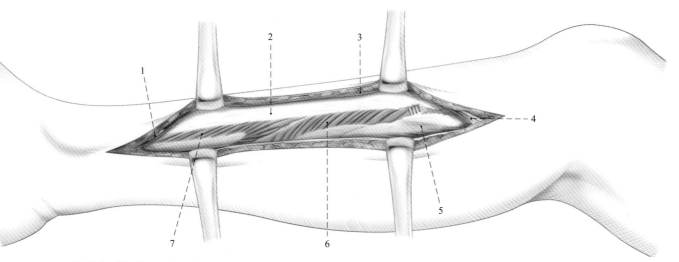

图 12.28 向前牵开筋膜以显露胫骨后面。
1 大隐静脉
2 胫骨干
3 小腿筋膜
4 隐神经
5 腓肠肌内侧头
6 比目鱼肌
7 趾长屈肌

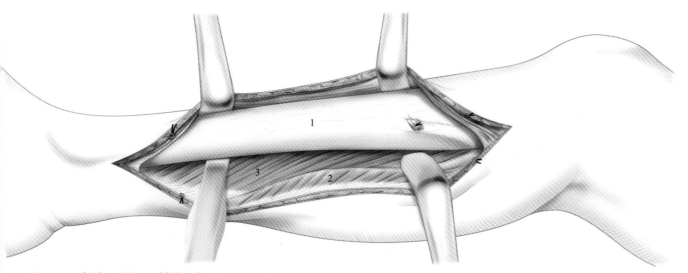

图 12.29 在骨干近端 1/3 锐性分离趾长屈肌并将其牵开后，用骨刀骨膜下显露胫骨后面。骨膜外显露胫骨内侧面。
1 胫骨干
2 比目鱼肌
3 趾长屈肌

12.7 胫骨内侧和外侧微创入路

K. Weise, D. Höntzsch

12.7.1 主要适应证

- 从胫骨平台到胫骨远端的骨折
- 假关节
- 骨瓣移植与骨延长

12.7.2 体位和切口

患者取仰卧位。

可有两种切口。

（1）胫骨内侧入路

由近至远（图 12.30）：皮肤切口从内侧关节线向远端延伸 3~8 cm。在置入所选钢板远端的部位做一个 1~3 cm 皮肤切口。进一步在钢板孔处做小切口。

由远至近（图 12.31）：皮肤切口从内踝或踝关节线向近端延伸 3~5 cm。在置入所选钢板末端的位置做一个 1~3 cm 皮肤切口。在两切口间做小切口用来向骨干插入螺钉。

（2）由近至远的外侧入路

在大腿下垫衬垫使膝部微屈。从股骨外上髁到胫骨粗隆后约 1 指宽做一约 10 cm 略斜的皮肤切口。在预期的钢板末端置入位置再做一皮肤切口（骨干中部或远端，取决于钢板位置）。需要做用于插入螺钉的小切口（图 12.32）。

12.7.3 由近至远的内侧入路

为了由近至远地从内侧微创插入钢板，切开皮下组织，显露胫骨平台骨膜。从那里在皮下组织与胫骨骨膜之间做一通道。在远侧末端切开筋膜并显

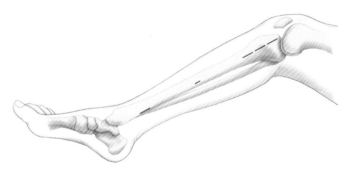

图 12.30 胫骨内侧微创入路的皮肤切口，由近至远。

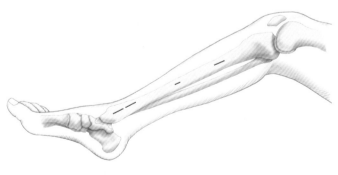

图 12.31 胫骨内侧微创入路的皮肤切口，由远至近。

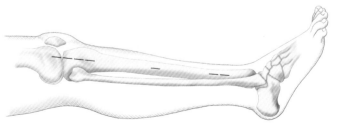

图 12.32 胫骨外侧微创入路的皮肤切口，由近至远。

露胫骨骨膜（图 12.33）。

可由近至远向远端切口的 1 手指插入钢板和附属器械。应在中央将钢板放置在胫骨干近端和远端（图 12.34）。用临床方法和透视进行检查。

通过小切口在骨干上打螺钉孔（图 12.35）。

12.7.4 由远至近的内侧入路

切开皮肤后，切开小腿筋膜并解剖胫骨骨膜。

在胫骨内侧面中线由远至近做一通道。在选好的置入钢板位置末端处切开小腿筋膜，显露 1~2 cm 的胫骨骨膜（图 12.36）。然后由远至近向近端切口的 1 手指插入钢板（图 12.37）。

然后将钢板放置于入路远侧末端，并用临床方法和透视检查其位置（图 12.38）。

通过小切口将螺钉插入骨干（图 12.38）。

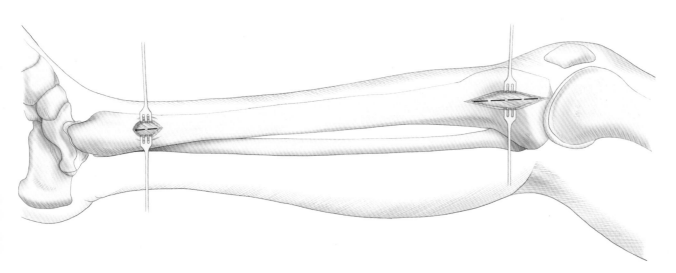

图 12.33 由近至远的胫骨外侧微创入路。延长皮肤切口，近侧显露胫骨骨膜。在选好的钢板远端延长皮肤切口以便能通向骨膜。

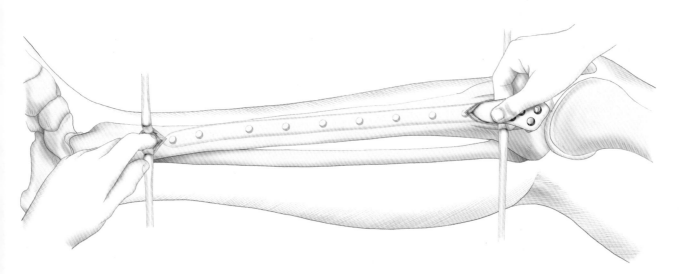

图 12.34 由近至远向着远端切口（有 1 手指）插入钢板，钢板位于骨膜上跨接骨折端。

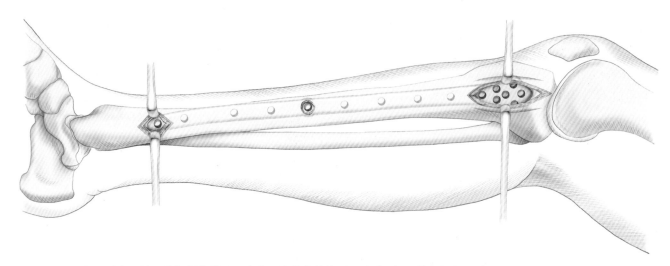

图 12.35　在近端和远端调整钢板将其置于中央，并检查其位置。通过小切口将螺钉插入骨干。

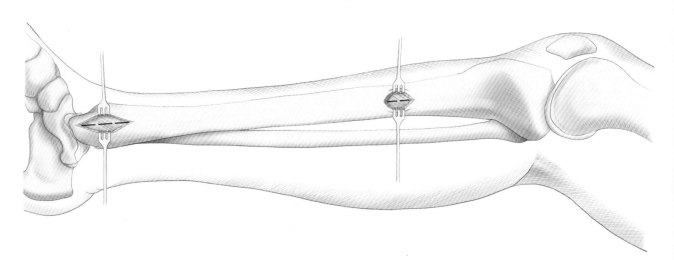

图 12.36　由远至近的胫骨微创内侧入路。延伸内踝和下肢远端的切口直至胫骨骨膜。然后向近侧做一漏斗状通道。钢板末端处切口加深至骨膜。

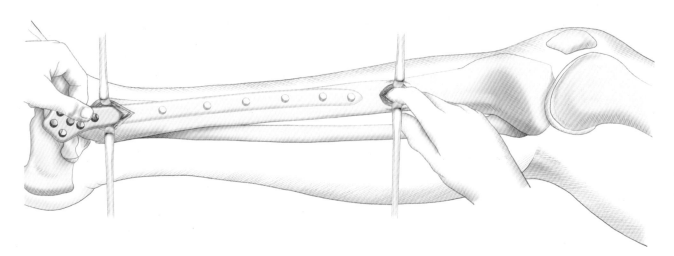

图 12.37　由远至近向近侧切口内手指方向插入钢板，钢板跨过胫骨内面中线骨折处。

12.7.5 由近至远的外侧入路

沿上述皮肤切口继续向远端切开。切开胫骨前肌筋膜。然后将胫骨前肌从筋膜剥离并向后牵开，向远端做一通道（图 12.39）。

在胫骨平台骨折累及关节面的情况下，向近端扩大此入路直至关节线（参阅 11.4 相关内容）。

在钢板末端做切口。在骨干中间的切口可以短点，但在骨干远端 1/3 的切口必须长 2~4 cm 以保护骨间膜前方的腓深神经，在此处显露腓深神经应轻柔（图 12.40）。

在胫骨外侧面中线沿骨膜指向远侧切口插入钢板，通过指向远端切口内的手指可有帮助。小心地解剖后，必须向后牵开腓总神经（图 12.40）。

插入钢板后，将其放置于近端漏斗和远端切

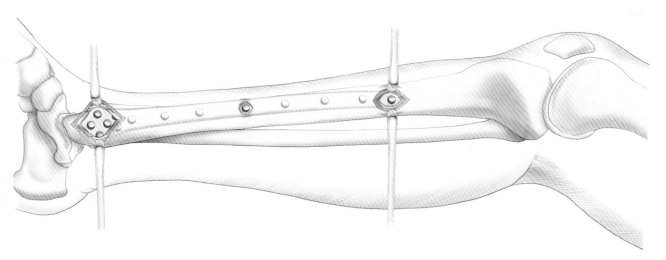

图 12.38 钢板放置于胫骨中央。通过临床方法和射线透视检查其放置位置。通过小切口将螺钉插入骨干。

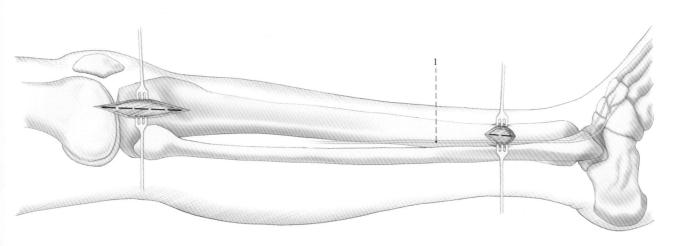

图 12.39 胫骨外侧微创入路，由近至远。向远端加深皮肤切口，直至胫骨外侧面骨膜。然后将胫骨前肌从其筋膜分离并向后牵开，并在胫骨外侧面中央做一向远端的通道。加深所选钢板末端的切口。在骨干中部做小切口即可。在远端 1/3 的切口必须足够长，以便辨别和显露腓深神经。然后用 Langenbeck 拉钩小心地将其向后牵开。

1 腓深神经

口窗中央；通过临床方法和射线透视检查其放置位置。当应用长钢板时，必须在远端窗口检查腓深神经的走行（图 12.41）。

通过小切口将螺钉插入骨干。

12.7.6 切口闭合

在长入路部位逐层闭合切口。小切口处单层缝合皮肤。

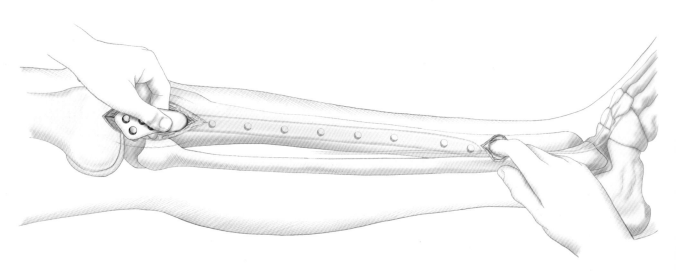

图 12.40 由近至远，将钢板向远端切口内手指方向插入，钢板跨过骨折处。

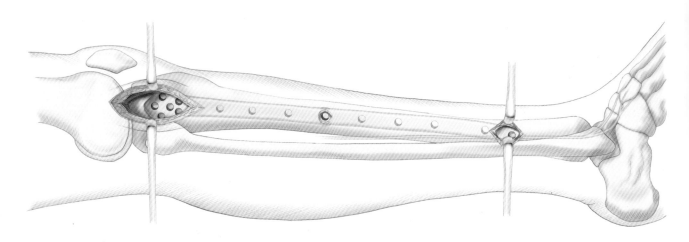

图 12.41 在近端和远端调整钢板位置，并通过临床方法和射线透视检查其放置位置。在远端要一直保护腓深神经。此神经不能被钢板激惹或被压在钢板下，也不能被后来插入的螺钉损伤。

12.8 腓骨外侧入路

R. Bauer, F. Kerschbaumer, S. Poisel, K. Weise, D. Höntzsch

12.8.1 主要适应证

- 骨折
- 腓骨截骨术
- 移除腓骨移植骨
- 肿瘤
- 骨髓炎

12.8.2 体位和切口

患者可取仰卧位、半侧卧位或侧卧位。（选择性）应用止血带后，下肢铺巾以便自由活动。皮肤切口的长度取决于暴露腓骨的程度。Henry 显露整个腓骨的方式，详情如下。皮肤切口起自腓骨头近端 1 手宽、后侧 1 cm 处，向远端延伸至外踝（图12.42）。首先辨别腓总神经，然后在股二头肌背侧向近端切开筋膜。显露神经后，从近至远切开筋膜（图 12.43）。应避免损伤腓肠外侧皮神经。用神经环和拉钩套住腓总神经，将腓骨长肌起点从腓骨颈分离。在腓骨肌与比目鱼肌之间腓骨后缘切开骨膜（图 12.44）。

12.8.3 显露腓骨

首先，骨膜下显露腓骨后面，并插入一 Hohmann 拉钩。然后结扎并切断腓血管穿支。用弯骨刀骨膜下显露腓骨外侧面（图 12.45）（除非有骨折）。由远至近将骨膜和肌肉从腓骨分离。用这种方式，向前牵开腓骨肌和腓总神经。这可显露腓骨头到骨干远端 1/3（图 12.46）。

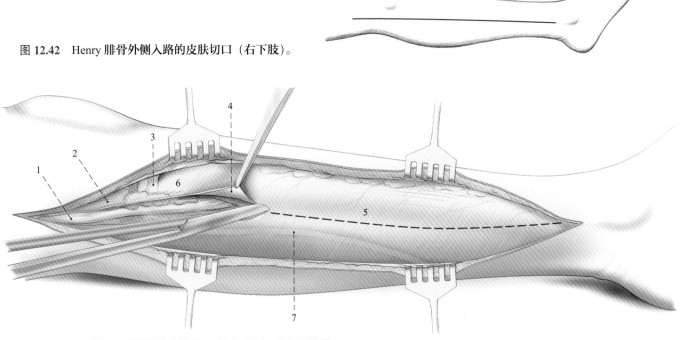

图 12.42 Henry 腓骨外侧入路的皮肤切口（右下肢）。

图 12.43 显露切口近端的腓总神经。由近至远切开小腿筋膜。

1 腓总神经	5 腓骨长肌
2 股二头肌	6 腓骨头
3 腓骨头前韧带	7 腓肠外侧皮神经
4 小腿筋膜	

12.8.4 显露腓骨干远端 1/3

若需要显露腓骨远侧部，建议切开腓骨肌腱前方筋膜。显露腓骨时保护腓浅神经。此处骨膜下暴露腓骨需要小心，因为腓血管紧邻骨后面。

12.8.5 解剖部位

经过小腿远侧部的横断面显示与远端横截面的不同点如下：腓骨位于胫骨后，胫前血管和腓血管深支向前移位，腓血管与腓骨直接接触。图 12.47

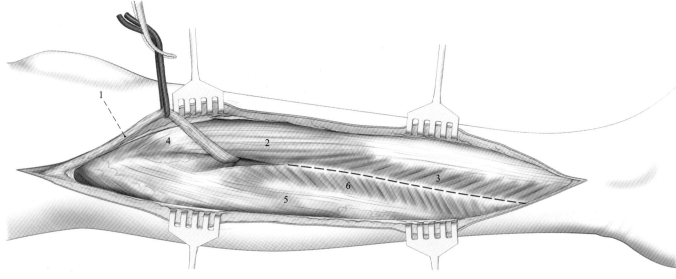

图 12.44 套住腓总神经。将腓骨长肌从腓骨头分离。在腓骨长肌与比目鱼肌之间骨膜下显露腓骨。

1 腓总神经　　　　　　　　　　　4 腓骨头
2 腓骨长肌　　　　　　　　　　　5 腓肠肌外侧头
3 腓骨短肌　　　　　　　　　　　6 比目鱼肌

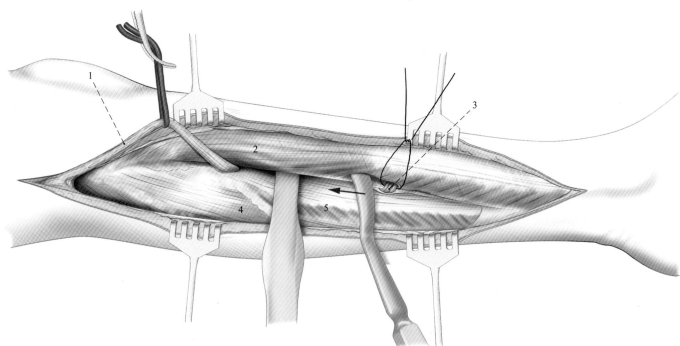

图 12.45 显露腓骨后面后，骨膜下显露外侧面。结扎腓动脉分支。注意：由远至近进行显露。

1 腓总神经　　　　　　　　　　　4 腓肠肌外侧头
2 腓骨长肌　　　　　　　　　　　5 比目鱼肌
3 腓动、静脉肌支

显示腓骨肌前和腓骨肌后可能的腓骨入路以及胫骨后外侧和后内侧入路。

12.8.6 切口闭合

松开止血带并止血后，通过缝合骨膜和小腿筋膜闭合切口。

12.8.7 注意事项

只在特殊情况下才需要上述的完全显露腓骨。对于腓骨截骨术，骨干中间或骨干近半的小皮肤切口已足够。在显露部分腓骨时，小腿后肌间隔前缘应切开。

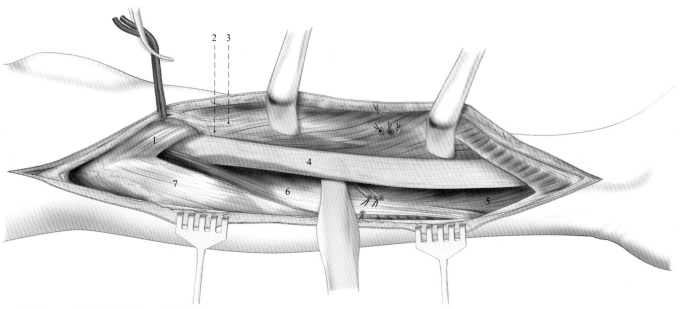

图 12.46 显露腓骨近端 2/3 后的外观。

1 腓骨长肌
2 腓深神经
3 腓浅神经
4 腓骨干
5 踇长屈肌
6 比目鱼肌
7 腓肠肌外侧头

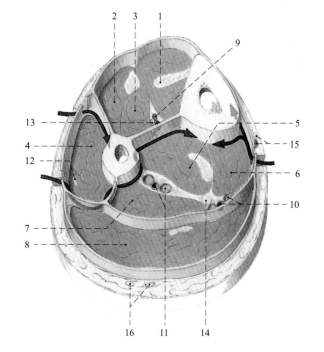

图 12.47 解剖部位。经过小腿远端的横断面图。注意：腓骨位于胫骨后面，深屈肌间室变大，胫腓骨入路（左下肢，从近侧看）。

1 胫骨前肌		9 胫前血管	
2 趾长伸肌		10 胫后血管	
3 踇长伸肌		11 腓血管	
4 腓骨肌		12 腓浅神经	
5 胫骨后肌		13 腓深神经	
6 趾长屈肌		14 胫神经	
7 踇长屈肌		15 隐神经和大隐静脉	
8 小腿三头肌		16 腓肠神经和小隐静脉	

13 足 Foot

13.1 踝关节前侧入路

R. Bauer, F. Kerschbaumer, S. Poisel

13.1.1 主要适应证

- 骨折
- 关节融合术
- 关节成形术
- 滑膜切除术

13.1.2 体位和切口

患者取仰卧位。(选择性) 应用止血带后,下肢铺巾以便自由活动。小腿下垫衬垫。皮肤切口约 10 cm 长,呈直线经过踝关节中线 (图 13.1)。在切开皮下组织时,应留意在筋膜外走行的腓浅神经。

解剖部位图 (图 13.2) 显示斜行的腓浅神经的

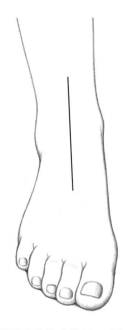

图 13.1 踝关节前侧入路的皮肤切口 (右下肢)。

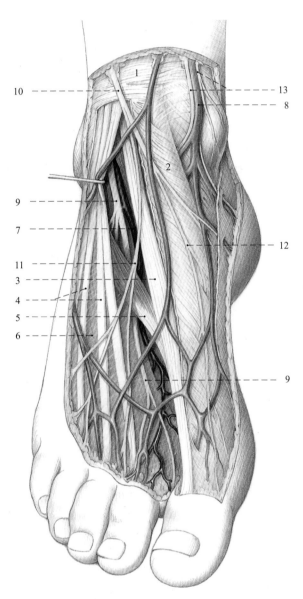

图 13.2 足背解剖部位 (右下肢)。

1	伸肌上支持带	8	大隐静脉
2	伸肌下支持带	9	腓深神经
3	踇长伸肌腱	10	腓浅神经
4	趾长伸肌腱	11	足背中间皮神经
5	踇短伸肌	12	足背内侧皮神经
6	趾短伸肌	13	隐神经
7	足背动脉		

远端穿过术野。在趾长伸肌腱与蹈长伸肌腱之间走行的有足背动脉、足背静脉、腓深神经和支配第 1 趾蹼皮肤的感觉神经终末支。

显露筋膜和其支持带（伸肌上支持带和伸肌下支持带）后，将其沿皮肤切口切开（图 13.3）。向内侧牵开蹈长伸肌，向外侧牵开趾长伸肌，显露深部的神经血管束（图 13.4）。

13.1.3 显露踝关节

松解游离并向外侧牵拉整个神经血管束及其结缔组织鞘。如果要从外侧充分松解，建议结扎并切断内踝前动、静脉（图 13.5）。纵向切开神经血管束后方的踝关节囊。关节囊切口向近端延伸至胫骨

骨膜，从而可用骨膜剥离器在同一层面向内侧和外侧松解踝关节囊和胫骨外侧面骨膜。这样可从前方打开踝关节。此时在内侧和外侧插入 Langenbeck 拉钩，显露胫骨远端、内踝前部、距骨滑车和距骨颈（图 13.6）。

13.1.4 切口闭合

松开止血带并止血后，通过缝合关节囊和伸肌支持带闭合切口。

13.1.5 注意事项

采用此入路时，切口延迟愈合者并不少见。此过程中仔细止血和应用 Redon 引流尤为重要。

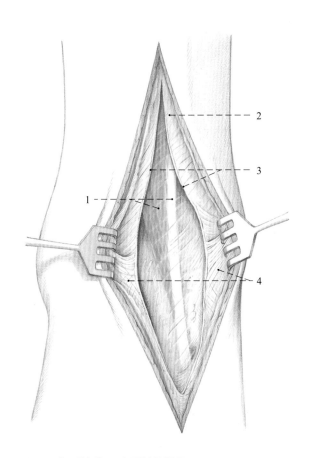

图 13.3 切开筋膜，显露蹈长伸肌。
1 蹈长伸肌
2 小腿筋膜
3 伸肌上支持带
4 伸肌下支持带

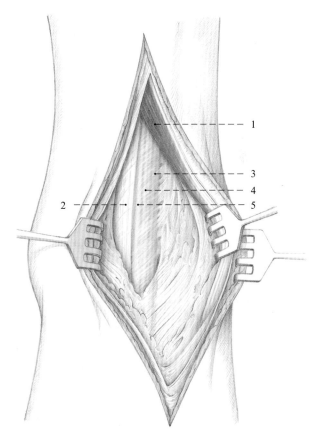

图 13.4 为显露神经血管束，在蹈长伸肌与趾长伸肌之间切开。
1 蹈长伸肌   4 胫前动脉
2 趾长伸肌腱   5 腓深神经
3 胫前静脉

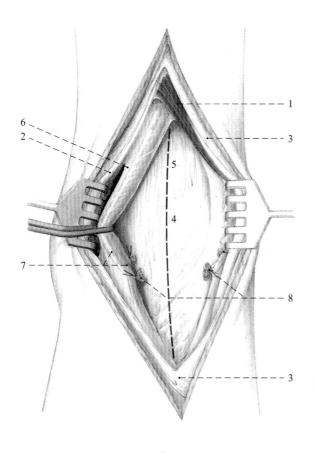

图 13.5　牵开神经血管束后显露踝关节囊。关节囊切口可为直切口（虚线）或者 T 形切口。
1　踇长伸肌
2　趾长伸肌腱
3　小腿筋膜
4　胫距关节囊
5　胫骨
6　腓深神经
7　胫前动、静脉
8　内踝前动、静脉

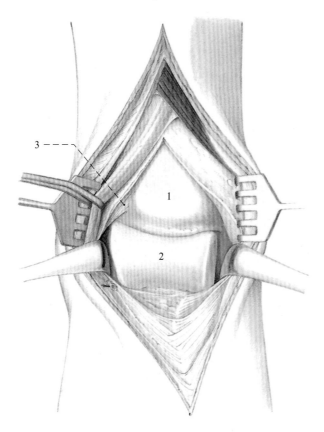

图 13.6　打开关节囊后显露胫骨远侧末端和距骨滑车。
1　胫骨
2　距骨滑车
3　胫腓前韧带

13.2 踝关节和距跟舟关节的前外侧入路

R. Bauer, F. Kerschbaumer, S. Poisel

13.2.1 主要适应证

- 骨折
- 关节融合术
- 滑膜切除术
- 关节成形术

13.2.2 体位和切口

患者取仰卧位。(选择性)应用止血带后,下肢铺巾以便自由活动。小腿下垫衬垫,使小腿略微内旋。在下胫腓联合前易触及的趾长伸肌的外侧做一长约 10 cm 的皮肤切口。如有必要,可向远侧第4跖骨方向将切口延长(图 13.7)。切开皮肤和皮下组织后,用一直切口切开小腿筋膜,H 形切口切开伸肌下支持带(图 13.8)。注意避免损伤切口内侧走行的腓浅神经分支。可向内侧牵开趾长伸肌和第 3 腓骨肌(图 13.9)。

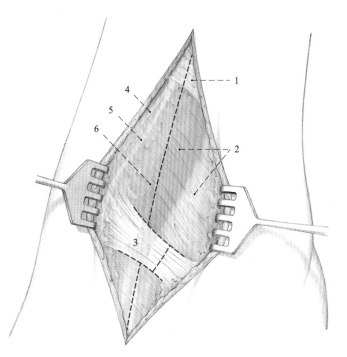

图 13.8 切开筋膜和伸肌下支持带。

1 伸肌上支持带	4 足背内侧皮神经
2 足背筋膜	5 足背中间皮神经
3 伸肌下支持带	6 趾长伸肌

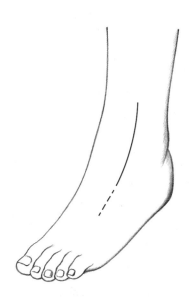

图 13.7 踝关节和距跟舟关节前外侧入路的皮肤切口(左下肢)。

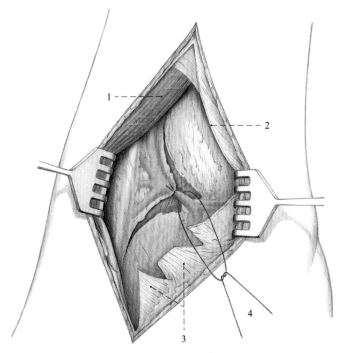

图 13.9 向内侧牵开趾长伸肌并结扎横行静脉。

1 趾长伸肌	3 伸肌下支持带
2 小腿筋膜	4 胫前静脉

13.2.3 显露踝关节

结扎并切断横行的外踝前动脉的静脉支。用骨膜剥离器小心地将神经血管束从踝关节囊前面向内侧牵开。然后在同一平面插入一 Langenbeck 拉钩（图 13.10）。纵向切开踝关节囊。为了充分显露踝关节，也需要切开关节囊近端的胫骨骨膜。用骨膜剥离器在关节囊同一平面将其牵开。然后将 Langenbeck 拉钩插入关节（图 13.11）。

13.2.4 向远端扩大入路

如果需要显露距跟舟关节，应向远端延长皮肤切口。切开筋膜后，将趾长伸肌和踇短伸肌从其起点处分离（图 13.12）。这需要切断部分走行于这些肌肉下的跗外侧动、静脉。向远端牵开肌瓣，然后 T 形切口打开内侧和外侧 Chopart 关节（图 13.13）。切断分歧韧带后，若向足底方向推开前足，可充分显露关节面（图 13.14）。如有需要，将跗骨窦清除后，此入路亦可显露距下关节（参阅 13.13 相关内容，图 13.65ff）。

13.2.5 切口闭合

通过缝合踝关节囊、筋膜和伸肌下支持带来闭合切口。

13.2.6 注意事项

此入路尤其适用于距跟舟关节和胫距关节融合术。此入路发生切口延迟愈合率比踝关节前侧入路低。

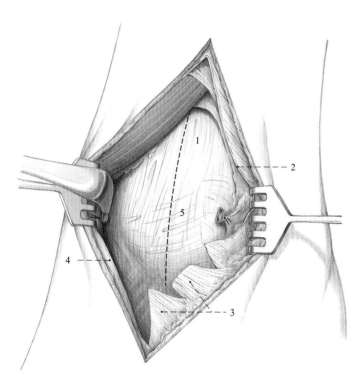

图 13.10 踝关节囊纵切口（虚线）或 T 形切口。
1 胫骨
2 小腿筋膜
3 伸肌下支持带
4 第 3 腓骨肌腱
5 胫距关节囊

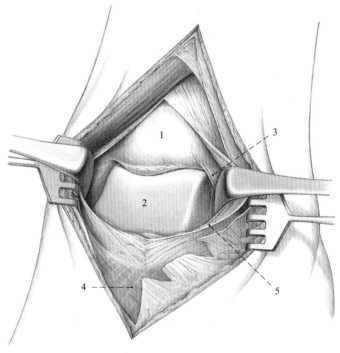

图 13.11 打开关节囊后显露胫骨远端和距骨滑车。
1 胫骨
2 距骨滑车
3 胫腓前韧带
4 趾短伸肌
5 胫距关节囊

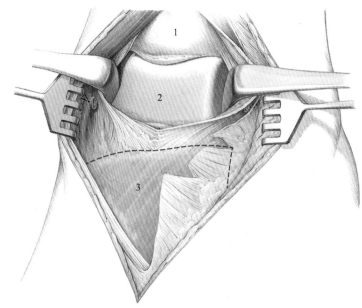

图 13.12 向远端延长皮肤切口后，沿虚线分离趾
短伸肌。

1　胫骨
2　距骨滑车
3　趾短伸肌

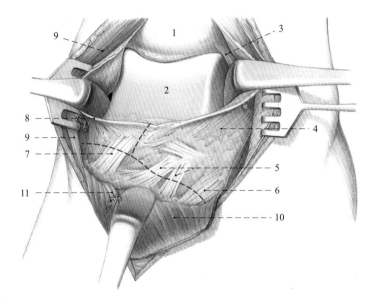

图 13.13 切开趾短伸肌后，在内侧和外侧
Chopart 关节线关节囊做一 T 形切口。

1　胫骨
2　距骨滑车
3　胫腓前韧带
4　距腓前韧带
5　分歧韧带
6　跟骰背侧韧带
7　距舟韧带
8　内侧韧带胫舟部
9　趾长伸肌
10　趾短伸肌
11　跗动、静脉

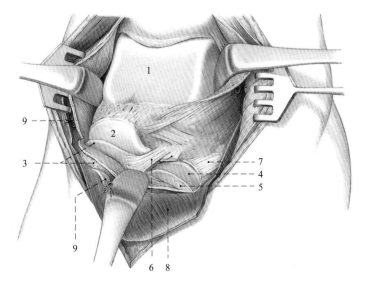

图 13.14 打开踝关节以及内侧和外侧 Chopart 关
节后的外观。沿图 13.13 中虚线切开距下关节。

1　距骨滑车
2　距骨头
3　足舟骨
4　跟骨
5　骰骨
6　分歧韧带
7　跟骰背侧韧带
8　趾短伸肌
9　跗外侧动、静脉

13.3 Cincinnati 入路

O. Eberhardt, T. Wirth

13.3.1 主要适应证

- 马蹄内翻足矫形术
- 先天性垂直距骨矫形术
- 后侧、后内侧和后外侧关节囊切开术

13.3.2 体位和切口

　　患者常取俯卧位。切口范围取决于术前计划。如仅拟行跟腱延长术和后侧关节松解术时，切口位于足跟后方皮肤横纹上方（图 13.15a）。如拟行后内侧关节松解术时，切口向内侧延长至内踝前方（图 13.15b）。如需要行距骨周围完全松解术时，可继续向外侧延长切口，经外踝直至跟骰关节（图 13.15c）。

13.3.3 跟腱延长术与显露后关节囊的后侧关节松解术

　　行后侧关节松解术时，可显露跟腱、外侧神经血管束（腓肠神经和伴行血管），以及内侧神经血管束（胫神经和胫后动、静脉）（图 13.16）。为了延长跟腱，可沿冠状面和矢状面切开跟腱；而笔者更喜欢沿冠状面进行跟腱延长。为了显露后侧关节囊，可牵开外侧神经血管束、腓骨肌腱（打开腱鞘后）、姆长屈肌及内侧神经血管束。

　　姆长屈肌指向距跟舟关节。显露后侧踝关节囊和距跟舟关节以及距腓后韧带（图 13.16）。

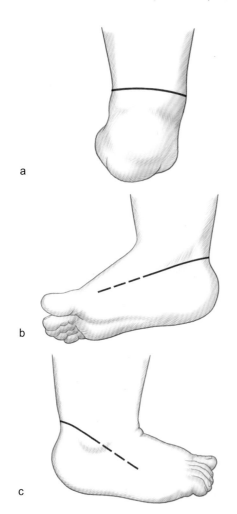

图 13.15　Cincinnati 入路切口。
a　切口在足跟后侧上方 0.5~1 cm 处，向内延伸至内踝前方。
b　根据需要可向内侧和外侧延长切口。
c　此入路可在腓骨尖处向外侧延长直至跟骰关节。

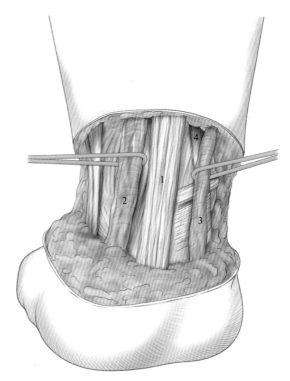

图 13.16　从后侧解剖显露跟腱、内侧和外侧神经血管束及腓骨肌腱。不要在腓骨后方完全打开腓骨肌腱鞘，因为这易导致腓骨肌腱移位。
1　跟腱
2　内侧神经血管束（胫神经，胫后动、静脉）
3　外侧神经血管束（腓肠神经，小隐静脉）
4　腓骨肌腱

横向切开关节囊而不损伤蹭长屈肌和距腓后韧带（图 13.17，图 13.18）。若蹭长屈肌腱短缩，可通过后侧入路做 Z 形切口将其延长。

13.3.4 内侧关节松解术、胫骨后肌和趾长屈肌延长术

为了显露关节内侧、胫骨后肌和趾长屈肌，首先切开蹭展肌筋膜。牵开内侧神经血管束。在内踝后侧切开趾长屈肌和胫骨后肌腱鞘，显露肌腱。

此时可显露距舟关节和距下关节前部的关节囊（图 13.19）。趾长屈肌腱可被切开直至踋屈肌交叉处。

在胫骨后肌腱做 Z 形切口。切口远端的肌腱末端作为距舟关节的标志。可从内侧行距舟关节和距

下关节松解术。松解程度取决于畸形严重程度。绝对不能分离距跟韧带，因为这容易造成足外翻。如果屈肌腱挛缩，可通过内侧入路做 Z 形切口将趾长屈肌延长（图 13.20，图 13.21）。

13.3.5 外侧关节松解术和腓骨肌腱延长术

可通过此入路的外侧部显露腓骨及其韧带、腓骨肌腱、跟骨和骰骨（图 13.22）。外侧关节松解术通常适用于非常严重的畸形。根据畸形的严重程度，关节松解可从跟骰关节经距下关节到距骨、跟骨和足舟骨与骰骨之间的整个间隙（图 13.23，图 13.24）。可从外侧面分离跟腓韧带。若腓骨肌腱挛缩，可通过入路外侧部将其延长。向后显露腓肠神经，向外侧解剖以免将其损伤。

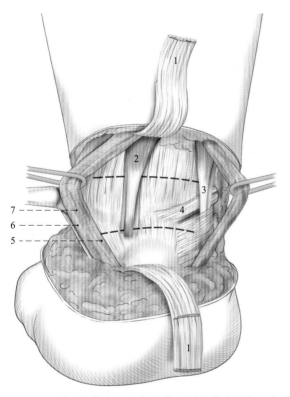

图 13.17 显露踝关节和距跟舟关节后侧关节囊结构。虚线显示这些关节的关节松解术切口。蹭长屈肌穿过距跟舟关节，因此可作为标志。

1 跟腱（沿冠状面切开）	5 胫神经
2 蹭长屈肌	6 胫后静脉
3 腓骨肌腱	7 胫后动脉
4 距腓后韧带	

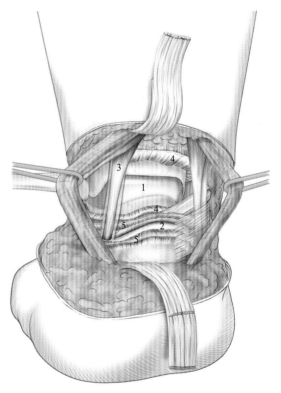

图 13.18 踝关节和距跟舟关节打开后，行全后侧关节松解术。若蹭长屈肌挛缩，可选择性将其肌腱延长。

1 距骨
2 跟骨
3 蹭长屈肌
4 踝关节囊
5 距跟舟关节囊

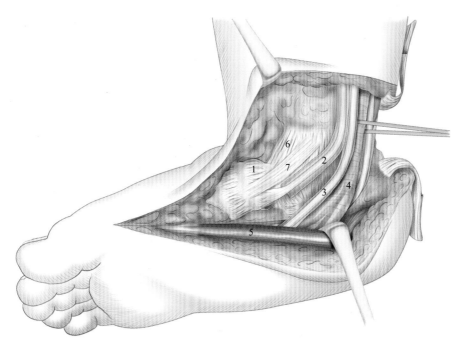

图 13.19 切开姆展肌筋膜显露内侧区域，可以看到距舟关节和内侧踝关节。胫后肌腱和趾长屈肌腱走行于内踝后方。打开腱鞘，显露完整的肌腱。

1 距舟背侧韧带
2 胫骨后肌
3 趾长屈肌
4 内侧血管神经束
5 姆展肌
6 三角韧带胫距前部
7 三角韧带胫舟部

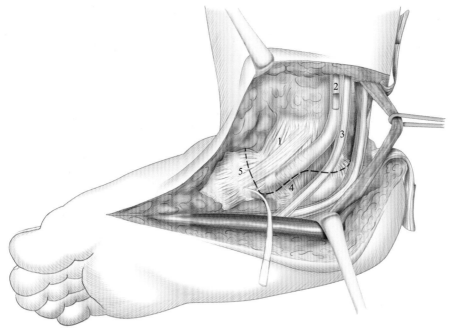

图 13.20 做 Z 形切口延长胫骨后肌腱。虚线为内侧关节松解术切口，包括距舟关节和距下关节。胫距韧带不可以切断。

1 三角韧带
2 胫骨后肌
3 趾长屈肌
4 距下关节
5 距舟关节

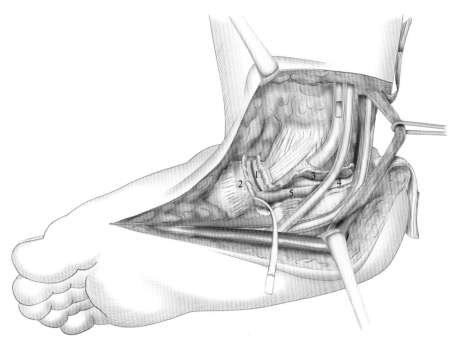

图 13.21 通过打开的距舟关节可见距骨头并可将其复位。从内侧打开距下关节，套住内侧血管神经束使其不受损伤。

1 距骨头
2 足舟骨
3 距骨
4 跟骨
5 跟舟足底韧带

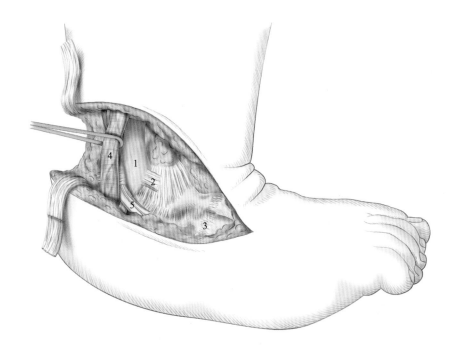

图 13.22 分离皮下组织后，显露外侧区域。保护外侧血管神经束。

1 腓骨
2 距腓前韧带
3 跟骰关节
4 外侧血管神经束（胫后动脉、胫后静脉、胫神经）
5 腓骨肌腱

13.3.6 切口闭合

在中立位缝合肌腱。保持足够张力缝合跟腱和胫骨后肌腱。延长过多导致矫正过度会引起仰趾足畸形或足外翻。可用可吸收线皮内连续缝合闭合切口，但关键的切口需用间断缝合。切口闭合后，应用长腿石膏托。短腿石膏常用于大于3岁的儿童。

13.3.7 风险

由于矫形是在幼年时进行且部位很小，需要特别注意神经血管束。严重马蹄内翻足畸形时，切口闭合较为困难。术后应用第1个石膏时，将足置于马蹄足位。通过连续的石膏固定拉伸后侧软组织，从而矫正马蹄足。

13.3.8 注意事项

在幼儿和儿童早期用来矫正足畸形的关节松解术必须根据畸形的严重程度进行调整。通过逐步"点餐式"来矫正畸形。关节松解过度会导致过度矫正，甚至引起更严重的足外翻。

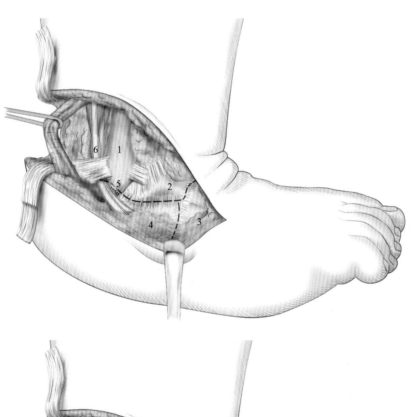

图 13.23 套住的神经血管束和可见的腓骨肌腱外侧观。虚线显示选择性外侧关节松解术。
1 腓骨
2 距骨
3 骰骨
4 跟骨
5 跟腓韧带
6 腓骨肌腱

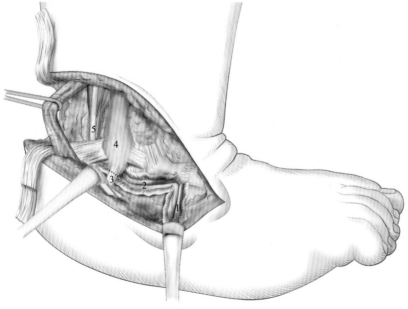

图 13.24 距下关节和跟骰关节已打开而距舟关节还未打开时的外侧观。虚线显示关节松解术中跟腓韧带的切断部位。
1 跟骰关节
2 距下关节
3 跟腓韧带
4 腓骨
5 腓骨肌腱

13.4 踝关节和距跟舟关节内侧的后内侧入路

R. Bauer, F. Kerschbaumer, S. Poisel

13.4.1 主要适应证

• 关节囊切开术
• 畸形足矫形术

13.4.2 体位和切口

患者的体位取决于术前计划。如果计划单纯后侧踝关节囊切开伴跟腱延长,患者取俯卧位。但是,如果也需要切开距跟舟关节内侧关节囊,最好取仰卧位且下肢外旋。

沿跟腱内侧缘做纵切口,延伸至跟骨结节。如果需要,可向前延长切口直至胫骨前肌腱止点(图13.25)。切开跟腱表面的筋膜后,从下方将其与其下脂肪分离。根据足畸形的特点,可沿矢状面或冠状面切开肌腱。在附着点处沿矢状面切开跟腱内侧半对于畸形足尤为需要。只有马蹄足畸形的情况下,沿冠状面切开跟腱(图13.26)。切口可为后远侧或后近侧。切口类型取决于比目鱼肌肌部的长度。如果比目鱼肌肌部向远侧延伸,建议沿冠状面延长,近端横切口向后切开,远端向前切开。将切断的肌腱末端从切口向上反折,以显露其下的小腿深筋膜(图13.27)。然后用湿纱布将肌腱末端覆盖,此时将常处于马蹄位的足被动地置于中立位。切开覆盖跗长屈肌肌腹的深层小腿筋膜(图13.28)。

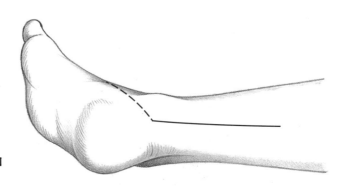

图 13.25 踝关节和距跟舟关节后内侧入路的皮肤切口(右下肢)。

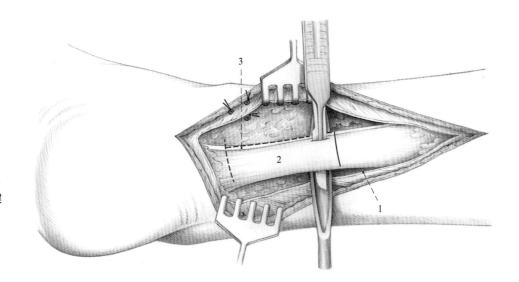

图 13.26 分离筋膜后,显露跟腱,Z 形切开跟腱(虚线)。

1 小腿筋膜
2 跟腱
3 跖肌腱

13.4.3 显露关节囊

通过跛长屈肌典型的肌腹辨别出跛长屈肌，其肌腹向远侧延伸并覆盖胫骨后面。胫神经和胫后动脉在跛长屈肌内侧走行。

为了从后侧显露胫骨远端和踝关节囊，必须向近端将跛长屈肌从其起点部分锐性分离，避免损伤腓动脉。在远侧切开此肌腱鞘。在此处，必须将胫后动脉分支切断（图 13.29）。如图 13.29 所示，通过 2 个横切口或完全分离关节囊，行胫距关节和距跟舟关节后侧关节囊切开术。为此，需要切断距腓后韧带和跟腓韧带。切断跟腓韧带时必须保护腓骨肌腱。在内侧，将三角韧带后部从其跟骨附着点处切断（图 13.30）。

13.4.4 内侧松解术扩大入路

如果其后需要显露距跟舟关节内侧部，可向前和向远端延长皮肤切口。切开皮肤直至第 1 跖骨关节内侧面上胫骨前肌的止点。然后由近至远切开神经血管束表面的小腿筋膜，向远侧打开屈肌支持带浅层。此时可经神经血管束下方，用橡皮条将其向

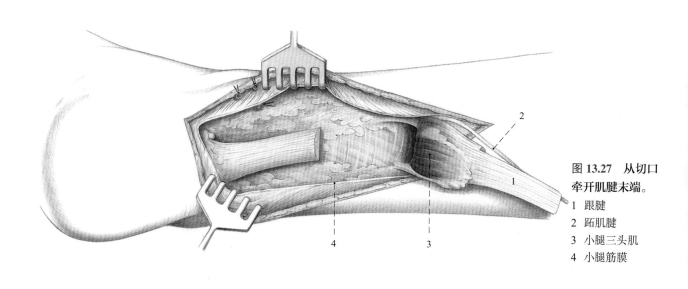

图 13.27 从切口牵开肌腱末端。
1 跟腱
2 跖肌腱
3 小腿三头肌
4 小腿筋膜

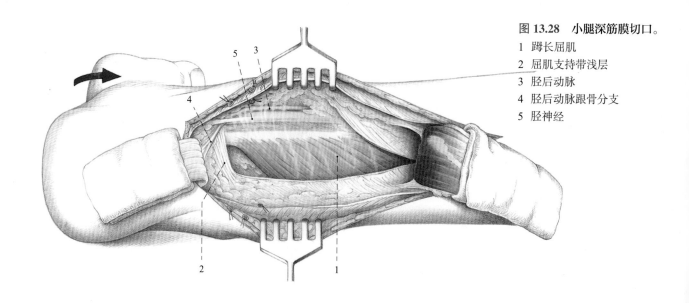

图 13.28 小腿深筋膜切口。
1 跛长屈肌
2 屈肌支持带浅层
3 胫后动脉
4 胫后动脉跟骨分支
5 胫神经

外侧牵开（图 13.31）。然后，用弧形切口切开屈肌支持带前部，再切开趾长屈肌和胫骨后肌的肌腱间室（图 13.32）。如果需要，Z 形切开趾长屈肌和胫骨后肌的肌腱，并将其牵出切口（图 13.33）。通过人为地外移前足，可用针定位距下关节腔和距舟关节腔。为了显露距下关节，需要完全切开踇长屈肌腱鞘。将足被动地外翻可更好地显露距舟关节和距跟关节（图 13.34）。

13.4.5 切口闭合

内侧和外侧关节囊切开后，通常不需闭合关节囊。若条件允许，通过 Z 形切口延长切开的肌腱，并将其间断缝合。由于皮肤张力，此切口可能导致切口延迟愈合。

13.4.6 风险

切断跟腓韧带危及腓骨肌腱，切断三角韧带后部危及胫后动脉和胫神经。

图 13.29　内侧牵开踇长屈肌，踝关节和距跟舟关节关节囊后部开窗。注意：在近侧部，将踇长屈肌从其在腓骨上的起点处部分分离。
1　胫骨
2　腓骨
3　踇长屈肌
4　胫骨后肌腱
5　腓骨短肌
6　胫腓后韧带
7　腓动脉
8　胫后动脉跟骨支

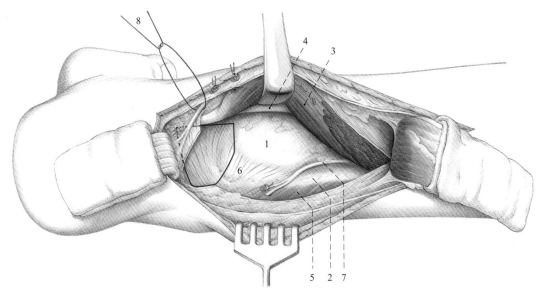

图 13.30　切开关节囊后的手术部位；从后侧显露胫距关节和距下关节。
1　胫骨
2　距骨滑车
3　跟骨
4　胫腓后韧带
5　腓动脉

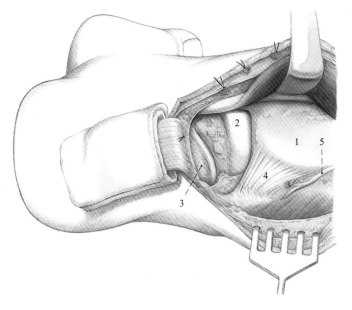

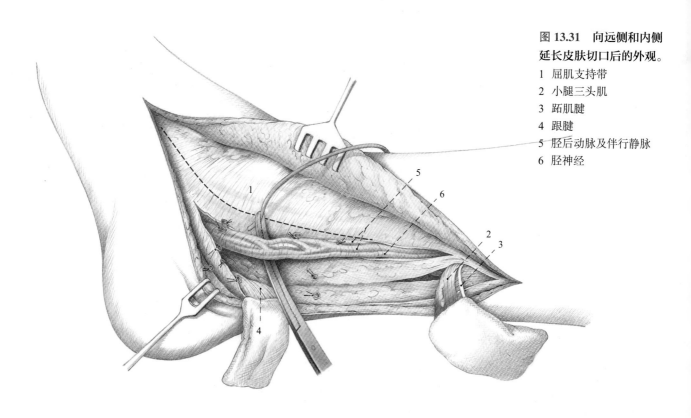

图 13.31　向远侧和内侧延长皮肤切口后的外观。
1　屈肌支持带
2　小腿三头肌
3　跖肌腱
4　跟腱
5　胫后动脉及伴行静脉
6　胫神经

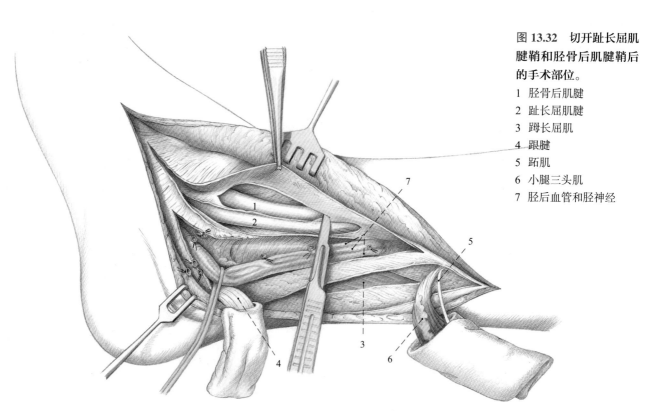

图 13.32　切开趾长屈肌腱鞘和胫骨后肌腱鞘后的手术部位。
1　胫骨后肌腱
2　趾长屈肌腱
3　拇长屈肌
4　跟腱
5　跖肌
6　小腿三头肌
7　胫后血管和胫神经

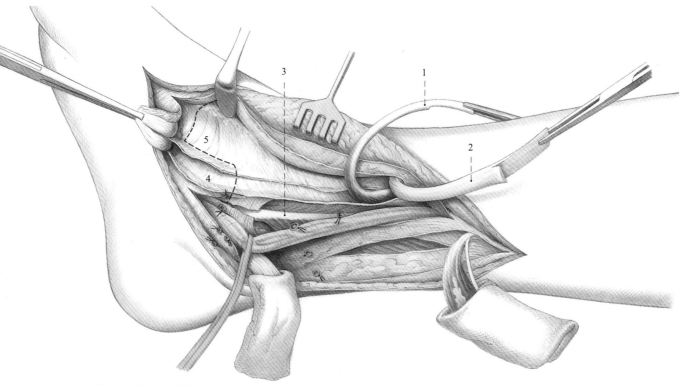

图 13.33　Z 形切开趾长屈肌腱和胫骨后肌腱后的手术部位。虚线显示距跟舟
关节和距下关节的切口。已向远侧切开较长的蹈长屈肌腱鞘。

1　趾长屈肌腱	4　趾长屈肌腱鞘
2　胫骨后肌腱	5　胫骨后肌腱鞘
3　蹈长屈肌腱	

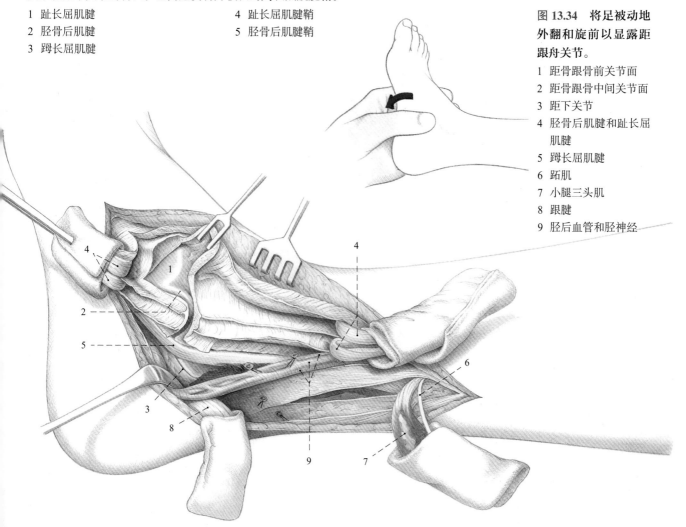

图 13.34　将足被动地
外翻和旋前以显露距
跟舟关节。

1　距骨跟骨前关节面
2　距骨跟骨中间关节面
3　距下关节
4　胫骨后肌腱和趾长屈
　　肌腱
5　蹈长屈肌腱
6　跖肌
7　小腿三头肌
8　跟腱
9　胫后血管和胫神经

13.5 踝关节背外侧入路
R. Bauer, F. Kerschbaumer, S. Poisel

13.5.1 主要适应证
- 后侧撕脱性骨折（Volkmann 三角）同时行腓骨内固定
- 关节囊切开
- 踝关节融合术

13.5.2 体位和切口
患者取俯卧位或侧卧位，或仰卧位下肢略微旋转。（选择性）应用止血带后，下肢铺巾以便自由活动。在腓骨后缘与跟腱外侧缘之间做一长约

10 cm 的皮肤切口。皮肤切口在外踝后缘处呈弧形（图 13.35）。小心地切开皮下组织后，辨别小隐静脉和腓肠神经，并将其套住和牵开。然后切开蹈长屈肌肌腹表面的小腿筋膜（图 13.36）。用镊子夹住筋膜外侧缘，然后纵向切开腓骨肌腱鞘（图 13.37）。

13.5.3 显露踝关节
用 Langenbeck 拉钩向外侧牵开腓骨肌腱，（选择性）向内侧牵开蹈长屈肌。在切口上部，将附着于腓骨的蹈长屈肌从其起点处锐性分离。必须避免损伤在蹈长屈肌后侧走行的腓动脉。切断更小的横行的腓动、静脉分支（图 13.38）。

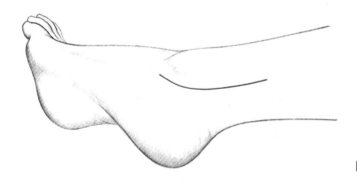

图 13.35 踝关节背外侧入路的皮肤切口（左下肢）。

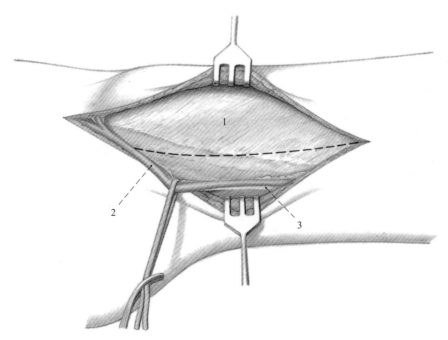

图 13.36 游离并牵开腓肠神经和小隐静脉后切开筋膜。
1 小腿筋膜
2 小隐静脉
3 腓肠神经

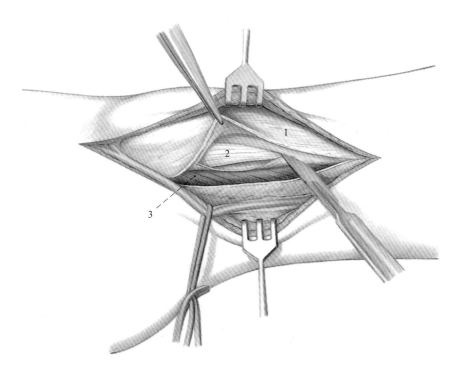

图 13.37 显露跨长屈肌并（选择性）打开腓骨肌腱鞘。

1 小腿筋膜
2 腓骨长肌
3 跨长屈肌

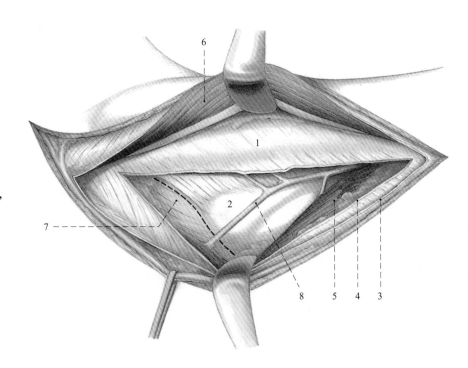

图 13.38 向外侧牵开腓骨肌腱，向内侧牵开跨长屈肌。

1 腓骨
2 胫骨
3 小腿筋膜
4 小腿深筋膜
5 跨长屈肌
6 腓骨短肌
7 胫距关节囊
8 腓动脉

将足被动地置于仰趾足位（图 13.39），可拉紧关节囊并可将其切开。切断横行的腓动、静脉分支后，进一步将其向内侧松解。此时，胫骨后部、腓骨、下胫腓联合后韧带和胫距关节后部得以清晰显露（图 13.40）。

13.5.4 切口闭合

松开止血带并止血后闭合切口，如果需要，缝合关节囊和小腿浅筋膜。

13.5.5 风险

当从腓骨上剥离踇长屈肌时，可能损伤腓动、静脉。

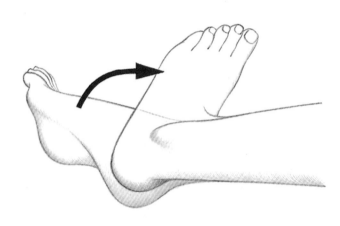

图 13.39 使足被动后伸从而拉紧后侧关节囊。

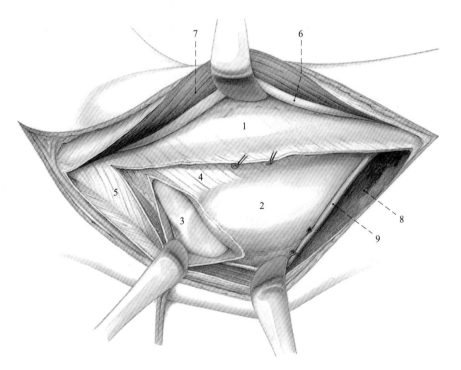

图 13.40 为了清晰显露胫骨，向内侧松解腓动、静脉后，结扎腓动、静脉横支并打开踝关节后部。
1 腓骨
2 胫骨
3 距骨
4 下胫腓后韧带
5 小腿后侧肌间隔
6 腓骨长肌
7 腓骨短肌
8 踇长屈肌
9 腓动脉

13.6 经内踝截骨的踝关节内侧入路
R. Bauer, F. Kerschbaumer, S. Poisel

13.6.1 主要适应证
- 距骨剥脱性骨软骨炎
- 骨软骨骨折
- 距骨骨折

13.6.2 体位和切口

患者取仰卧位。(选择性)应用止血带后,下肢铺巾以便自由活动,外旋下肢。皮肤切口长约10 cm,起自内踝近侧和后侧3指宽处,在内踝后向远端和前方延伸(图13.41)。

13.6.3 显露踝关节

在内踝前方和后方切开筋膜和关节囊。在后侧,切口经过胫骨后肌腱鞘,用一小拉钩将其牵开(图13.42)。内踝截骨前,在踝尖做一小切口。此时将一小Hohmann拉钩插入内踝前、后的关节。然后预钻1或2个孔用以拧入内踝固定螺钉(图13.43)。如图13.44所示,垂直于孔的方向对内踝进行截骨。用窄骨刀对最后的几毫米内踝进行截骨,因为摆锯对软骨损伤较大。此时用一细小的单叉拉钩将远侧踝骨块向下反折,同时外翻、外展踝关节,从而清晰显露距骨滑车内侧部和中间部(图13.45)。

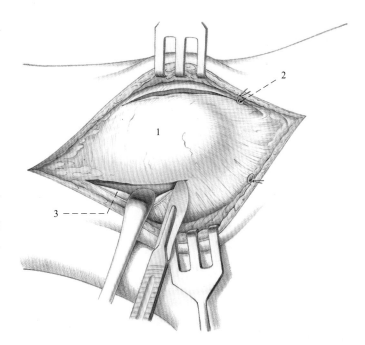

图13.42 内踝前和内踝后筋膜以及踝关节囊的切口。向后牵开胫骨后肌腱,在内踝尖做切口作为螺钉孔。

1 内踝
2 大隐静脉
3 胫骨后肌腱

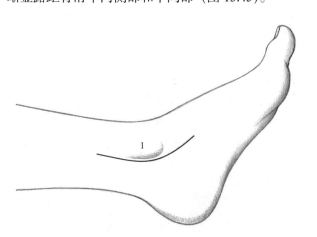

图13.41 内踝截骨踝关节内侧入路的皮肤切口(实线,左下肢)。
1 内踝

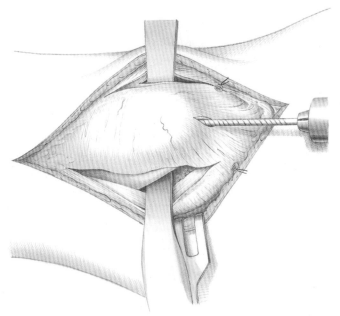

图13.43 将Hohmann拉钩插入关节腔。在内踝做1或2个斜钻孔。

13.6.4 切口闭合

用 1 或 2 个踝部螺钉固定内踝。应确保骨折块的解剖对位。然后缝合胫骨后肌腱鞘和前部的关节囊（图 13.46）。

13.6.5 注意事项

此入路重要的是在正确的水平进行截骨。若太低，不能充分显露距骨滑车。若太高，会损伤胫骨下关节面。

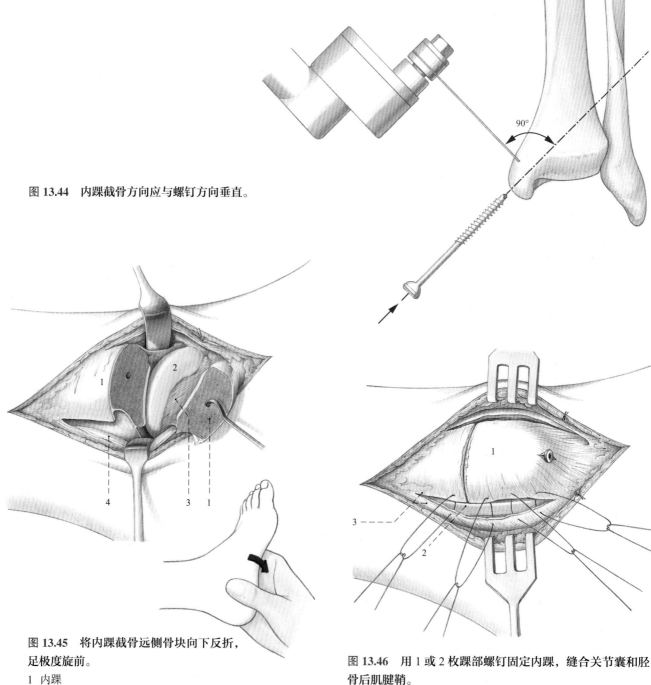

图 13.44　内踝截骨方向应与螺钉方向垂直。

图 13.45　将内踝截骨远侧骨块向下反折，足极度旋前。
1　内踝
2　距骨内踝面
3　三角韧带
4　胫骨后肌腱

图 13.46　用 1 或 2 枚踝部螺钉固定内踝，缝合关节囊和胫骨后肌腱鞘。
1　内踝
2　胫骨后肌腱
3　腱鞘

13.7 关节镜入路
D. Kohn

13.7.1 主要适应证
- 软骨损伤
- 剥脱性骨软骨炎
- 关节内骨折
- 关节内游离体和骨赘

13.7.2 体位
对于踝关节镜,患者取仰卧位,髋屈曲至70°。大腿下用衬垫固定,用一有衬垫的无菌带进行足部牵引(图13.47)。

13.7.3 入路

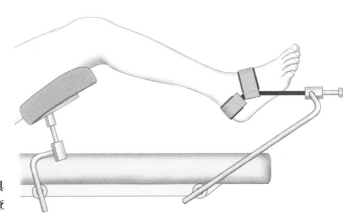

图 13.47　踝关节镜手术的体位。用一垫有衬垫的带具对足跟和足背进行牵引;尤其在检查后侧间室时。检查前侧间室时,可通过旋转螺杆来减少牵引。

图 13.48　踝关节入路。al, 前外;am, 前内;ac, 前中央;pl, 后外(引自 Bauer R, Kerschbaumer F, Poisel S.Becken und untere Extremitat. Stuttgart, Thieme;1995.Orthopadische Operationslehre;Band 2.)。

1　大隐静脉
2　隐神经
3　腓深神经
4　胫骨前肌腱
5　足背动脉
6　蹈长伸肌腱
7　蹈短伸肌
8　第3腓骨肌腱
9　趾长伸肌腱
10　趾短伸肌
11　足背内侧皮神经
12　足背中间皮神经
13　比目鱼肌
14　腓肠神经
15　小隐静脉
16　跟腱

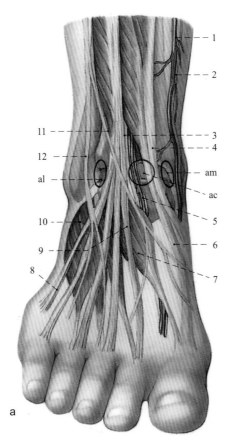

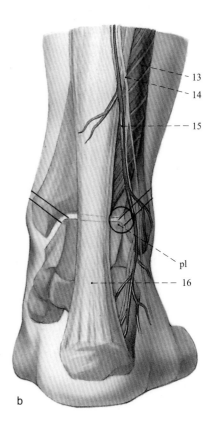

13.7.4 方法

触摸踝、跟腱外侧缘和前踝关节线的轮廓，并在皮肤上做标记。触摸足背动脉。足外翻和第4趾跖屈的情况下，在较瘦的患者足背外侧标记腓浅神经的一条终末支——足背中间皮神经。这是在踝关节镜手术时最常损伤的神经。标记前内侧、前外侧和后外侧入路。

关节镜手术以关节前外侧入口开始（图 13.49a），用 20~30 ml 乳酸格林液经 1 号套管将其充满。关节穿刺时应使关节背屈以保护距骨滑车软骨面。大多数情况下，需要去除一部分滑膜以获得更好的视野。应用一微型钻，由于液体可通过钻排出，因此不需要单独置一排空套管。当不需要用钻孔时，在另外的未占用的入口置入 1 号套管用来排空。

检查整个关节的前外侧部时，必须用一转换杆将镜头从前外侧入路转换到前内侧入路（图 13.49b）。应用牵引系统，牢固的牵引可有效地将距骨移离胫骨关节面，从而可通过前内侧入口将转换杆插入后关节间室。将转换杆换成一套管和 2.7 mm 关节镜。然后可检查后关节间室。对于非常狭窄的关节，需要一个额外的背外侧入口用来插入镜头。

13.7.5 切口闭合

踝关节镜术后，间断缝合所有切口。

13.7.6 注意事项

将足置于直角，垫有衬垫的小腿夹板固定 4 天。将足夹板去除，每天要积极进行多次踝关节锻炼。直到切口愈合后再负重，约 1 周后。根据症状，术后第 2 周末可完全负重。

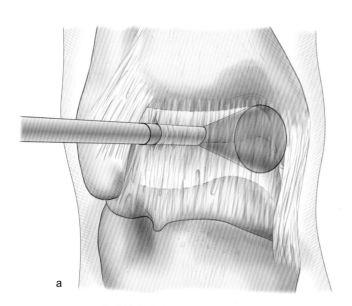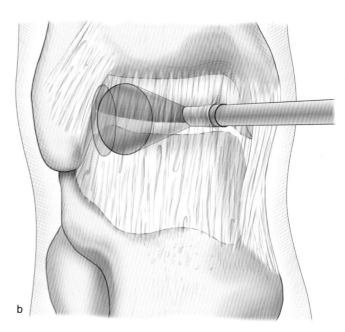

图 13.49　关节镜检查右踝关节。
a　检查前间室、内侧距踝关节和距骨滑车外侧部。关节镜位于前外侧入口。跖屈时可见中间滑车和部分后滑车。
b　检查后间室、外侧距踝关节和距骨滑车前内侧部。关节镜位于前内侧入口。显示背外侧关节间室（左）和外侧距踝关节（右）的关节镜视野。这部分检查是通过牵引足部来牵开关节完成的。将一套管通过后外侧入口穿入踝间后韧带；其能加强后侧关节囊。

13.8 内踝内侧入路

R. Bauer, F. Kerschbaumer, S. Poisel

13.8.1 主要适应证

- 骨折
- 肿瘤
- 骨髓炎

13.8.2 体位和切口

患者取仰卧位。（选择性）应用止血带后，下肢铺巾以便自由活动，下肢稍微外旋。

皮肤切口的长度取决于显露需要。切口是内踝前微凸的线（图 13.50）。

13.8.3 显露内踝

切开皮肤和皮下组织后，向前解剖大隐静脉和伴行隐神经。切开筋膜显露内踝（图 13.51）。

13.8.4 切口闭合

缝合皮肤，闭合切口。

13.8.5 风险

如切断隐神经主支，可形成神经瘤。

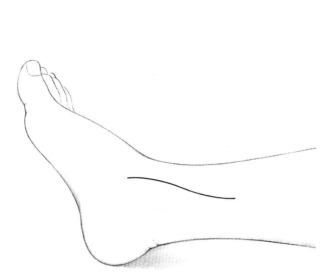

图 13.50　内踝入路的皮肤切口（右下肢）。

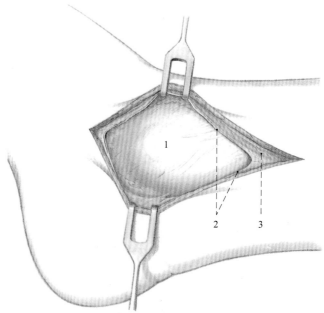

图 13.51　切开皮下组织和筋膜后显露内踝。注意不要损伤隐神经和大隐静脉。
1　内踝
2　小腿筋膜
3　大隐静脉

13.9 外踝入路

R. Bauer, F. Kerschbaumer, S. Poisel

13.9.1 主要适应证

- 骨折
- 外踝截骨行踝关节融合术
- 距腓韧带重建
- 腓骨肌腱脱位

13.9.2 体位和切口

患者取仰卧位。（选择性）应用止血带后，下肢铺巾以便自由活动，并内旋下肢。在外踝前做皮肤切口，通常不超过 7 cm（图 13.52）。

13.9.3 显露外踝

切开皮肤和皮下组织后，必须注意向前走行的浅表足背中间皮神经的位置，它是腓浅神经的分支（图 13.53）。

小隐静脉和腓肠神经向后走行。如果需要显露距腓前韧带，切开伸肌支持带下部，然后向内侧牵开第 3 腓骨肌和趾长伸肌。

13.9.4 切口闭合

缝合皮肤，闭合切口。

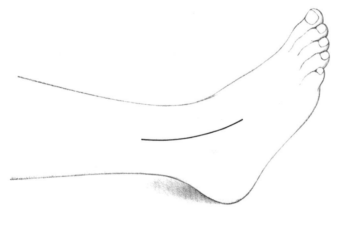

图 13.52 外踝入路的皮肤切口（右下肢）。

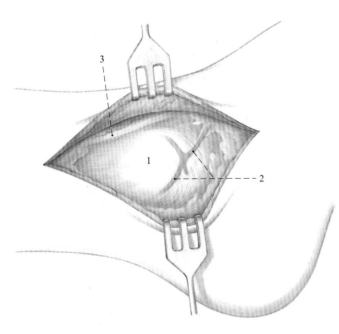

图 13.53 切开皮肤和筋膜后显露外踝。
1 外踝
2 踝外动脉网
3 足背中间皮神经

13.10 跟骨外侧入路

R. Bauer, F. Kerschbaumer, S. Poisel, C. J. Wirth

13.10.1 主要适应证

- Dwyer 截骨术
- 骨髓炎
- 肿瘤

13.10.2 体位和切口

患者取仰卧位。（选择性）应用止血带后，下肢铺巾以便自由活动，下肢稍微内旋。在腓骨肌腱后 1 指宽处做一长约 5 cm 由近至远斜行的皮肤切口（图 13.54）。

13.10.3 显露跟骨

切开皮肤后，判断小隐静脉和腓肠神经的位置。向前分离这些结构。此时切断小腿筋膜和其下的跟腓韧带，并切开跟骨表面骨膜（图 13.55）。用 Hohmann 拉钩或 Langenbeck 拉钩牵拉跟骨。若需要进一步显露伸肌侧跟骨，向前松解腓骨肌腱及其鞘（图 13.56）。

13.10.4 切口闭合

通过缝合跟腓韧带和筋膜来闭合切口。

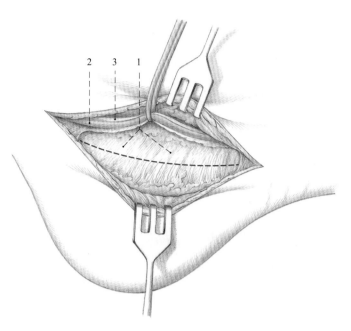

图 13.55　解剖并牵开腓肠神经和小隐静脉后，切开腓骨肌腱鞘后的筋膜和骨膜。
1　小腿筋膜
2　小隐静脉
3　足背外侧皮神经（腓肠神经）

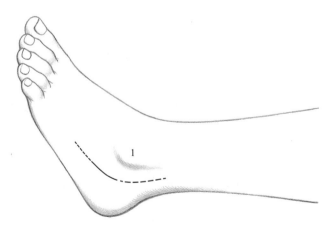

图 13.54　跟骨外侧入路的皮肤切口（左下肢）。
1　外踝

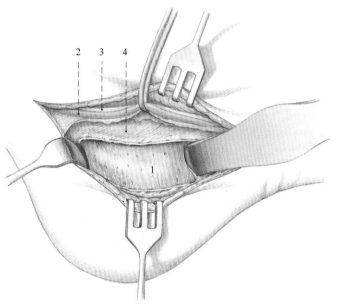

图 13.56　骨膜下显露跟骨结节外观。
1　跟骨
2　小隐静脉
3　足背外侧皮神经（腓肠神经）
4　腓骨肌总腱鞘

13.11 跟骨和距跟舟关节的外侧入路

K. Weise, D. Höntzsch

13.11.1 主要适应证

- 骨折
- 距跟舟关节融合术
- 截骨术
- 骨髓炎
- 肿瘤

13.11.2 体位和切口

患者取仰卧位或侧卧位。若选择侧卧位，建议在两下肢间放置衬垫。

术侧下肢铺巾以便自由活动。皮肤切口在外踝后延伸至跟骨，向腹侧弯曲 80°~90°，指向第 5 跖骨（图 13.57）。

13.11.3 显露跟骨和（或）距跟舟关节

切开皮肤后，注意小隐静脉和腓肠神经的位置。然后延伸至跟骨骨膜而不分离其他层，由后向前牵开整个三角形皮瓣，暂时全层缝 3 或 4 针（图 13.58）。

进一步松解和充分显露距跟舟关节后，用 2 或 3 根克氏针钻入距骨，并将其折弯 60°~90° 来牵开三角皮瓣（图 13.59）。

进一步解剖直至获得良好的距跟舟关节的视野（图 13.60，图 13.61）。

13.11.4 切口闭合

在 Redon 引流上方缝合皮下组织和皮肤。

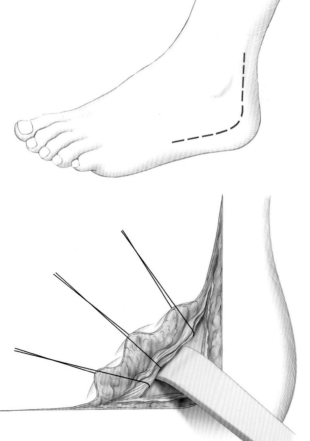

图 13.57　跟骨和距跟舟关节外侧入路的皮肤切口（左下肢）。

图 13.58　切口从中央开始延伸至跟骨。未切开全层，将其由后向前牵开。

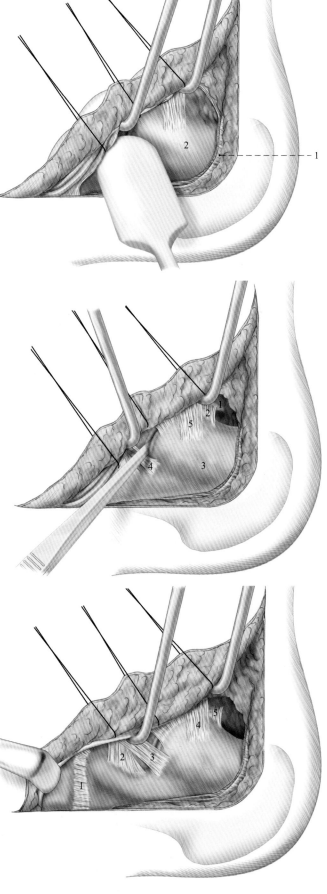

图 **13.59** 一旦到达距跟舟关节，将 2 或 3 根克氏针钻入距骨并弯曲 60°，从而可安全地牵开软组织且无过大的压力。

1 骨膜
2 跟骨

图 **13.60** 小心地进行骨膜下分离。如果需要，可进一步弯曲克氏针。

1 距骨
2 距下关节
3 跟骨
4 距跟外侧韧带
5 跟腓韧带

图 **13.61** 进一步解剖直至从前向后可见距跟舟关节中央。

1 跟骰关节
2 距跟骨间韧带
3 距跟外侧韧带
4 跟腓韧带
5 距下关节

13.12 跟骨内侧入路
K. Weise, D. Höntzsch

13.12.1 主要适应证
- 骨折
- 活检

13.12.2 体位和切口
患者取仰卧位。沿足轴在跟骨中央内踝下 2~3 cm 处做一直切口（图 13.62，图 13.63）。

13.12.3 内侧显露跟骨
切开皮肤后，分离筋膜，显露跟骨骨膜，尽可能地从中央开始；切口可根据需要向任何方向延伸（图 13.64）。牵开蹈长屈肌和趾长屈肌的肌腱。

13.12.4 切口闭合
逐层闭合切口。

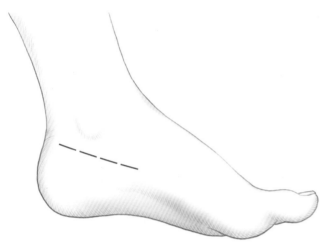

图 13.62 皮肤切口位于跟骨中央，内踝远端 2~3 cm 处。

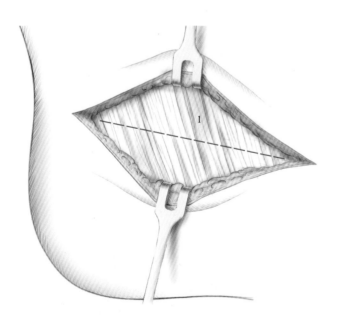

图 13.63 在跟骨中央内侧做切口，切开皮肤和筋膜。
1 小腿筋膜

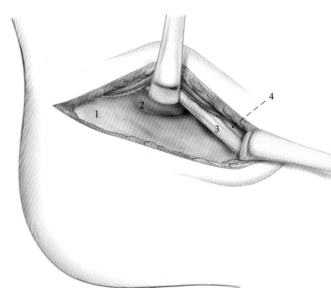

图 13.64 显露跟骨至骨膜。向远侧切开时，用一 Langenbeck 拉钩将蹈长屈肌腱和趾长屈肌腱向近侧牵开。用一 Langenbeck 拉钩保护切口前角。
1 跟骨
2 跟骨载距突
3 蹈长屈肌腱
4 趾长屈肌腱

13.13 距跟舟关节外侧入路

R. Bauer, F. Kerschbaumer, S. Poisel, K. Weise, D. Höntzsch

13.13.1 主要适应证

- 骨折、脱位
- 截骨矫形术
- 三关节融合术

13.13.2 体位和切口

患者取仰卧位。皮肤切口起自外踝远侧和后侧 1 指宽处，在足背沿足轴向前延伸（图 13.65）。切

开皮肤和皮下组织后，需要留意位于切口后部的腓肠神经（足背外侧皮神经）和小隐静脉以及足背中间皮神经（图 13.66）。用橡皮条套住从下而上走行的神经。切开筋膜后，H 形切口切开伸肌下支持带（图 13.67）。

从趾短伸肌起点处游离支持带。打开趾伸肌和腓骨肌腱的腱鞘（图 13.68）。结扎并切断跗骨窦脂肪表面的腓动脉分支。此时将趾短伸肌从其起点处分离，并向远端牵开。应用 Langenbeck 拉钩将长伸肌腱向内侧牵开。用手术刀清除跗骨窦脂肪。

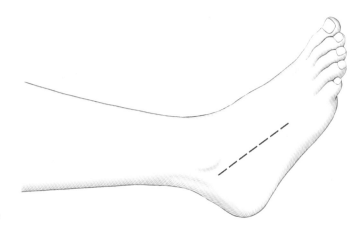

图 13.65　距跟舟关节外侧入路的皮肤切口（右下肢）。

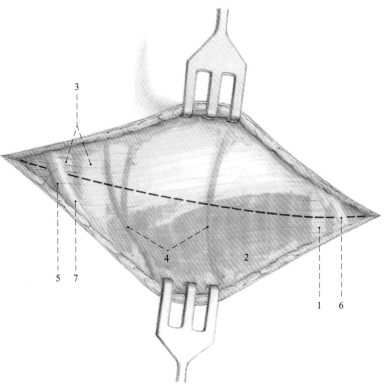

图 13.66　分离筋膜，保护腓肠神经和足背中间皮神经。

1　趾长伸肌腱
2　趾短伸肌
3　腓骨长肌腱、腓骨短肌腱
4　足背静脉网
5　小隐静脉
6　足背中间皮神经
7　足背外侧皮神经（腓肠神经）

13.13.3 显露距跟舟关节

清除跗骨窦脂肪组织后，距下关节和 Chopart 关节内侧、外侧（距舟关节和跟骰关节）的关节囊得以显露（图 13.69）。在关节囊上做 T 形切口，切断分歧韧带。

为了更好地显露距下关节，将一 Hohmann 拉钩插入距跟关节后侧。用一向外侧插在跟骰关节下的 Langenbeck 拉钩将腓骨肌腱向足底方向牵开。将足被动地旋后和内翻可清晰显露距跟舟关节 2 个部分（图 13.70）。

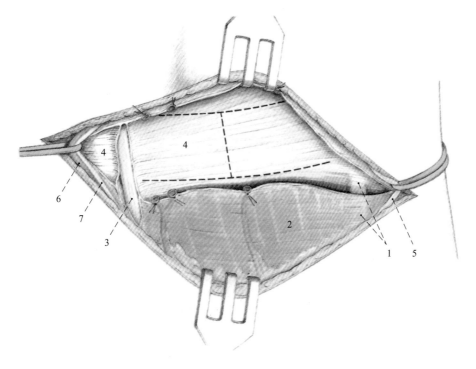

图 13.67　切断横静脉后，H 形切口切开伸肌下支持带。
1　趾长伸肌腱
2　趾短伸肌
3　腓骨短肌腱
4　伸肌下支持带
5　足背中间皮神经
6　小隐静脉
7　足背外侧皮神经（腓肠神经）

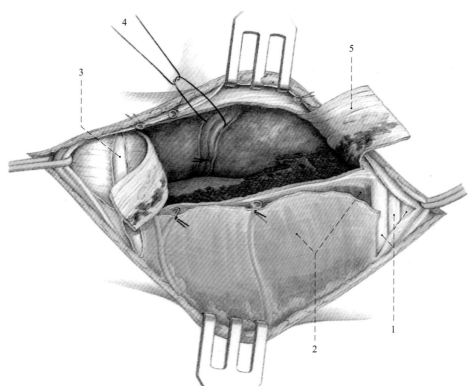

图 13.68　将支持带从趾短伸肌分离。切开腓骨肌腱鞘和趾伸肌腱鞘。结扎来自腓动、静脉的穿支血管。
1　趾长伸肌腱
2　趾短伸肌
3　腓骨短肌腱
4　腓动脉和伴行静脉的穿支
5　伸肌下支持带

13.13.4 切口闭合

止血后，通过将分离的趾短伸肌缝到关节囊和伸肌下支持带外侧部来闭合切口。然后，缝合支持带，闭合伸肌总腱和腓骨肌腱的腱鞘。

13.13.5 注意事项

显露距跟舟关节需要切断距跟骨间韧带。

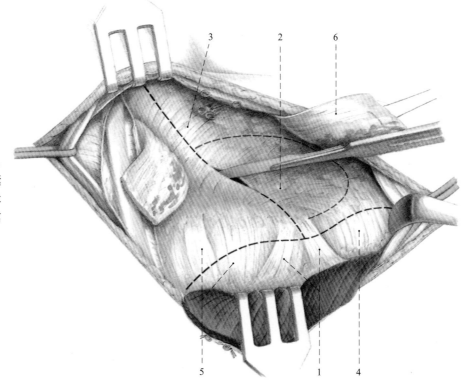

图 13.69　清除跗骨窦脂肪后，T 形切口切开距跟舟关节囊（红虚线）。为了更好地显露术野，将趾短伸肌从其起点分离并向远端牵开（蓝虚线）。

1　分歧韧带
2　跗骨窦
3　距跟外侧韧带
4　距跟舟关节囊
5　跟骰关节囊
6　伸肌下支持带

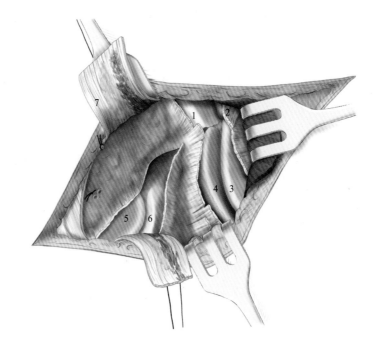

图 13.70　打开关节囊后的手术部位。注意：将 1 把 Hohmann 拉钩插在距下关节后。为了更好地显露距跟舟关节囊，建议插入 1 把 Langenbeck 拉钩牵开伸肌腱。将足被动地旋后和内翻。

1　距骨头
2　足舟骨
3　骰骨
4　跟骨骰关节面
5　距骨外侧突
6　距骨后关节面
7　伸肌下支持带

13.14 跖骨关节前侧入路
R. Bauer, F. Kerschbaumer, S. Poisel, K. Weise, D. Höntzsch

13.14.1 主要适应证
- 骨折、脱位
- 楔骨截骨术
- 跖跗关节融合术
- 骨髓炎

13.14.2 体位和切口
患者取仰卧位。小腿下垫衬垫。皮肤纵行切口位于第 2 和第 3 跖骨之间（图 13.71）。

必须保护沿足背走行的筋膜外皮神经（图 13.72）。如果需要，可结扎并切断任何穿过术野的静脉。牵开神经后，平行于皮肤切口切开筋膜，并向近端或远端对其进行解剖。

13.14.3 显露跗骨间关节
最好用一根合适的针对关节腔进行定位（图 13.73）。此时，可以辨别在姆短伸肌内侧缘的腓深神经和伴行足背动脉。如果需要，将其连同肌肉一起套住，并向内侧牵开。如果需要，也需套住趾长伸肌腱，并向内侧或外侧牵开。用骨膜剥离器将关节囊连同骨膜从足背剥离。

为了显露跟骰关节，在趾短伸肌下插入一Hohmann 拉钩（图 13.74）。如果需要，可结扎并切断穿过术野的跗外侧动、静脉。

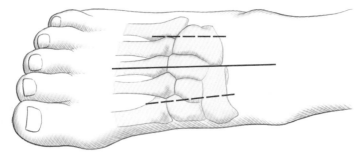

图 13.71 跖骨后侧入路。可能用到内侧和外侧纵切口（虚线）或一横切口（右下肢）。

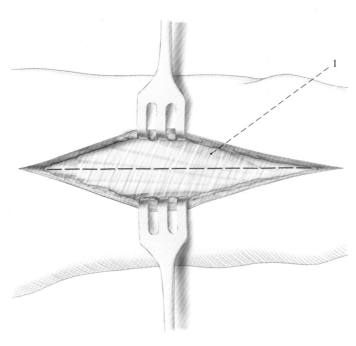

图 13.72 向近侧和远侧松解皮下组织后，平行于皮肤切口切开筋膜，勿损伤纵行的皮神经。
1 趾短伸肌

13.14.4 切口闭合

止血后，通过缝合皮下组织和皮肤闭合切口。

13.14.5 风险

除了损伤皮神经，此入路也有损伤或过度牵拉足背动脉和腓神经深支的风险。

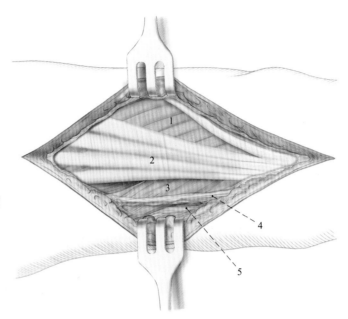

图 13.73 显露趾长伸肌、趾短伸肌、腓深神经和蹬短伸肌内侧的足背动脉。用合适的针定位关节腔。

1 趾短伸肌
2 趾长伸肌腱鞘
3 蹬短伸肌
4 足背内侧皮神经
5 腓深神经

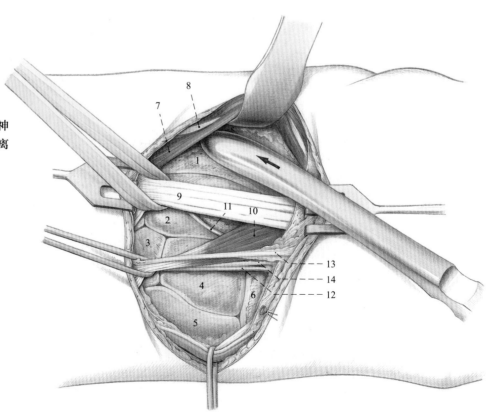

图 13.74 套住趾伸肌、神经血管束和蹬短伸肌。分离关节囊并显露跗骨。

1 骰骨
2 外侧楔骨
3 第 2 跖骨底
4 中间楔骨
5 内侧楔骨
6 足舟骨
7 趾短伸肌
8 第 3 腓骨肌
9 趾长伸肌腱
10 蹬短伸肌
11 跗外侧动脉
12 足背动脉
13 足背内侧皮神经
14 腓深神经

13.15 跖跗关节内侧入路

R. Bauer, F. Kerschbaumer, S. Poisel, K. Weise, D. Höntzsch

13.15.1 主要适应证

- 畸形足内侧松解术
- 关节融合术
- 关节囊缝合术

13.15.2 体位和切口

患者取仰卧位。下肢铺巾以便自由活动，并外旋下肢。皮肤切口起自内踝后 3 指宽处，沿凸线在足背延伸至足舟骨结节，然后沿第 1 跖骨至第 1 跖趾关节（图 13.75）。

切开皮肤、皮下组织和筋膜后，向足底方向解剖皮瓣。切断一些横行的静脉（图 13.76）。将踇展肌

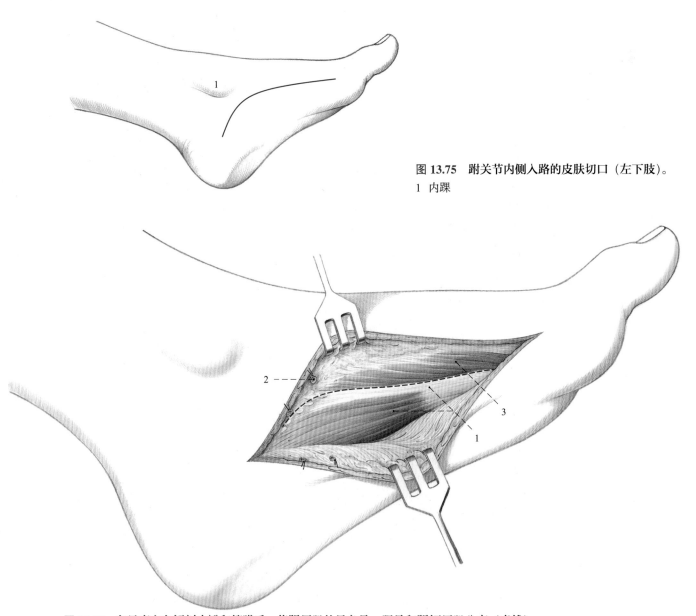

图 13.75 跗关节内侧入路的皮肤切口（左下肢）。
1 内踝

图 13.76 向足底方向解剖皮瓣和筋膜后，将踇展肌从足舟骨、跟骨和踇短屈肌分离（虚线）。
1 踇展肌
2 大隐静脉
3 踇短屈肌

从其在跟骨上的起点处部分分离。然后将姆展肌向足底方向牵拉（图 13.77），注意勿损伤支配此肌的足底内侧神经的分支。然后，切开包绕姆长屈肌和趾长屈肌肌腱的腱膜腱鞘。在足舟骨结节后 1 指宽处切断此强化韧带，也被称为"Henry 结"。此时将姆短屈肌从其起点处分离并向足底方向牵拉（图 13.78）。

13.15.3 显露跗关节

切开胫骨后肌腱鞘，并沿冠状面切开肌腱。然后可横行打开内侧 Chopart 关节、舟楔关节和第 1 跗跖关节的关节囊。被动地外翻前足可充分显露关节（图 13.78）。

13.15.4 解剖部位

解剖准备（图 13.79）显示胫后动脉、胫后静脉、胫神经和其分布，以及其与屈肌腱之间的联系。

为了更好地显露解剖结构，切断姆展肌并向足底方向牵开。切开在足纵弓（Henry 结）保护趾长屈肌和姆长屈肌肌腱的腱鞘加强结构。内侧神经血管束在姆展肌与姆短屈肌之间走行，而外侧神经血管束在足底方肌与趾短屈肌之间走行。

13.15.5 切口闭合

缝合已分离的姆短屈肌和姆展肌后闭合切口。

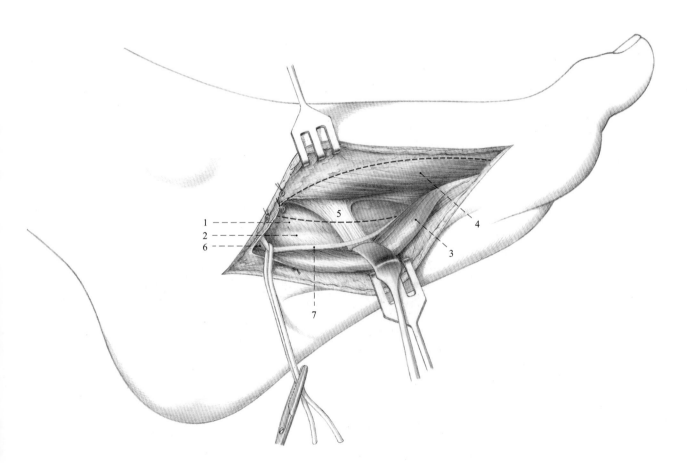

图 13.77 牵开姆外展肌并套住足底内侧神经后的外观。姆长屈肌腱鞘和趾长屈肌腱鞘的切口（"Henry 结"）。

1 趾长屈肌腱鞘
2 姆长屈肌腱鞘
3 姆外展肌
4 姆短屈肌

5 "Henry 结"
6 胫后静脉
7 足底内侧神经

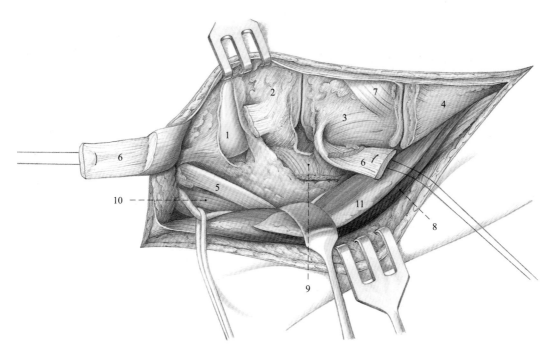

图 13.78 Z 形切开胫骨后肌腱后的手术部位。距舟关节囊、舟楔关节囊和第 1 跗跖关节囊的切口。

1 距骨头
2 足舟骨
3 内侧楔骨
4 第 1 跖骨底
5 趾长屈肌腱
6 胫后肌腱
7 胫前肌腱
8 跨展肌
9 "Henry 结"
10 跨长屈肌腱
11 跨短屈肌

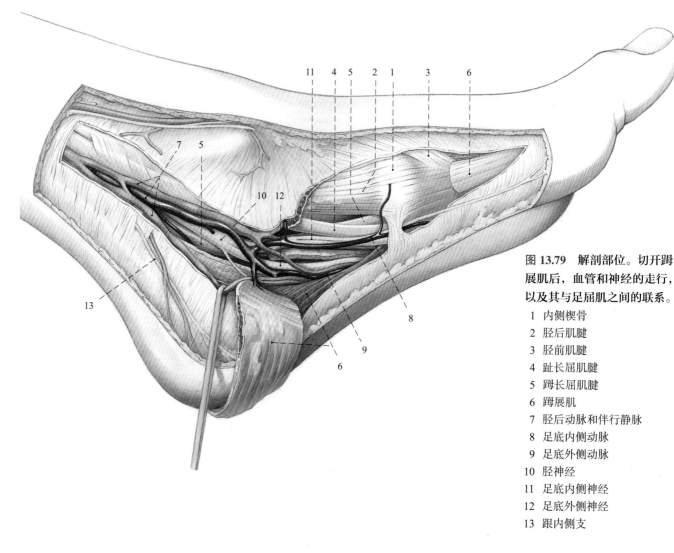

图 13.79 解剖部位。切开跨展肌后，血管和神经的走行，以及其与足屈肌之间的联系。

1 内侧楔骨
2 胫后肌腱
3 胫前肌腱
4 趾长屈肌腱
5 跨长屈肌腱
6 跨展肌
7 胫后动脉和伴行静脉
8 足底内侧动脉
9 足底外侧动脉
10 胫神经
11 足底内侧神经
12 足底外侧神经
13 跟内侧支

13.16 跖趾关节足底入路

R. Bauer, F. Kerschbaumer, S. Poisel, K. Weise, D. Höntzsch

13.16.1 主要适应证

• 截骨关节成形术

13.16.2 体位和切口

患者取仰卧位。铺巾后小腿下垫衬垫。术者坐在手术台尾端，助手将患者的足向后背伸。弧形皮肤切口凸行于可触及的跖骨头处。对于明显的跖趾关节半脱位或茧，可用半椭圆形皮肤切口将茧清除（图 13.80）。尽管此入路仅需显露第 2~4 跖关节，但也应将皮肤切口延伸至第 1 跖趾关节以充分显露关节。

向足跟方向松解近端的皮瓣，分别向近端和远端分离和解剖足底腱膜束（图 13.81）。

13.16.3 显露跖趾关节

显露腱鞘后，将其纵向切开，并用肌腱拉钩向内侧牵开趾长屈肌和趾短屈肌的肌腱（图 13.82）。

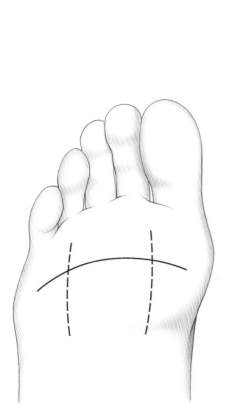

图 13.80　跖趾关节足底入路。皮肤切口可为凸形（实线）或纵行（虚线）（右足）。

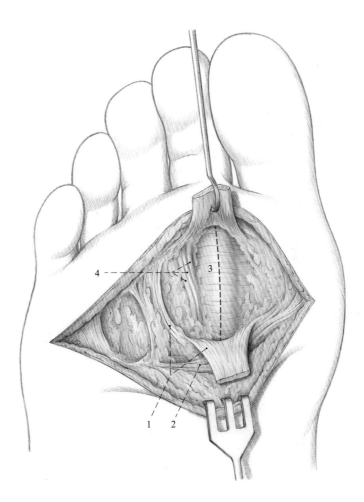

图 13.81　切开皮肤和皮下组织后的手术部位。切断足底腱膜纵带并向近侧和远侧切开。红线示屈肌腱鞘的切口。
1　足底腱膜（纵纤维束）
2　足底腱膜（横纤维束）
3　第 2 趾纤维腱鞘
4　趾足底总动、静脉和神经

其后，切开屈肌腱鞘深层、其下的趾骨足底韧带和关节囊。此时为了更好地显露跖骨头，骨膜下显露跖骨干骺端，并将其置于 2 把小 Hohmann 拉钩之间（图 13.83）。

13.16.4 解剖部位

足底腱膜的位置和走行及其与腱鞘和神经血管束的关系如图 13.84 所示。足底腱膜起自跟骨结节，经足底中部到达足趾。在跖骨头近侧，腱膜分为纵束和横束附着于腱鞘和跖趾关节。被称为跖浅横韧带的横束在筋膜外皮下组织内走行。为了手术显露，应将它们连同皮肤向近侧切开。第 1 和第 5 神经血管束走行于筋膜外。为了显露神经和血管的走行和分布，在第 1 和第 4 足趾间切开足底腱膜的横束。

注意，与神经比起来，趾足底总动脉的分支更远。第 2 趾的腱鞘已开窗。

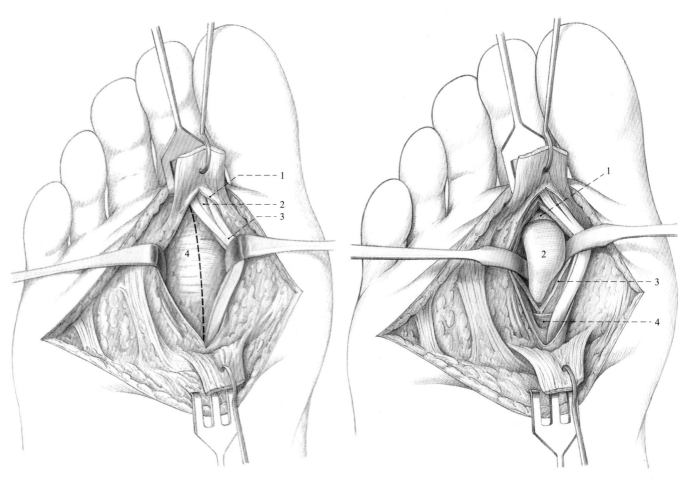

图 13.82　向内侧牵开浅屈肌和深屈肌。做腱鞘深层和关节囊的切口。
1　第 2 趾纤维腱鞘
2　趾长屈肌腱
3　趾短屈肌腱
4　第 1 跖趾关节囊

图 13.83　用置于下面的小 Hohmann 拉钩显露第 2 跖骨头。
1　第 2 趾近节趾骨底
2　第 2 跖骨头
3　关节囊
4　𧿹收肌横头

13.16.5 切口闭合

止血后，缝合皮肤通常已足够。对于类风湿关节炎患者，由于常出现屈肌腱移位，建议重新定位肌腱并荷包缝合法缝合腱鞘。

13.16.6 风险

如果不是在腱鞘中线解剖跖关节，可能会切断趾足底总神经或趾足底总动脉。

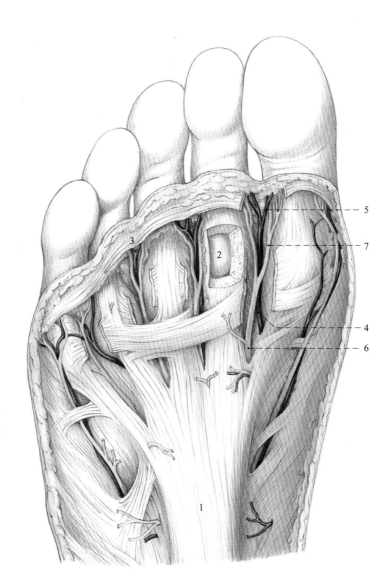

图 13.84　解剖部位。足底腱膜以纵束和横束的形式向远端附着于腱鞘和跖趾关节。第 2 屈肌腱腱鞘已开窗。注意：趾骨间血管和神经走行与分布。
1　足底腱膜
2　第 2 跖骨头
3　跖浅横韧带
4　趾足底总动脉
5　趾足底固有动脉
6　趾足底总神经
7　趾足底固有神经

13.17 第 1 跖趾关节内侧入路

R. Bauer, F. Kerschbaumer, S. Poisel, K. Weise, D. Höntzsch

13.17.1 主要适应证

- 蹬外翻
- 蹬僵直

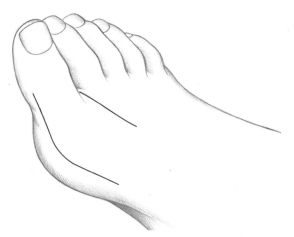

13.17.2 体位和切口

患者取仰卧位。铺巾后，小腿下垫衬垫。皮肤切口长约 6 cm，位于第 1 跖趾关节内侧，或更靠后一点，然后沿关节的轮廓弯曲（图 13.85）。如果需要（跖骨截骨术），可向近端延长皮肤切口。

如果计划行 McBride 手术，在第 1 跖间做第 2 个长约 3 cm 的切口。切开皮肤和皮下组织时，勿损伤足底和足背神经。平行于皮肤切口打开关节囊（图 13.86）。

13.17.3 显露关节

为了清晰显露第 1 趾跖趾关节，必须在第 1 趾近节趾骨底近侧和第 1 跖骨头后近侧对关节囊进行骨膜下显露。然后插入 2 把 Hohmann 拉钩（图 13.87）。

图 13.85 第 1 跖趾关节入路。跖趾关节内侧皮肤切口，以及显露蹬收肌腱的外侧切口（右下肢）。

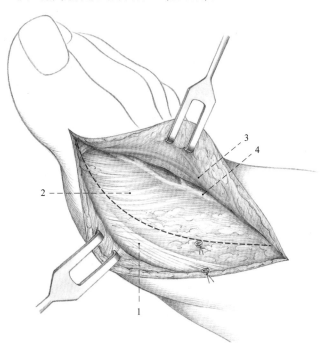

图 13.86 切开皮肤和皮下组织后，平行于皮肤切口将关节囊切开。保护足背皮神经（隐神经分支或足背内侧皮神经）。
1 蹬展肌腱
2 关节囊
3 大隐静脉
4 隐神经或足背内侧皮神经

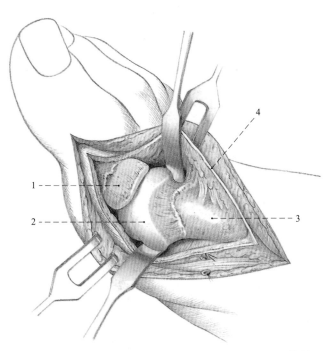

图 13.87 打开第 1 趾跖趾关节囊并插入小 Hohmann 拉钩后的外观。
1 第 1 趾近节趾骨底
2 第 1 跖骨头
3 第 1 跖骨体
4 关节囊

13.17.4 显露踇收肌腱

如果需要切开或转移踇收肌腱，在第1跖间做一小皮肤切口。应注意在两切口间做皮桥时勿太窄。切开皮下组织和筋膜后，将肌腱显露并从关节囊和踇短屈肌外侧头剥离（图13.88）。暂时用缝线固定肌腱。

如果需要，可横向切开第1跖趾关节的关节囊（图13.89）。

13.17.5 切口闭合

逐层缝合关节囊和皮肤从而闭合切口。

13.17.6 注意事项

为了清晰显露第1趾间，在第1和第2跖骨间插入一坚固的自动撑开器，建议用纱布条将踇趾和其余4趾牵开（图13.88，图13.89）。

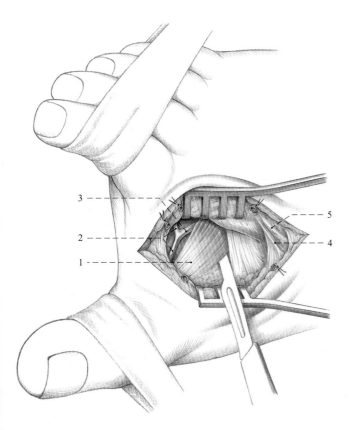

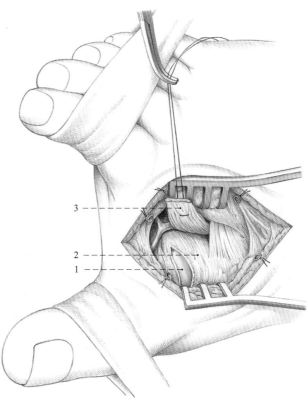

图 13.88 切开第1骨间区后，在第1和第2跖骨头之间插入一自动撑开器。将踇趾、第2~4趾牵开。将踇收肌腱从第1跖趾关节分离。
1 踇收肌
2 趾足底固有动脉
3 趾足底总动脉
4 第1跖背动脉
5 腓深神经

图 13.89 暂时用缝线套住踇收肌腱。第1跖趾关节外侧关节囊切开。
1 第1跖骨头
2 第1跖趾关节囊
3 踇收肌腱

13.18 跖骨、跖趾关节和趾间关节后侧入路

R. Bauer, F. Kerschbaumer, S. Poisel, K. Weise, D. Höntzsch

13.18.1 主要适应证

- 骨折
- 脱位
- 矫形术

建议行纵切口来显露跖骨。从背侧通过横切口显露跖趾关节。通过纵切口单独地显露第 5 跖趾关节和趾间关节（图 13.90）。

13.19 趾屈肌腱的足底入路

C. J. Wirth

13.19.1 主要适应证

- 屈肌－伸肌转移治疗爪形足或锤状趾

13.19.2 体位和切口

建议在近节趾骨和远侧趾间关节做横切口来接近、分离和切开长屈肌腱（图 13.91）。然后将近节趾骨周围的长屈肌腱移位至伸侧并将其缝合。

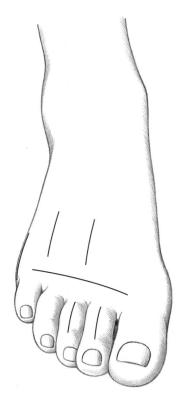

图 13.90　显露跖骨、第 5 跖趾关节和趾间关节的纵切口。背侧显露第 2~5 跖趾关节的横切口（右下肢）。

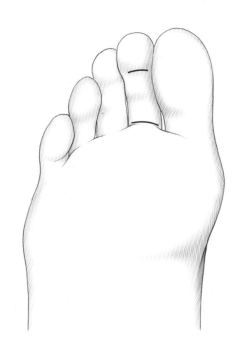

图 13.91　在近节趾骨和远侧趾间关节处足底做横切口，用以显露屈肌腱（右下肢）。

13.20 第 2 趾伸肌入路

C. J. Wirth

13.20.1 主要适应证

- 近侧趾间关节截骨成形术或关节融合术治疗爪形足或锤状趾

13.20.2 体位和切口

在近节趾骨处做纵切口（图 13.92），显露伸肌腱并将其纵向切开（图 13.93，图 13.94）。横向分离近侧趾间关节关节囊后，通过极度跖屈可将近节趾骨骨髁向背侧移位。

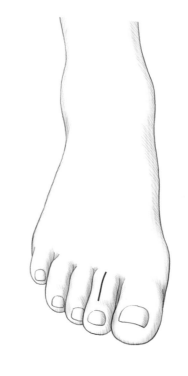

图 13.92 第 2 趾近节趾骨伸肌面纵切口。

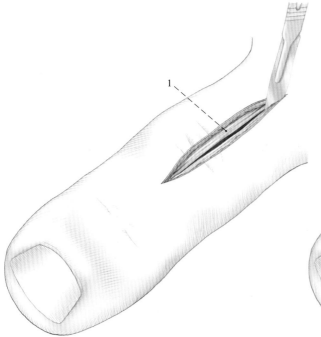

图 13.93 纵向切开皮肤和皮下组织后，纵向切开伸肌腱。
1 趾长伸肌腱

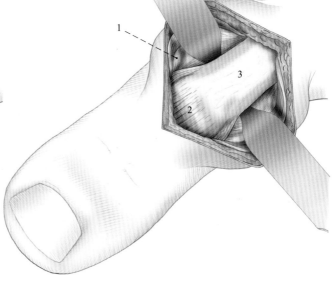

图 13.94 将窄 Hohmann 拉钩插在近节趾骨骨髁下方骨膜下，牵开切开的伸肌腱带。
1 趾长伸肌腱
2 近侧趾间关节
3 第 2 趾近节趾骨

拓展阅读

[1] Anson BJ, McVay CB. Surgical Anatomy. Vol 1. Philadelphia: Saunders;1971

[2] Banks SW, Laufmann H. An Atlas of Surgical Exposures of the Extremities. Philadelphia: Saunders; 1968

[3] Bauer R, Kerschbaumer F, Poisel S, Oberthaler W. The transgluteal approach to the hip joint. Arch Orthop Trauma Surg 1979;95 (1-2):47-49

[4] Berger RA, Duwelius PJ. The two-incision minimally invasive total hip arthroplasty: technique and results. Orthop Clin North Am 2004;35(2):163-172

[5] Bertin KC, Röttinger H. Anterolateral mini-incision hip replacement surgery: a modified Watson-Jones approach. Clin Orthop Relat Res 2004;429(429):248-255

[6] Bonnaire F, Muller B. Mediale Schenkelhalsfraktur im Erwachsenenalter und Osteosynthese mit der dynamischen Hüftschraube (DHS). Oper Orthop Traumatol 2001;13:121-134

[7] Cosentino R. Atlas of Anatomy and Surgical Approaches in Orthopaedic Surgery; vol 2. Springfield, IL: Thomas; 1973

[8] Engh GA, Holt BT, Parks NL. A midvastus muscle-splitting approach for total knee arthroplasty. J Arthroplasty 1997;12(3):322-331

[9] Engh GA, Parks NL. Surgical technique of the midvastus arthrotomy. Clin Orthop Relat Res 1998;(351):270-274

[10] Fahey JJ. Surgical approaches to bones and joints. Surg Clin North Am 1949;29(1):65-76

[11] Ganz R, Gill TJ, Gautier E, Ganz K, Krügel N, Berlemann U. Surgical dislocation of the adult hip: a technique with full access to the femoral head and acetabulum without the risk of avascular necrosis. J Bone Joint Surg Br 2001;83(8):1119-1124

[12] Garden RS. The structure and function of the proximal end of the femur. J Bone Joint Surg 1991;43:576

[13] Gautier E, Ganz K, Krügel N, Gill T, Ganz R. Anatomy of the medial femoral circumflex artery and its surgical implications. J Bone Joint Surg Br 2000;82(5):679-683

[14] Grifka J, Kuster M. Orthopädie und Unfallchirurgie. Berlin: Springer; 2011

[15] Haas N, Schandelmeier P, Krettek C. Therapeutisches Konzept bei der distalen Femurfraktur mit Gelenkbeteiligung. Hefte Unfallheilkd 1990;212:179-187

[16] Halder A, Beier A, Neumann W. Mini-Subvastus-Zugang bei der Implantation von Knieendoprothesen. Oper Orthop Traumatol 2009;21(1):14-24

[17] Hardinge K. The direct lateral approach to the hip. J Bone Joint Surg Br 1982;64(1):17-19

[18] Hertel P. Frische und alte Kniebandverletzungen. Unfallchirurg 1996;99(9):686-700

[19] Hirner A, Weise K. Chirurgie. 2nd ed. Stuttgart: Thieme; 2008

[20] Hofmann AA, Plaster RL, Murdock LE. Subvastus (Southern) approach for primary total knee arthroplasty. Clin Orthop Relat Res 1991;(269):70-77

[21] Hoppenfeld S, de Boer P. Surgical Exposures in Orthopaedics. Philadelphia: Lippincott; 1984

[22] Hube R, Keim M, Mayr HO. Der Mini-Midvastus-Zugang zur Implantation von Kniegelenkendoprothesen. Oper Orthop Traumatol 2009;21(1):3-13

[23] Hughston JC. A surgical approach to the medial and posterior ligaments of the knee. Clin Orthop Relat Res 1973;(91):29-33

[24] Insall J. A midline approach to the knee. J Bone Joint Surg Am 1971;53(8):1584-1586

[25] Kerschbaumer F, Künzler S, Wahrburg J. Minimalzugang zum Hüftgelenk. Einsatzmöglichkeiten der Pfannennavigation und Robotic. In: Konermann W, Haaker R, eds. Navigation und Robotic in der Gelenk- und Wirbelsäulenchirurgie. Berlin: Springer; 2002:157-162

[26] Kinzl L. AO-Prinzipien des Frakturmanagements, Femur: Distal. Stuttgart: Thieme; 2003

[27] Kremer K, Lierse W, Platzer W, Schreiber HW, Weller S. Chirurgische Operationslehre. Band 10: Untere Extremität. Stuttgart: Thieme;1997

[28] Krettek C, Schandelmeier P, Tscherne H. Distale Femurfrakturen. Unfallchirurg 1996;90:2

[29] Krettek C, Gerich T, Miclau T. A minimally invasive medial approach for proximal tibial fractures. Injury 2001;32(Suppl 1):SA4-SA13

[30] Letournel E. La voie ilio-inguinale. In: Méary R. Techniques Orthopédiques 1978/9. Paris: Expansion Scientifique Française;1978

[31] Letournel E, Judet R, Elson RA. Fractures of the Acetabulum. Berlin: Springer; 1993

[32] Lüring C, Hüfner T, Kendoff D, et al. Beeinflusst der Zugangsweg die intraoperativ gemessene Beinachse in der Knieendoprothetik? Eine navigationsgestützte Studie am Kadaverknie. Unfallchirurg 2005;108(4):274-278

[33] Mast J, Jakob R, Ganz R. Planning and Reduction Technique in Fracture Surgery. Berlin: Springer; 1989.

[34] Matsen FA III. Compartmental syndrome. An unified concept. Clin Orthop Relat Res 1975;(113):8-14

[35] Matta JM, Tornetta P III. Internal fixation of unstable pelvic ring injuries.Clin Orthop Relat Res 1996;(329):129-140

[36] Matta JM, Olson SA. Surgical treatment of acetabular fractures. In: Browner B, Jupiter J, Levine AM, Trafton PG, eds. Skeletal Trauma. Philadelphia: Saunders; 1998:1181-1222

[37] Müller W. Das Knie. Berlin: Springer; 1982

[38] Mutschler W, Haas NP. Praxis der Unfallchirurgie. 2nd ed. Stuttgart: Thieme; 2004

[39] Nast-Kolb D, Ruchholtz S, Schweiberer L. Behandlung von Pipkin-Frakturen. Orthopade 1997;26(4):360-367

[40] Nicola T. Atlas operativer Zugangswege in der Orthopädie. Munich: Urban & Schwarzenberg; 1971

[41] Pichler W, Grechenig W, Tesch NP, Weinberg AM, Heidari N, Clement H. The risk of iatrogenic injury to the deep peroneal nerve in minimally invasive osteosynthesis of the tibia with the less invasive stabilisation system: a cadaver study. J Bone Joint Surg Br 2009;91(3):385-387

[42] Platzer W. Bewegungsapparat. 4th ed. Stuttgart: Thieme; 1984. Taschenatlas der Anatomie; Band 1

[43] Pohlemann T, Kiessling B, Gänsslen A, Bosch U, Tscherne H. Standardisierte Osteosynthesetechniken am Beckenring. Orthopade 1992;21(6):373-384

[44] Pohlemann T, Bosch U, Gänsslen A, Tscherne H. The Hannover experience in management of pelvic fractures.Clin Orthop Relat Res 1994;(305):69-80

[45] Repicci JA, Eberle RW. Minimally invasive surgical technique for unicondylar knee arthroplasty. J South Orthop Assoc 1999:8(1):20-27

[46] Roth A, Layher F, Venbrocks RA. Transgluteal mini-incision. Technique and our own results [in German]. Orthopade 2006;35 (7):744-750

[47] Rüedi TP, Hochstetter AHC, Schlumpf R. Operative Zugänge zur Osteosynthese. Berlin: Springer; 1984

[48] Rüedi TP, Murphy WM. AO-Prinzipien des Frakturmanagements. Stuttgart:Thieme;2008

[49] Schandelmaier P, Partenheimer A, Koenemann B, Grün OA, Krettek C. Distal femoral fractures and LISS stabilization . Injury 2001;32(Suppl 3):SC55-SC63

[50] Schatzker J, Tile M. The Rational of Operative Fracture Care. 2nd ed. Berlin: Springer; 1996

[51] Sculco TP, Jordan LC. The mini-incision approach to total hip arthroplasty. Instr Course Lect 2004;53:141-147

[52] Smith-Petersen MN. Approach to and exposure of the hip joint for mold arthroplasty. J Bone Joint Surg Am 1949;31A(1):40-46

[53] Tile MH, Kellam J.(2003) Fractures of the Pelvic and Acetabulum. Philadelphia: Lippincott Williams & Wilkins; 2003

[54] Tria AJ Jr, Coon TM. Minimal incision total knee arthroplasty: early experience. Clin Orthop Relat Res 2003;(416):185-190

[55] von Lanz T, Wachsmuth W. Praktische Anatomie; Band 1/4. Berlin: Springer; 1972

[56] Wagner M, Schabus R. Funktionelle Anatomie des Kniegelenkes. Berlin: Springer; 1982

[57] Wahrburg J, Kerschbaumer F. Uberlegungen zum Einsatz mechatronischer Implantationshilfen bei Minimalzugängen für Hüftendoprothesen. Orthopade 2000;29(7):650-657

[58] Wenda K, Runkel M, Degreif J, Rudig L. Minimally invasive plate fixation in femoral shaft fractures. Injury 1997;28(Suppl 1):A13-A19

[59] Wohlrab D, Zeh A, Mendel T, Hein W. Quadsparing-Zugang bei Knietotalendoprothesenimplantation. Oper Orthop Traumatol 2009;21(1):25-34

[60] Zwipp H. Chirurgie des Fußes. Berlin: Springer; 1994

肩部与上肢
Shoulder and
Upper Extremity

14 肩胛骨与锁骨 Scapula and Clavicle

14.1 锁骨与肩锁关节的手术入路

R. Bauer, F. Kerschbaumer, S. Poisel, K. Weise, K. Häringer

14.1.1 主要适应证

- 骨折
- 局部假关节形成
- 肩锁关节不稳定和脱位
- 炎症、感染
- 骨关节炎、肩峰局部骨溶解
- 肿瘤

14.1.2 体位和切口

患者取半坐位，两侧肩胛骨中间垫长方形垫，这样上臂消毒铺巾后可以自由摆放，或者选择性固定在附加的小桌板上。建议采用的皮肤切口是从头侧向尾侧的砍刀样切口，推荐理由是美观，并且能保护锁骨上神经的内侧支（图 14.1）。

显露锁骨体部的切口一般选在锁骨中段，显露肩锁关节的切口只需要紧贴喙突的内侧即可。锁骨内侧端的切口是沿着 Langer 皮纹，横行跨过胸锁关节。

可以变通的是锁骨上和锁骨下横行切口（图 14.1）。

分离皮下组织后，就可以潜行推移，并牵开皮肤切口（图 14.2）。

头静脉位于三角肌胸大肌间沟内，被覆筋膜样组织，在此处提及的手术切口中不会遇到它。

14.1.3 显露锁骨与胸锁关节

从锁骨后方锐性切断颈浅筋膜，同时保护骨膜，就可以连同肌肉一起向后钝性牵开了（图 14.3）。

如果要显露肩锁关节，可以在斜方肌三角肌筋膜连同关节囊一起，做 T 形切口。将此切口向内侧延伸 3 横指距离的话，一般可以显露喙锁韧带和喙突结构（图 14.3）。

14.1.4 切口闭合

缝合关闭切开的关节囊，将切开的颈浅筋膜重新缝回锁骨骨膜，依次缝合皮下组织和皮肤切口。

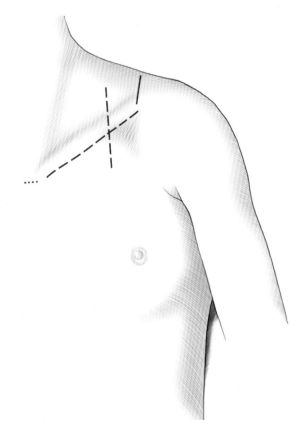

图 14.1　锁骨和肩锁关节的切口。皮肤切口设计位于示意图左侧。
虚线：锁骨切口；标准切口（砍刀样切口）顺着皮纹或位于锁骨下方。
实线：肩锁关节切口。
点线：胸锁关节切口，或者微创插入弹性髓内钉的入钉口。

14.1.5 风险

分离三角肌内侧部分的时候，位于三角肌胸大肌间沟内的头静脉容易受到损伤。分离锁骨内侧部分时，正下方的锁骨下静脉容易受损。

14.1.6 注意事项

显露锁骨内侧部分时候，需要分离胸锁乳突肌的锁骨头。

图 14.2 推开皮下组织后显露锁骨或肩锁关节。
1 斜方肌
2 锁骨
3 三角肌筋膜
4 三角肌胸大肌间沟
5 胸大肌筋膜

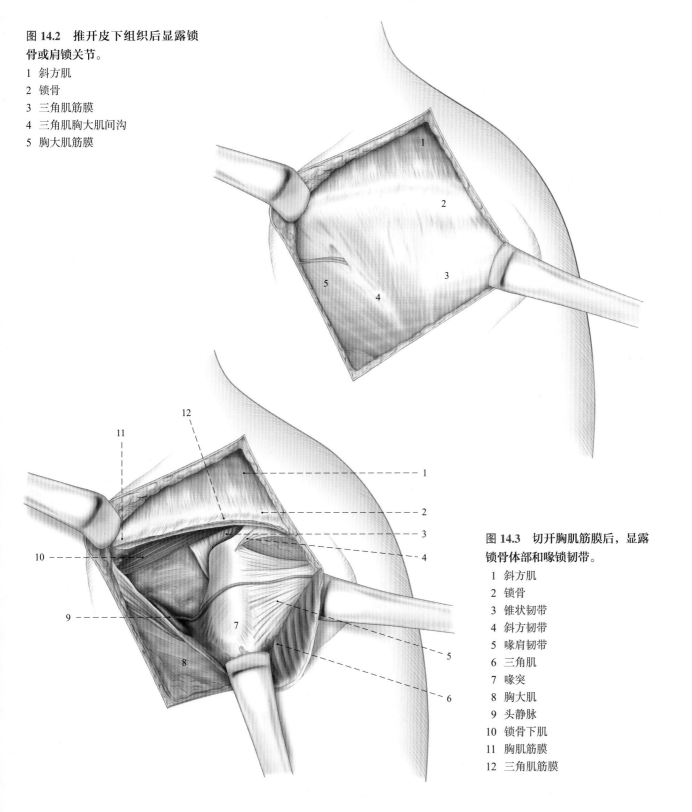

图 14.3 切开胸肌筋膜后，显露锁骨体部和喙锁韧带。
1 斜方肌
2 锁骨
3 锥状韧带
4 斜方韧带
5 喙肩韧带
6 三角肌
7 喙突
8 胸大肌
9 头静脉
10 锁骨下肌
11 胸肌筋膜
12 三角肌筋膜

14.2 胸锁关节的手术入路

R. Bauer, F. Kerschbaumer, S. Poisel, K. Weise, K. Häringer

14.2.1 主要适应证

- 关节不稳定和脱位
- 骨折
- 关节炎
- 肿瘤
- 感染

14.2.2 体位和切口

患者取平卧位，两侧肩胛骨中间垫长方形垫，上臂固定在患者身边。

沿皮纹做切口，要求从锁骨内侧端跨过胸锁关节，到达胸骨柄处（图 14.4）。

分离皮下组织后即可显露关节囊，给予"十字形"切开（图 14.5）。

14.2.3 显露胸锁关节

向内侧和外侧分离暴露关节囊和骨膜瓣。胸锁乳突肌的锁骨头向头侧分离切断。若需广泛显露胸骨柄处，那么胸锁乳突肌的胸骨端也要切断。这样就可以暴露胸锁关节的骨性结构和关节软骨盘（图 14.6）。

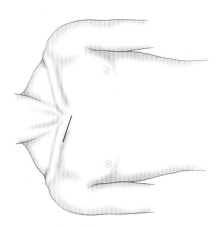

图 14.4 胸锁关节手术入路的皮肤切口（右侧）。

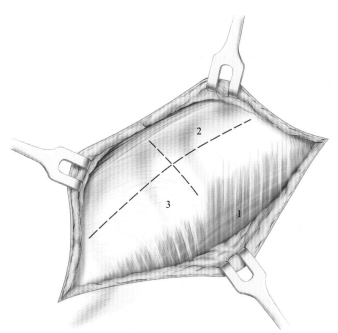

图 14.5 十字形切开关节囊。
1 胸大肌
2 胸骨
3 锁骨

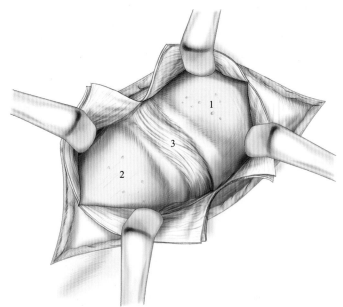

图 14.6 显露胸锁关节。
1 胸骨柄
2 锁骨的胸骨端
3 关节软骨盘

14.3 肩胛骨的手术入路

R. Bauer, F. Kerschbaumer, S. Poisel, K. Weise, K. Häringer

14.3.1 主要适应证

• 骨折
• 不稳定
• 肿瘤
• 感染
• 肩胛骨上提
• 外生骨疣

14.3.2 体位和切口

患者取俯卧位，胸部需垫枕。根据切口要求，患侧上臂固定在身旁或外展 90°（图 14.7，图 14.13）。

后上方垂直入路（Neer 入路）

该入路可以直达肩胛盂后缘和冈下窝。上臂放在体侧，皮肤切口从肩胛冈开始，由头侧向尾端延伸约 12 cm（图 14.7）。游离皮下组织后，将三角肌从肩胛冈上剥离，但保留其骨膜缘。在肌间隔内分离其脊柱端和肩峰端，这大约在切口头侧 5 cm 内。腋神经由此经过，所以用固定缝线保护之。随后分离小圆肌

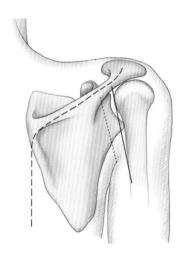

图 14.7　肩胛骨手术入路的皮肤切口（见图的右侧，患侧上臂位于身旁）。
实线：Rockwood 入路。
点线：Neer 入路。
虚线：Judet 入路。

和冈下肌，并将腋神经牵向尾侧。分离这些肌肉，就是为了直奔肩胛盂后缘。将这些肌肉从无名结节上剥离后，就到达冈下窝。切口关闭时需要重新缝合肌肉止点，连续缝合法修复三角肌的脊柱端和肩峰端。

垂直后方入路（Rockwood 入路）

这也是一种显露肩胛盂后缘的入路方式。皮肤切口始于肩峰后缘内侧 2 cm 处，垂直向下跨过后方关节间隙，止于腋后襞（图 14.7）。顺着三角肌肌纤维方向钝性分离直达小圆肌，随后在小圆肌和冈下肌间隙分离，直至显露后方关节囊。必须严格保护腋神经和后方的血管束。这些结构一般走行于小圆肌下缘。若想延伸该入路，可以根据需要，切断小圆肌和冈下肌的止点。

后方入路（Judet 入路）

皮肤切口始于肩胛骨下角稍下方，沿着肩胛骨内缘向内约 1 指宽度切开，在肩胛冈处为切口拐点，随后延伸可至肩峰（图 14.7）。根据需要可以再向外侧延长切口，以便显露受累的肩胛骨（图 14.8）。

如果需要从后方显露整个肩胛骨，首先要由外向内将斜方肌从肩胛冈上剥离，一直剥离到肩胛骨的内侧缘。推移斜方肌，尽可能牵拉至肩胛上角水平，同时小心保护副神经，避免其损伤（图 14.9，图 2.32）。将三角肌从肩胛冈上剥离后可以显露冈下窝。随后从肩胛骨内侧缘，将冈下肌、大圆肌和小圆肌由骨膜下掀起。肩胛冈处需留意肩胛上神经由此路过，需保护之。在肩胛上角处靠近骨缘，剥离肩胛提肌和菱形肌，这样操作可以避免肩胛背侧动脉的出血。同样靠近骨缘，沿着肩胛骨内侧缘，先剥离大菱形肌再剥离前锯肌。若要显露冈上窝，需要由内向外骨膜下剥离冈上肌。假如要进一步向外分离显露，务必保护好肩胛切迹内的肩胛上神经和肩胛上动脉（图 14.10）。若要暴露肩胛骨的前侧面，可以用骨钩将其拉向外侧，这样就可以从骨膜下分离前锯肌和肩胛下肌（图 14.11，图 14.12）。

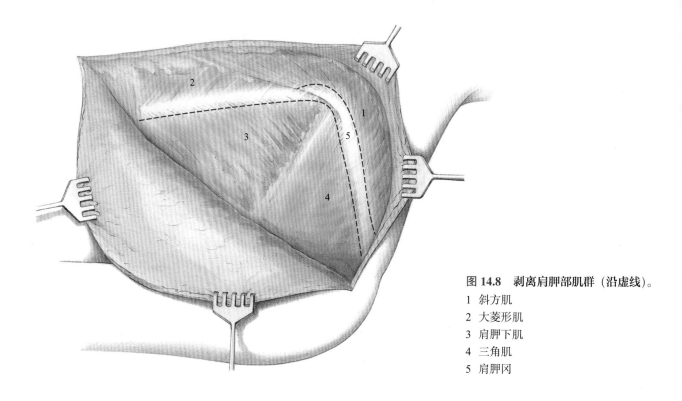

图 14.8　剥离肩胛部肌群（沿虚线）。
1　斜方肌
2　大菱形肌
3　肩胛下肌
4　三角肌
5　肩胛冈

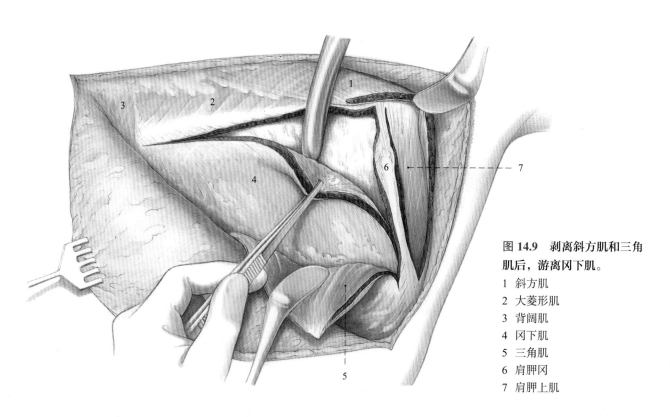

图 14.9　剥离斜方肌和三角肌后，游离冈下肌。
1　斜方肌
2　大菱形肌
3　背阔肌
4　冈下肌
5　三角肌
6　肩胛冈
7　肩胛上肌

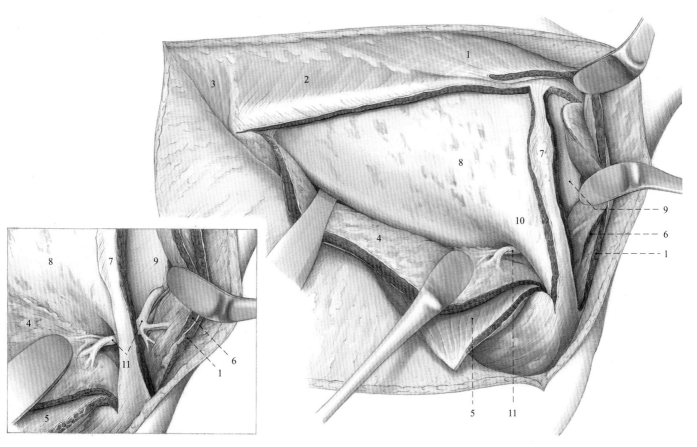

图 14.10　骨膜下分离这些肌群后，可以显露肩胛骨背侧面。具体细节：剥离冈上肌和冈下肌时，需要显露肩胛上神经的行径及其发出的肌支。

1　斜方肌
2　大菱形肌
3　背阔肌
4　冈下肌
5　三角肌
6　冈上肌
7　肩胛冈
8　冈下窝
9　冈上窝
10　肩胛颈部
11　肩胛上神经

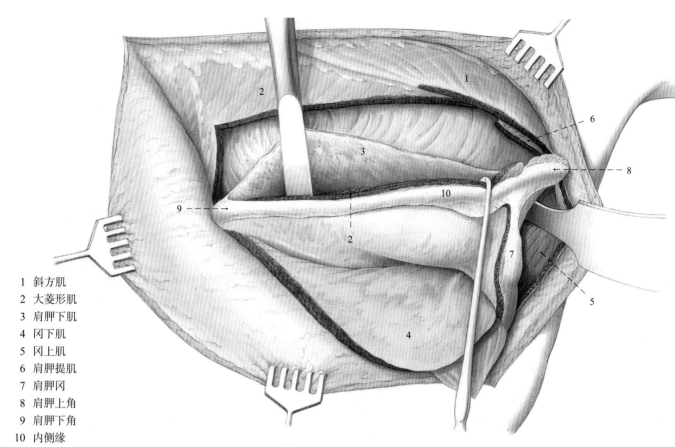

1 斜方肌
2 大菱形肌
3 肩胛下肌
4 冈下肌
5 冈上肌
6 肩胛提肌
7 肩胛冈
8 肩胛上角
9 肩胛下角
10 内侧缘

图 14.11 剥离斜方肌、菱形肌和肩胛提肌后，用骨钩提起肩胛骨，就可以分离肩胛下肌。

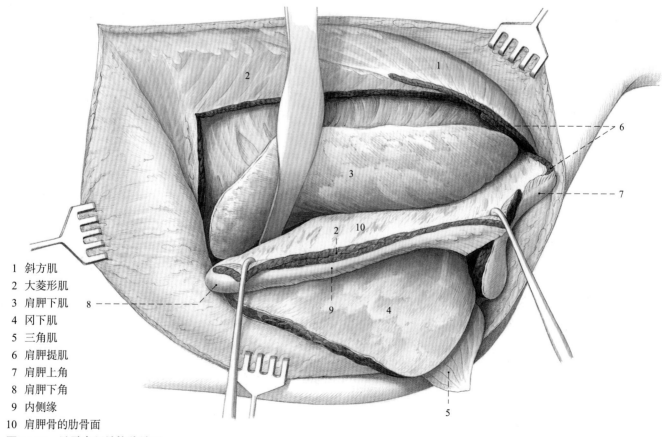

1 斜方肌
2 大菱形肌
3 肩胛下肌
4 冈下肌
5 三角肌
6 肩胛提肌
7 肩胛上角
8 肩胛下角
9 内侧缘
10 肩胛骨的肋骨面

图 14.12 显露肩胛骨的肋骨面。

后外侧入路（Tubiana 入路）

该入路显露肩胛骨外侧缘和肩胛盂下缘，损伤较小。

患侧上臂外展 90°，切口位于肩胛骨外缘的中部，平行于肋骨（图 14.13）。钝性分离小圆肌和冈下肌后，可以显露肩胛骨的外侧缘（图 14.14）。向头侧延伸时必须要推开三角肌，务必保护腋神经（图 14.15）。

若显露肩胛盂的下缘，将小圆肌向外推移，并打开腋下隐窝。

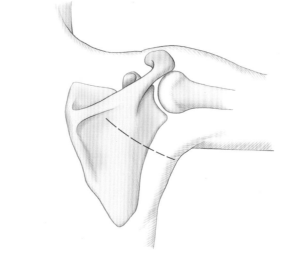

图 14.13　Tubiana 提供的肩胛骨入路，切口在示意图右侧，患肩外展 90°。

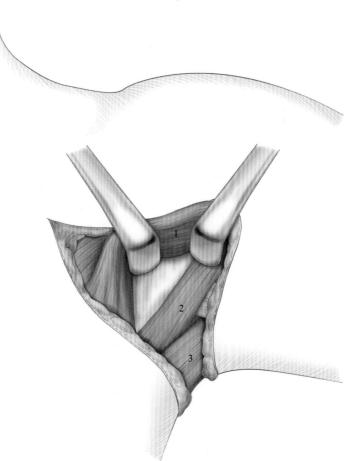

图 14.14　Tubiana 提供的肩胛骨入路，外展上臂，三角肌深面便是肩袖后侧结构。钝性分离冈下肌和小圆肌。

1　冈下肌
2　小圆肌
3　大圆肌

14.3.3 切口闭合

切开分离的肌群要重新缝回到肩胛骨内侧缘或肩胛冈上。

14.3.4 风险

分离冈上肌和冈下肌时，可能会损伤肩胛上神经。肩胛上角损伤斜方肌的话，可能会伤及副神经。

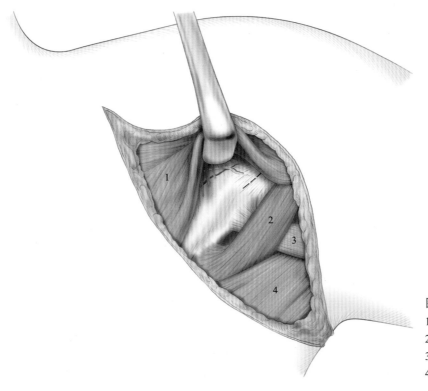

图 14.15 关节囊切口
1 冈下肌
2 小圆肌
3 肱三头肌长头
4 大圆肌

15 肩关节 Shoulder

15.1 肩关节前方入路

K. Weise, K. Häringer

15.1.1 主要适应证

- 骨折
- 局部假关节形成
- 肩关节不稳定或脱位
- 肩胛下肌受损
- 炎症、感染
- 肱二头肌长头问题

- 肿瘤

15.1.2 体位和切口

患者取半坐位。消毒铺巾后，术中患侧上臂应该可以任由摆放。手术开始之际，上臂相对躯干要轻度内收，肘关节应适当屈曲（图 15.1）。

三角肌胸大肌入路（Wiedemann 入路）

皮肤切口始于假想线中心，在喙突与肩峰前角之间，向远端延伸到达肱二头肌长头处（图 15.2）。

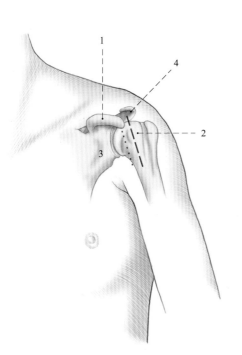

图 15.1 肩关节前方入路（左侧肩关节）。
虚线：三角肌胸大肌入路。
点线：前方入路。
1 喙突
2 小结节
3 肩胛颈
4 肩峰

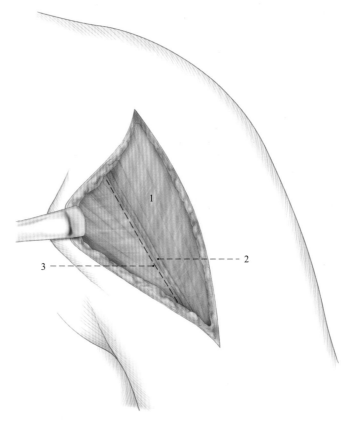

图 15.2 肱骨近端的三角肌胸大肌入路（左侧肩关节）。
1 三角肌
2 头静脉
3 三角肌胸大肌间沟

在三角肌筋膜表面做皮下组织游离，向内直达三角肌胸大肌间沟（图15.3）。从头静脉内侧的三角肌胸大肌间沟，钝性分离显露锁胸筋膜（图15.4）。治疗骨折时，用1根手指钝性分离三角肌，内旋上臂以便广泛地显露肱骨头。

前方入路

皮肤切口始于喙突尖稍下方，在腋皱襞外侧约1 cm处向远端延伸（图15.1）。游离皮下组织后就寻找三角肌胸大肌间沟。

暴露头静脉后，在头静脉内侧钝性分离肱二头肌与胸大肌间隙（图15.3）。插入钝性拉钩，可以见到锁胸筋膜。锁胸筋膜位于肱二头肌短头、喙肱肌和肩胛下肌共同腱膜的表层（图15.4）。从喙锁韧带水平，纵向劈开此筋膜直至胸大肌止点的近端。要在肱二头肌短头的外侧缘进行操作（图15.5）。

外旋上臂显露肩胛下肌和其腱性移行部（图15.6）。可以发现有一些小血管途经此处靠下的部分。必须保护旋肱前动脉（图15.7）。在肩胛下肌的腱性部分下面，由远及近插入1把弯钳，肩胛下肌的肌性部分则用预制缝线套扎备用。为了保护下方的血管神经结构，勿要将肱二头肌短头从喙突的止点剥离，或者避免做喙突截骨。在内衬弯钳的表面，切断肩胛下肌的腱性部分（图15.8）。

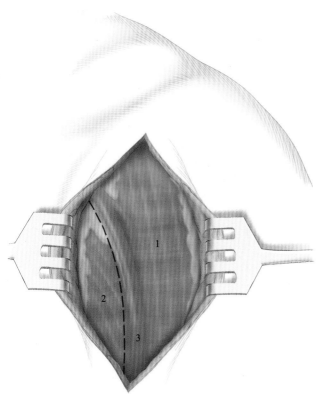

图 15.3　肩关节的前方入路（左侧肩关节）。
虚线：头静脉内侧的三角肌胸大肌间沟，可以作为解剖标志。
1　三角肌
2　胸大肌
3　头静脉

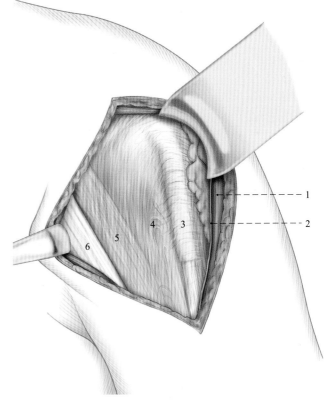

图 15.4　通过肱二头肌间沟钝性分离（左侧肩关节）。
1　三角肌
2　头静脉
3　结节间肌腱鞘管
4　锁胸筋膜
5　肱二头肌短头
6　喙肱肌

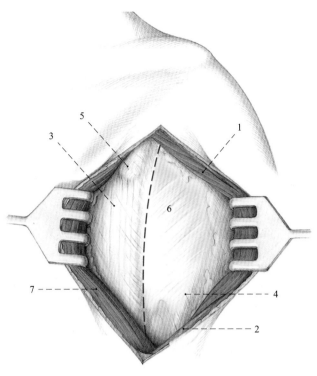

图 15.5 头静脉外侧显露三角肌。在肱二头肌短头外侧缘切开筋膜。

1 三角肌
2 头静脉
3 肱二头肌短头
4 肱二头肌长头
5 喙突
6 肩胛下肌的腱性部分
7 胸大肌

图 15.6 外旋上臂。

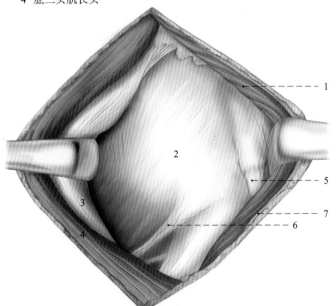

图 15.7 在三角肌胸大肌间沟内分离，打开锁胸筋膜后显露肩胛下肌。

1 三角肌
2 肩胛下肌
3 肱二头肌短头
4 胸大肌
5 肱二头肌长头
6 旋肱前动脉及伴行静脉
7 头静脉

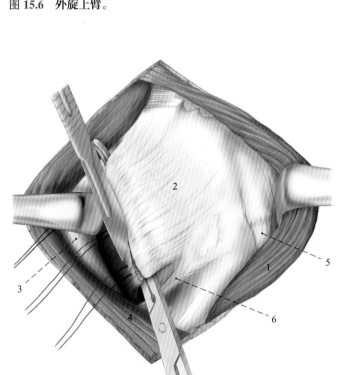

图 15.8 保留预制缝线，在肩胛下肌的腱性与肌性移行区切开离断。

1 三角肌
2 肩胛下肌
3 肱二头肌短头
4 胸大肌
5 肱二头肌长头
6 旋肱前动脉及伴行静脉

15.1.3 显露肩关节内部结构

按理来说，此时肩胛下肌已经从前关节囊表面游离出来（图 15.9）。顺着盂唇打开关节囊，显露肱骨头的前方部分、盂唇和肩胛颈。若想进一步显露，可以用点状 Hohmann 拉钩放置在肩胛颈下方（图 15.10）。若要暴露关节盂腔，需要用到特殊的弧形牵开器，插到关节盂后缘。它不但能把持住肱骨头，并能将其拨到一边（图 15.11）。

15.1.4 切口闭合

内旋上臂，缝合关闭关节囊和肩胛下肌。放置 Redon 引流后，逐层缝合皮下组织并关闭皮肤切口。

15.1.5 风险

在腋区四边孔外侧容易损伤腋神经。粗暴操作，或过度牵拉肱二头肌短头或喙肱肌，可能会损伤肌皮神经的分支（图 15.12）。

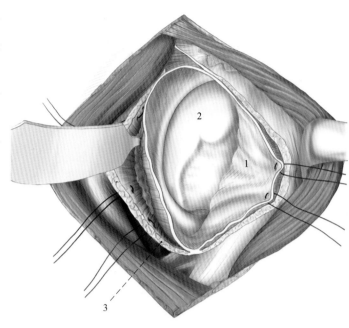

图 15.10 打开关节囊后，可见肱骨头位于关节内的部分。
1 关节囊
2 肱骨头
3 肩胛下肌

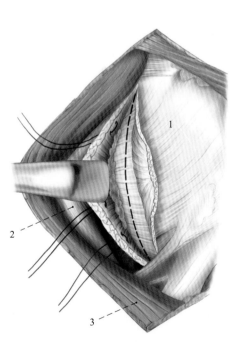

图 15.9 小心分离肩胛下肌，显露关节囊。关节囊的切口（沿虚线）。
1 肩胛下肌的腱性部分
2 肱二头肌短头
3 胸大肌

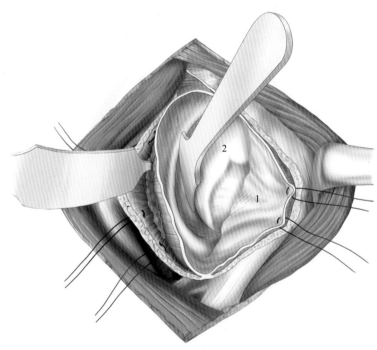

图 15.11 插入肱骨头牵开器后，可见关节盂的内壁。
1 关节囊
2 肱骨头

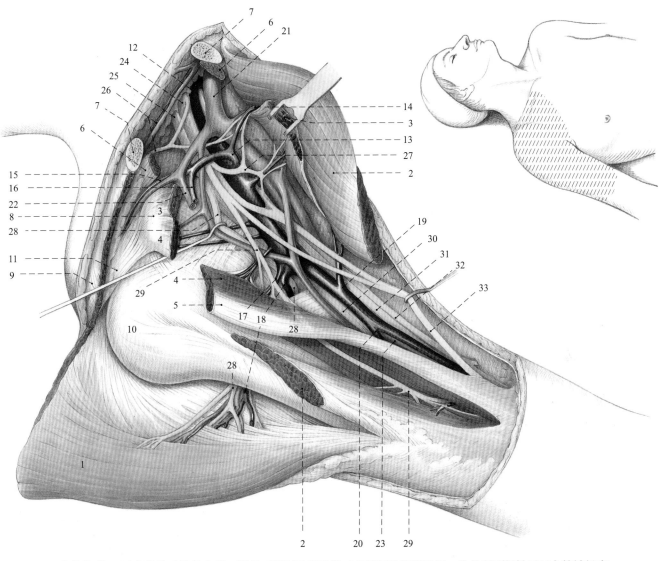

图 15.12 解剖部位。图中移除了锁骨中段、锁骨下肌以及部分肱二头肌短头和喙肱肌，为的是更好地展示血管神经束。

1 三角肌	18 旋肱后动脉
2 胸大肌	19 肱动脉
3 胸小肌	20 肱深动脉
4 肱二头肌短头	21 锁骨下静脉
5 喙肱肌	22 头静脉
6 锁骨下肌	23 肱静脉
7 锁骨	24 臂丛外侧束
8 喙突	25 臂丛后束
9 肩峰	26 肩胛上动脉、静脉和神经
10 肱骨头	27 胸神经
11 喙肩韧带	28 腋神经
12 腋动脉	29 肌皮神经
13 胸肩峰动脉	30 桡神经
14 胸肩峰动脉的胸肌支	31 尺神经
15 胸肩峰动脉的肩峰支	32 前臂内侧皮神经
16 胸肩峰动脉的三角肌支	33 正中神经
17 旋肱前动脉	

15.2 显露肱骨近端的肩关节前方延长入路

K. Weise, K. Häringer

15.2.1 主要适应证

• 肱骨近端骨折

• 关节置换

• 肿瘤

15.2.2 体位和切口

患者取半坐位。消毒铺巾后，术中患侧上臂应该可以任由摆放。手术开始之际，上臂相对躯干要轻度内收，肘关节应适当屈曲。

皮肤切口始于假想线中心，在喙突与肩峰前角之间，向远端延伸到达肱二头肌长头处，并顺着肱二头肌长头走向，根据具体需求向远端延长（图 15.13）。

在三角肌胸大肌肌间沟内侧，皮下游离三角肌筋膜。在三角肌胸大肌肌间沟头静脉的内侧，钝性分离显露锁胸筋膜（图 15.14）。放置钝头拉钩后，可以见到锁胸筋膜。它被覆在肱二头肌短头、喙肱肌和肩胛下肌共同腱膜之上（图 15.4）。从喙肩韧带开始纵向分离直至胸大肌止点的近端，要靠肱二头肌短头的外侧操作（图 15.5）。为了更好地暴露肱骨，胸大肌止点可以做刻痕。钝性分离肱二头肌短头和喙肱肌，并牵拉

向内侧。不能粗暴操作，过度牵拉以保护肌皮神经。如有需要，可以按上述前路方法，打开肩关节。

15.2.3 切口闭合

胸大肌重新缝回原止点。三角肌与胸大肌之间的间隙无须关闭。

15.2.4 风险

向外过度牵拉可能损伤腋神经。同样，向内牵拉可以看到肩胛下肌与背阔肌、大圆肌止点之间的间隙。因此，该区域不能放置拉钩。

15.2.5 注意事项

旧版教科书里曾有腋窝入路的描述，目前适应证十分狭隘，如前向不稳定时下方关节囊的手术路线。在关节下方分离操作，可以在胸大肌下方进行，也可以在三角肌胸大肌之间进行。现今这种入路已不适用于关节稳定性手术，该术式要关闭 Weitbrecht 孔。

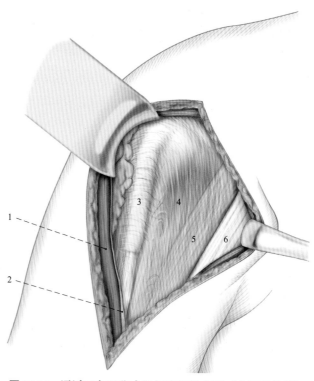

图 15.14 通过三角肌胸大肌间沟钝性分离（右侧肩关节）。

1 三角肌　　　　　4 锁胸筋膜
2 头静脉　　　　　5 肱二头肌短头
3 结节间的腱鞘　　6 喙肱肌

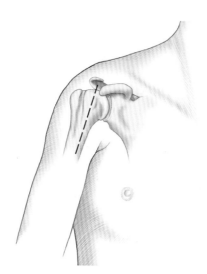

图 15.13 延长的前方入路。

15.3 肩关节前上入路

K. Weise, K. Häringer

15.3.1 主要适应证

- 肩胛下肌、冈上肌和冈下肌带来的肩袖损伤
- 撞击症
- 关节置换（Mackenzie 入路）

15.3.2 体位和切口

患者取半坐位。消毒铺巾后，患侧上臂应该可以任由摆放。

手术开始之际，上臂相对躯干要轻度内收，肘关节应适当屈曲。

Neer 入路

皮肤切口始于肩锁关节，并顺着肱二头肌长头走行向远端延伸 6 cm 左右（图 15.15）。皮下游离显露肩锁关节和三角肌。在锁骨部与肩峰部之间，向远端钝性劈开三角肌约 5 cm。在劈开的远侧尖端留置标记缝线以保护腋神经，因为腋神经横行经过此处。筋膜下推开三角肌，并切除三角肌下滑囊后，可以暴露肩峰前缘。如有需要，可以做肩峰成形术。此时也能看到肩胛下肌、冈上肌和冈下肌。

Mackenzie 入路

皮肤切口始于肩锁关节，跨过肩峰外侧和大结节至上臂外侧面，切口一般约 9 cm（图 15.16）。然后向远端钝性劈开三角肌筋膜约 5 cm，在劈开的远侧尖端留置标记缝线以保护腋神经，因为腋神经横行经过此处。为了更好显露，可以将三角肌从肩峰缘上剥离其骨性止点。随后分离锁胸筋膜，钝性分离肱二头肌短头和喙肱肌，这些只需用钝头拉钩向内牵开即可。外旋上臂可以清楚显露肩胛下肌（图 15.16）。

15.3.3 切口闭合

连续缝合，关闭三角肌。

15.3.4 风险

如果切口太偏向远端，腋神经容易受损。

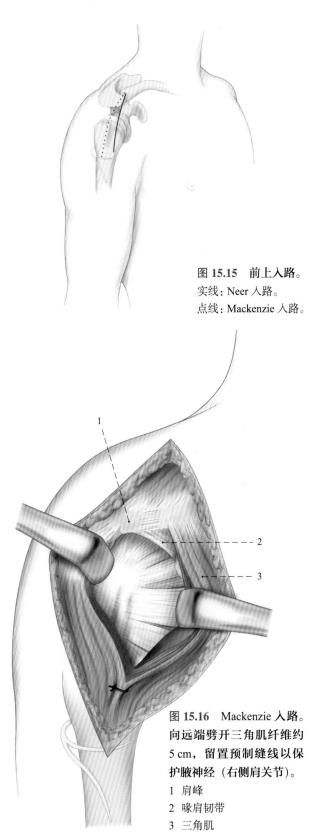

图 15.15 前上入路。
实线：Neer 入路。
点线：Mackenzie 入路。

图 15.16 Mackenzie 入路。
向远端劈开三角肌纤维约 5 cm，留置预制缝线以保护腋神经（右侧肩关节）。
1 肩峰
2 喙肩韧带
3 三角肌

15.4 前外侧入路（Bigliani 入路）

K. Weise, K. Häringer

15.4.1 主要适应证

- 肩胛下肌、冈上肌和冈下肌带来的肩袖损伤，并且合并后方结构损伤
- 撞击症
- 大结节骨折

15.4.2 体位和切口

患者取半坐位。消毒铺巾后，患侧上臂应该可以任由摆放。手术开始之际，上臂相对躯干要轻度内收，肘关节应适当屈曲。

皮肤切口始于肩锁关节，沿肩峰前缘跨过肩峰前角，顺三角肌纤维走行朝着大结节，向远端延伸约 5 cm（图 15.17）。

皮下显露三角肌后，骨膜下松解三角肌肩峰部，保留喙肩韧带（图 15.18）。

用手术刀将韧带从肩峰处切断。游离之后，钝性劈开三角肌。在劈开的远侧尖端留置标记缝线以保护腋神经。切除三角肌下滑囊，游离韧带后，可以看到肩峰边缘和肩袖的近端部分（图 15.19）。

外旋上臂暴露小结节、肩胛下肌的腱性附丽点，以及肱二头肌长头肌腱。

近年来，对于微小的肩袖损伤，并且不需要做肩峰成形术时，更普遍采用的是微小开放入路（Levi 入路）。

皮肤切口始于肩峰前缘，顺着三角肌纤维走行，朝着大结节向远端延伸 5 cm。不同于 Bigliani 入路的是，虽然三角肌没有从肩峰处游离，但是要顺着肌间隔钝性劈开。该入路不适于肩峰成形术。

15.4.3 切口闭合

如果游离了喙肩韧带和三角肌，要将它们连同三角肌一起重新缝回到肩峰骨膜，或用穿骨缝合法。连续缝合法关闭三角肌。

15.4.4 风险

如果切口太偏向远端，腋神经容易受损。

15.4.5 注意事项

Neer 前上入路切口要比 Bigliani 前外侧入路更为美观，因为前者更接近皮纹走行。

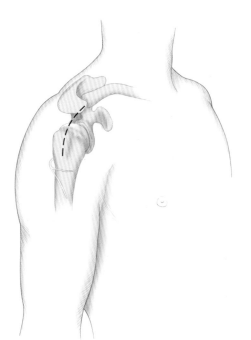

图 15.17　Bigliani 入路。

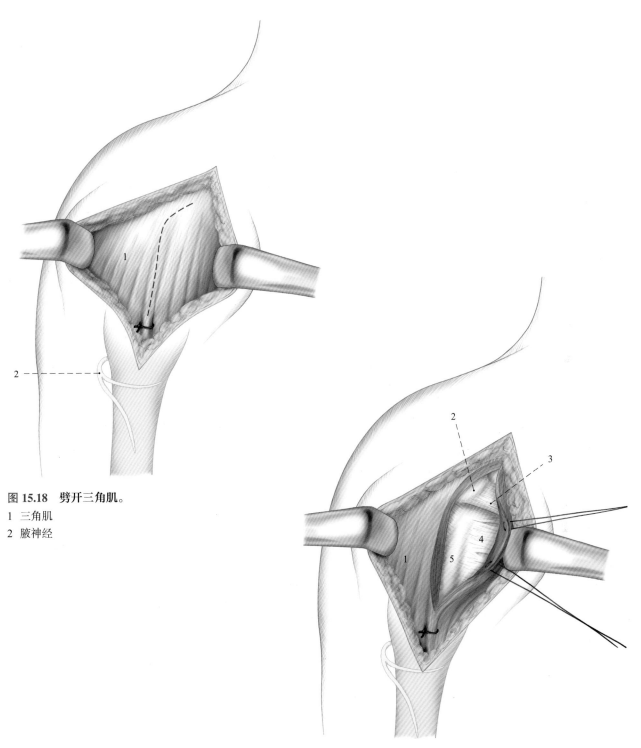

图 15.18　劈开三角肌。
1　三角肌
2　腋神经

图 15.19　Bigliani 前外侧入路。显露了肩峰边缘和肩袖的近端结构。
1　三角肌
2　肩峰
3　喙肩韧带
4　肩胛下肌腱
5　肱二头肌长头

15.5 后上方入路（Gschwend 入路）

K. Weise, K. Häringer

15.5.1 主要适应证

• 冈上肌和冈下肌带来的肩袖损伤

15.5.2 体位和切口

侧卧位，消毒铺巾后，上臂任由摆放。

皮肤切口始于冈上窝中部，向外侧延伸约 5 cm 并转向肩峰中心的前方，要朝向三角肌的肩峰部（图 15.20）。

15.5.3 显露肩袖

平行于皮肤切口，并根据肌纤维走向，劈开斜方肌和三角肌筋膜。并不像目前已废弃的 Debeyre 入路，应从肩峰前缘剥离肌肉止点，同时带下 1 片骨块。切除肩峰下滑囊后，旋转上臂就能清晰看到肩袖，如有需要，可以做肩峰成形术。

15.5.4 切口闭合

用穿骨缝合技术，将剥离的肌肉重新缝回到肩峰。筋膜需要连续缝合。

15.5.5 风险

分离冈上肌和冈下肌时，容易损伤肩胛上神经。肩胛上角损伤斜方肌的话，副神经容易受损。

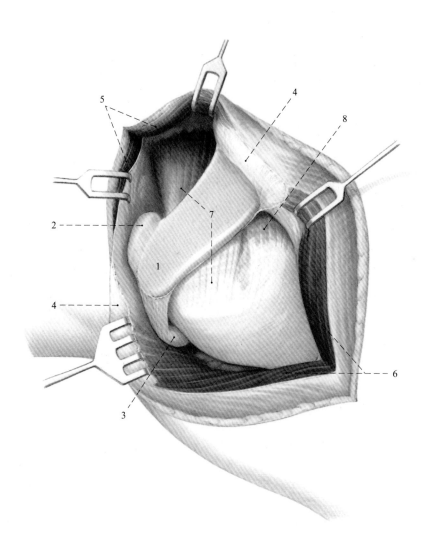

图 15.20 Kessel 入路和 Gschwend 入路（前外侧视图）。
1 肩峰
2 锁骨
3 喙突
4 骨膜
5 斜方肌
6 三角肌
7 冈上肌
8 冈下肌

15.6 肩关节后方入路

K. Weise, K. Häringer

15.6.1 主要适应证

- 后方肩袖损伤
- 后上方巨大撕裂
- 肩关节后方不稳定
- 后侧关节盂缘骨折

15.6.2 体位和切口

如果先前做过关节镜，患者侧卧，消毒铺巾后，上臂任由摆放。另一种是改用俯卧位。在患肩下垫枕，上臂允许自由摆放，可外展90°，肘关节屈曲于手术床缘。解剖部位参阅图15.21。

Gartsman 入路

将上臂靠在体侧，皮肤切口始于关节间隙的近端，在肩胛冈表面沿着腋后襞向远端延伸约10 cm。外展上臂90°，找到肩胛冈处三角肌的下缘，在三角肌与小圆肌间隙钝性分离。为了保护腋神经，要在肱三头肌长头的外侧、大圆肌与小圆肌之间的四边孔内显露它（图15.22）。外旋上臂，在大结节水平三角肌下插入 Hohmann 拉钩，就可以显露冈上肌的止点。如有必要，该入路可以再延伸约5 cm，直达腋窝，就能掀起背阔肌止点做背阔肌转移术。

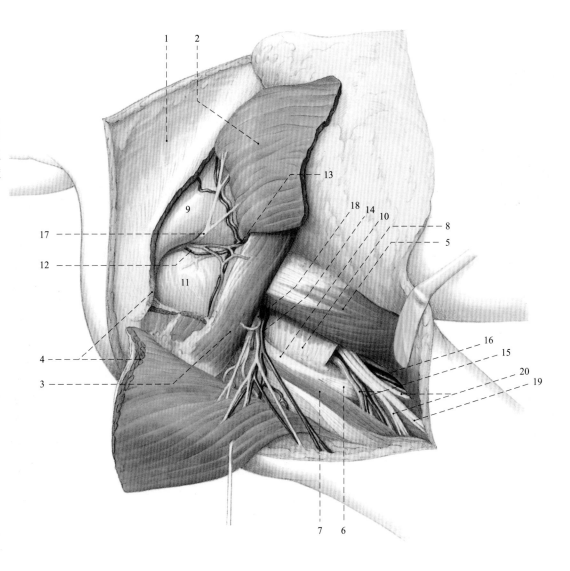

图 15.21 解剖部位。移除了三角肌和冈下肌，以便更好显露肩胛上神经、腋神经和桡神经。

1 斜方肌
2 冈下肌
3 小圆肌
4 三角肌
5 肱三头肌长头
6 肱三头肌内侧头
7 肱三头肌外侧头
8 大圆肌
9 肩胛骨
10 肱骨
11 肩关节囊
12 肩胛上动脉
13 旋肩胛动脉
14 旋肱后动脉
15 肱深动、静脉
16 肱动脉
17 肩胛上神经
18 腋神经
19 桡神经
20 桡神经肌肉穿支

Habermeyer/Herzberg 入路

皮肤切口始于关节间隙的近端，在肩胛冈表面朝着腋后襞弧形跨过关节间隙，延伸约 12 cm。皮下游离三角肌、大圆肌、小圆肌和背阔肌的筋膜。为了保护腋神经，要在肱三头肌长头的外侧、大圆肌与小圆肌之间的四边孔内显露它（图 15.23）。从大圆肌上钝性分离背阔肌肌腹，直达它在肱骨上的腱性止点。为了保护桡神经，上臂要外展内旋，并用手术刀切断止点。

15.6.3 切口闭合

闭合关节囊，间断缝合，修补肌肉止点，连续缝合三角肌。小圆肌与冈下肌的间隙无须关闭。

15.6.4 风险

一种情况是拉钩在三角肌上施加过大力量，另外是在分离小圆肌与大圆肌间隙时，这些都会损伤腋神经。在切口上角，肩胛上神经从肩峰基底经过，若过度牵拉冈下肌则会损伤肩胛上神经。

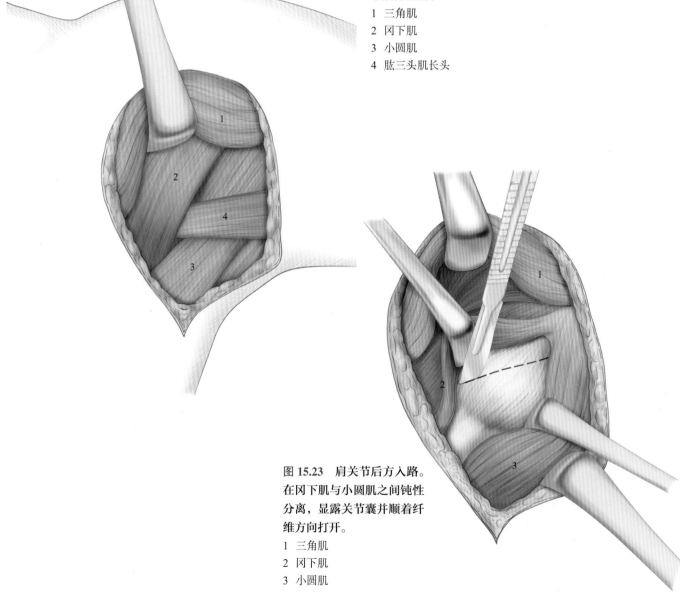

图 15.22　肩关节后方入路。分离皮下组织后，显露肩关节后方肌群。
1　三角肌
2　冈下肌
3　小圆肌
4　肱三头肌长头

图 15.23　肩关节后方入路。在冈下肌与小圆肌之间钝性分离，显露关节囊并顺着纤维方向打开。
1　三角肌
2　冈下肌
3　小圆肌

15.7 肩关节镜手术入路

D. Kohn

15.7.1 主要适应证

- 肩关节不稳定
- 撞击综合征
- 肩锁关节关节炎
- 肩袖损伤

15.7.2 体位

目前有两种各有千秋的手术体位。我们采用侧斜位，辅以真空垫和上臂套带（图 15.24）。上半身向后倾斜 30°，这样关节盂腔就会呈水平位。术者操作起来"仿佛在餐盘上"。上臂外展 45°，前屈 15°，并用套带固定住。而外展 20° 更适于探查肩峰下间隙和肩锁关节。对侧腋窝下垫软枕，防止该侧臂丛受到过度牵拉。上臂的纵向牵引力量一般为 5 kg（肌肉发达者上限为 7.5 kg）。如果牵引力量超过 10 kg，很可能引发臂丛过牵伤症状。

有些术者喜欢另一种体位——沙滩椅位（图 15.25）。消毒铺巾后，患侧上臂放置在消毒的托架上，肢体可任由摆放。

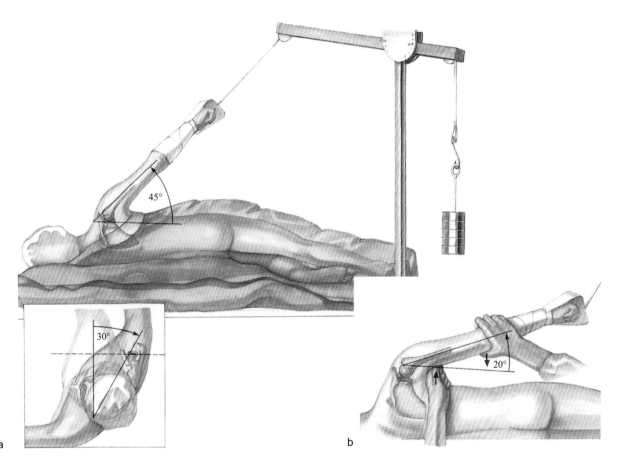

图 15.24　侧斜位下，关节镜探查盂肱关节、肩峰下滑囊和肩锁关节（引自 Bauer R, Kerschbaumer F, Poisel S. Schulter und obere Extremität. Stuttgart, Thieme; 1997. Orthopädische, Operationslehre; Band 3.）。
a　患者侧身，上半身向后倾斜 30°，这使得关节盂腔呈水平位（详见文中叙述）。
b　术中由助手将肱骨头抬离关节盂腔。

15.7.3 入路

肩关节周围丰富的软组织使得临床上触诊关节和置入关节镜变得有难度。入路较长，需要用特殊的穿刺技术。另外要注意，重要神经如肩胛上神经、腋神经和肌皮神经不能在通道径路上。若头静脉受损，必须立即显露并结扎。后方入路是通往关节和肩峰下滑囊的重要通道（图15.26a）。此处将介绍肩关节镜手术入路。

肩关节入路需确认以下骨性标志：

• 后方入路：肩峰后上角内侧，远端2 cm处

• 上方入路：由肩胛冈、肩峰和外侧锁骨共同构成的弧形"港湾"结构

• 外侧入路：位于肩峰外侧缘的外侧，锁骨前缘向外延伸4 cm

其他入路由关节内的标志而确定，可以根据由外向内置入的 Wissinger 棒来命名，也可以是以长针头作为对侧最初穿入的探针而定（图15.26b）。

前路就是前盂唇、肩胛下肌上缘及肱二头肌腱构成的三角区域内，前上通道（图15.27）是肩胛下肌上缘、前盂唇和冈上肌腱形成的转角内。

前下通道接近肌皮神经和臂丛。因此，不太建议使用该通道。

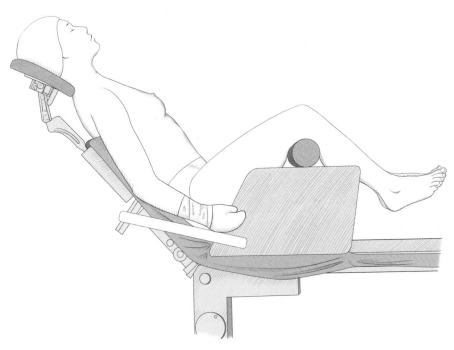

图 15.25　沙滩椅位。前臂置于托架上，肘关节能在托架上自由摆放，千万不要将其固定在托架上。

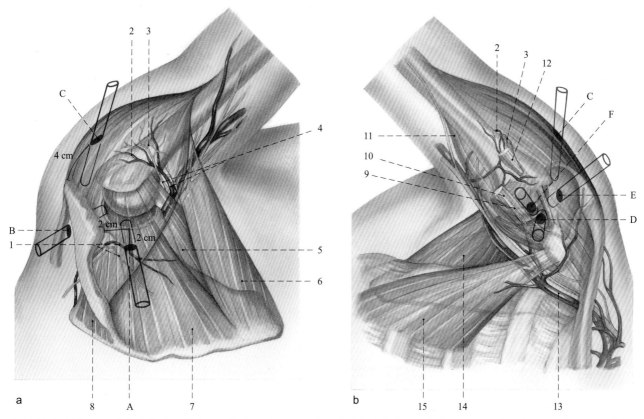

图 **15.26** 侧位下的手术入路（引自 Bauer R, Kerschbaumer F, Poisel S. Schulter und obere Extremität. Stuttgart, Thieme; 1997. Orthopädische, Operationslehre; Band 3.）。

a 后面观。	E 前上入路	4 旋肱后动脉和腋神经	10 肱二头肌短头
b 前面观。	F 前下入路	5 小圆肌	11 喙肱肌
A 后方入路		6 大圆肌	12 肱二头肌长头
B 上方入路	1 肩胛上动脉和神经	7 冈下肌	13 腋动脉
C 外侧入路	2 旋肱后动脉的肌肉穿支	8 冈上肌	14 肩胛下肌
D 前方入路	3 腋神经的三角肌支	9 肌皮神经	15 胸小肌

图 **15.27** 各种入路总结，由外侧打开关节，并移除了肱骨头（引自 Bauer R, Kerschbaumer F, Poisel S. Schulter und obere Extremität. Stuttgart, Thieme; 1997. Orthopädische, Operationslehre; Band 3.）。

1 喙突下滑囊
2 肩胛下肌腱
3 肩胛下肌
4 盂肱中韧带
5 盂肱下韧带的前半部分
6 盂肱下韧带的后半部分
7 小圆肌
8 冈下肌
9 冈上肌

A~F 各种入路，参阅图 15.28

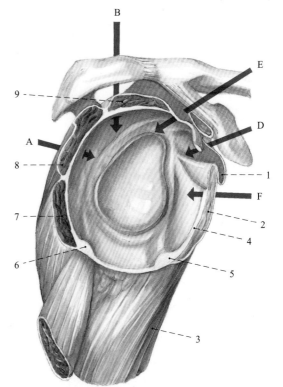

15.7.4 切口

此处绘制了骨性轮廓（图 15.28）。由助手内旋上臂，触摸到后方入路的软点。沿皮纹做 8 mm 的切口。左手示指抵住喙突尖（图 15.29），用带套管的尖头顶棒刺穿肌肉，直到感觉到有来自关节囊的阻力为止。将尖头顶棒换成钝头顶棒，用来触知盂缘与肱骨头之间形成的角（图 15.30）。将顶棒朝向喙突，推送入此角。随后沿套管插入关节镜，然后辨认关节间隙。此时腔内要充满乳酸林格液，压力维持在 50 mmHg 左右。

若是诊断性关节镜，邻近的上方入路作为流出通道。触摸到近端的"港湾"结构，在其中心做穿刺切口。插入 1 号长针头，朝向关节镜尖端。此时关节镜视野应朝向近端，确保穿刺针进入关节囊，而没伤及肱二头肌腱（图 15.31）。针头定位准确后，即更换成大号的流出管道。整个操作过程要求液体有稳定的流速。

插入探钩之前，先行诊断性关节镜。但是，这里还要叙述下探钩的入路：关节镜是由肩胛下肌腱上缘、肱二头肌和盂唇共同形成的三角区域内插入的，长针头刺穿皮肤之处，应该呈半透光状，此时关节镜要后退 1 cm，可以观察到针头穿刺进入"肩前方三角区域"。移除针头，做皮肤切口，然后插入长探钩。

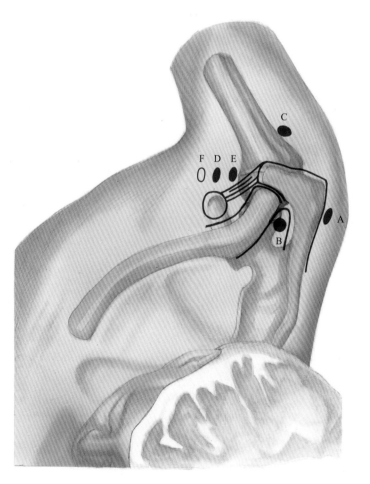

图 15.28　可触及的骨性轮廓，图中绘制了各种入路（引自 Bauer R, Kerschbaumer F, Poisel S. Schulter und obere Extremität. Stuttgart, Thieme; 1997. Orthopädische, Operationslehre; Band 3.）。
A 后方入路
B 上方入路
C 外侧入路
D 前方入路
E 前上入路
F 前下入路

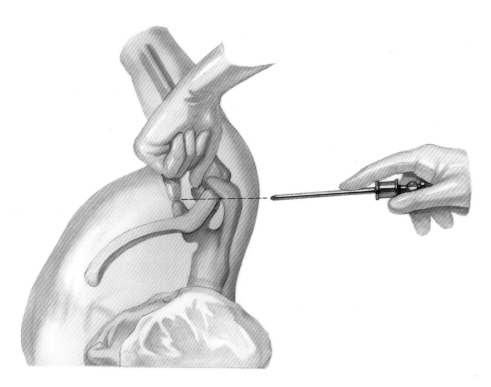

图 15.29 后方入路。这是指向喙突尖（引自 Bauer R, Kerschbaumer F, Poisel S. Schulter und obere Extremität. Stuttgart, Thieme; 1997. Orthopädische, Operationslehre; Band 3.）。

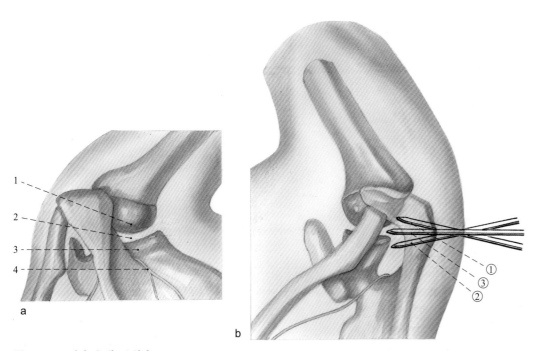

图 15.30 后方入路（引自 Bauer R, Kerschbaumer F, Poisel S. Schulter und obere Extremität. Stuttgart, Thieme; 1997. Orthopädische, Operationslehre; Band 3.）。

a 1 肱骨头
　2 关节间隙
　3 关节盂腔
　4 肩胛上神经

b 可以用钝头顶棒触及肱骨头①和盂缘②。进入关节的通道是在这两者之间③。

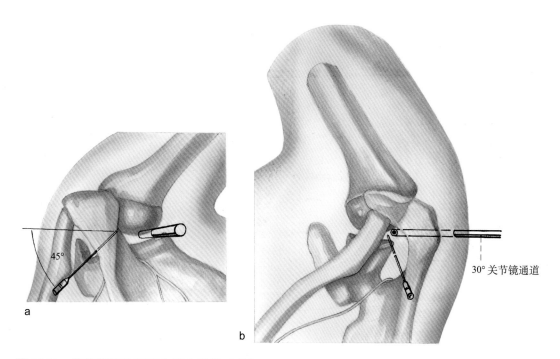

图 15.31 关节镜辅助下置入流出通道（引自 Bauer R, Kerschbaumer F, Poisel S. Schulter und obere Extremität. Stuttgart, Thieme; 1997. Orthopädische, Operationslehre; Band 3.）。

a 后面观。

b 头侧观。

　　图 15.32 则展示了另一种前方入路。

　　探视肩关节后，关节镜进入肩峰下间隙，用钝头顶棒来切换视野。将顶棒退出关节，但不是经三角肌。左手手指触摸到肩峰表面（图 15.33）。用钝头顶棒触及肩峰后角。然后将顶棒推送到肩峰与肩袖之间。推送过程中要来回移动，直到感觉出确切阻力，这是来自喙肩韧带的阻力。

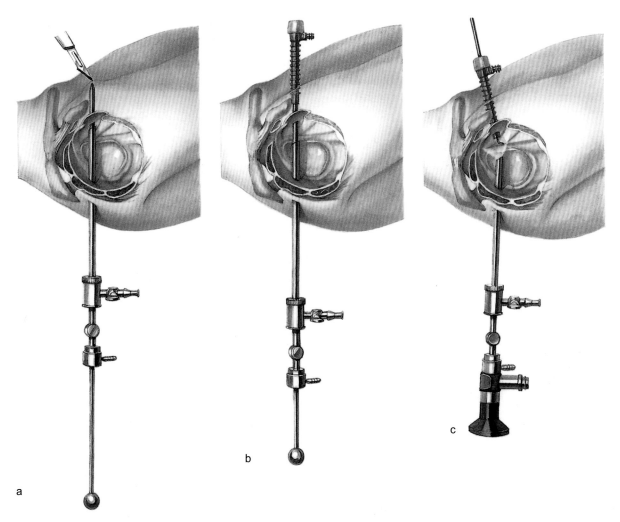

图 15.32　用 Wissinger 棒开建前方入路（引自 Bauer R, Kerschbaumer F, Poisel S. Schulter und obere Extremität. Stuttgart, Thieme; 1997. Orthopädische, Operationslehre; Band 3.）。
a　对向穿刺。
b　插入工作通道。
c　插入关节镜和探钩。

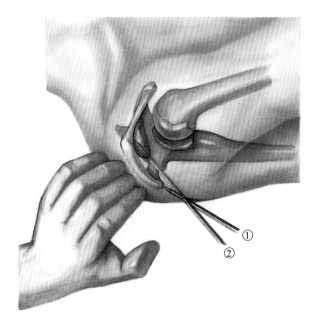

图 15.33　将顶棒套管移到肩峰下间隙（引自 Bauer R, Kerschbaumer F, Poisel S. Schulter und obere Extremität. Stuttgart, Thieme; 1997. Orthopädische, Operationslehre; Band 3.）。
触及肩峰①，并插入器械②。

16 肱骨 Humerus

16.1 肱骨近端手术入路

K. Weise, K. Häringer

16.1.1 主要适应证

- 骨折
- 局部假关节形成

16.1.2 体位和切口

患者取沙滩椅位。消毒铺巾后，术中上臂要能自由摆放，以方便肩关节操作。

皮肤切口始于肩峰前缘，向外侧约 3 cm 跨过肩峰前角直达三角肌（图 16.1）。从肩峰前缘开始，在皮下纵行劈开三角肌（图 16.2）。向前牵拉三角肌纤维时要小心操作。打开肩峰下滑囊，显露肩袖；预制缝线套扎，然后在缝线之间顺着纤维方向连同关节囊一起切开。这样能清晰显露肱骨头结构（图 16.3）。

16.1.3 切口闭合

关节内留置 Redon 引流后，缝合肩袖，间断缝合劈开的三角肌。

16.1.4 注意事项

如果上臂可自由摆放并能下垂，那就很容易定位肱骨近端髓内钉的进钉口。

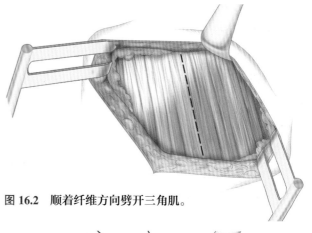

图 16.2 顺着纤维方向劈开三角肌。

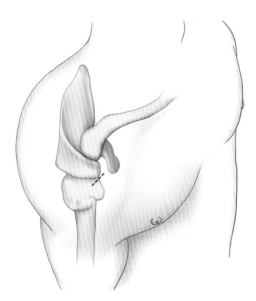

图 16.1 用于顺行髓内钉的上方切口。皮肤切口（右侧肩关节，从上方斜位观察）。

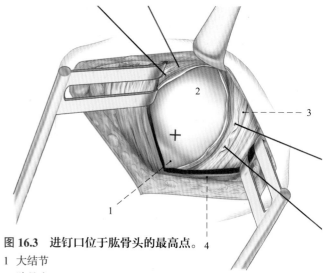

图 16.3 进钉口位于肱骨头的最高点。

1 大结节
2 肱骨头
3 冈上肌腱
4 三角肌
十字交叉处：进钉口。

16.2 肱骨后方入路
K. Weise, K. Häringer

16.2.1 主要适应证
- 骨折
- 局部假关节形成
- 肿瘤
- 炎症

16.2.2 体位和切口
患者取俯卧位，上臂外展肘关节屈曲。肩关节下方垫枕。消毒铺巾后要保证上臂能自由摆放。

皮肤切口始于肩峰后侧面以远约 3 cm 处，可一直延伸至鹰嘴尖（图 16.4）。游离皮下组织后，正中切开肱三头肌筋膜，由近及远直达鹰嘴，用单手指钝性分离肱三头肌肌腹，而在肱骨远端需锐性切开（图 16.5）。在切口深部可以扪及桡神经和肱深动脉，这些结构都是由近端内侧走向远端外侧的。在低位用橡皮条保护它们，并轻柔向外牵拉（图 16.6）。随后向近端进一步分离肱三头肌，先钝性分离再用骨膜剥离器。用剥离器从骨膜下掀起血管神经束，小心地向内、向远端牵拉。

16.2.3 显露桡神经
如果需要暴露桡神经，用剪刀由近及远劈开外侧肌间隔连同黏附在一起的肱三头肌内侧头，桡神经就显露无遗了。

16.2.4 解剖部位
肱骨背面覆盖着肱三头肌的浅层和深层。浅层包含肱三头肌长头和外侧头，两者在远端共同融合形成腱性止点。桡神经沟以远的肱骨背面几乎被肱三头肌内侧头所覆盖。桡神经及伴行的肱深动脉在桡神经沟内向远端走行，穿透外侧肌间隔，转向上臂前方（图 16.7）。后方入路的横断面示意图参阅图 16.8。

16.2.5 切口闭合
留置 Redon 引流后，连续缝合关闭肱三头肌筋膜。

16.2.6 风险
在显露肱骨时，切勿损伤外侧的桡神经和内侧的尺神经（图 16.8，也可参阅图 16.21）。在分离深层的肱三头肌内侧头时，切勿损伤桡神经发出的肌肉穿支。切口近端区域，必须保护好三角肌远端水平发出的皮神经穿支。

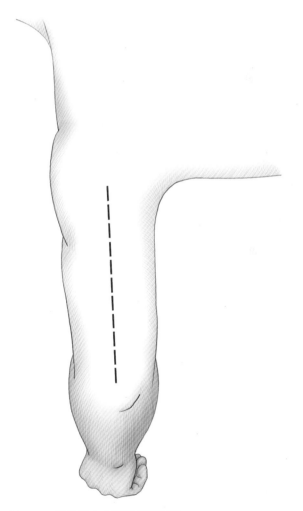

图 16.4 肱骨后方入路的皮肤切口。

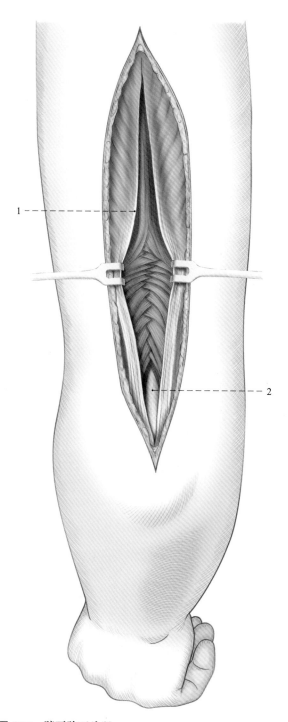

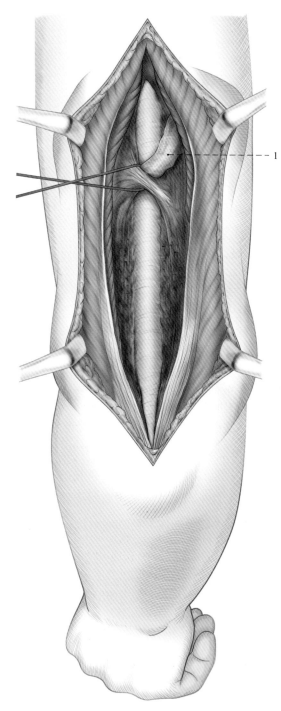

图 16.5　劈开肱三头肌。
1　肱三头肌
2　肱骨

图 16.6　显露桡神经及伴行血管。
1　桡神经

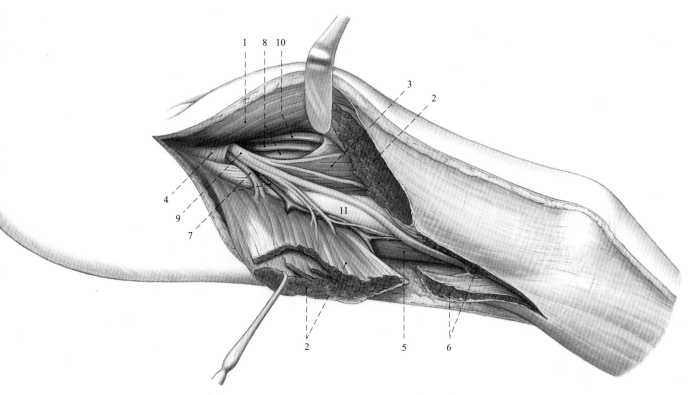

图 16.7　肱骨后方和内侧，以及桡神经的解剖图谱。为了更好地显露桡神经，已经切除了肱三头肌长头。同时也要留意肱三头肌内侧尺神经和肱动脉的位置及走行。

1　肱三头肌长头	5　肱肌	9　桡神经
2　肱三头肌外侧头	6　肱桡肌	10　尺神经
3　肱三头肌内侧头	7　肱深动、静脉	11　肱骨干
4　背阔肌肌腱	8　肱动、静脉	

图 16.8　解剖部位。上臂近端的横断面示意图。箭头所指处是后方入路和外侧入路（右侧上臂，视角是从近端观察）。

1　肱二头肌
2　肱肌
3　肱骨
4　肱三头肌外侧头
5　肱三头肌长头
6　肱三头肌内侧头
7　外侧肌间隔
8　内侧肌间隔
9　肱动脉及伴行静脉
10　贵要静脉
11　尺侧上副动、静脉
12　肱深动、静脉
13　肌皮神经
14　正中神经
15　尺神经
16　前臂内侧皮神经
17　桡神经

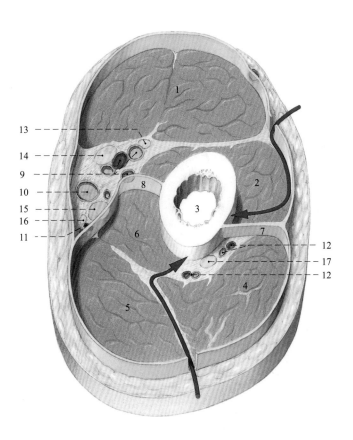

16.3 肱骨远端后方入路

K. Weise, K. Häringer

16.3.1 主要适应证

- 骨折
- 局部假关节形成

16.3.2 体位和切口

患者取俯卧位，上臂外展，肘关节屈曲。肩关节下垫枕。消毒铺巾后，上臂应能自由摆放（图16.9）。皮肤切口始于上臂背侧面，尺骨鹰嘴尖近端约7 cm处，线性切开直达鹰嘴尖。游离皮下组织后，切开肱三头肌筋膜，钝性分离肌肉，用骨膜剥离器显露鹰嘴窝（图16.10）。

在鹰嘴窝钻3个孔开放髓腔，随后用丝锥将3个孔融合成1个大孔（图16.11）。

16.3.3 切口闭合

连续缝合肱三头肌腱膜。

16.3.4 风险

在切口内缘放置皮肤拉钩或Hohmann拉钩，可能会伤及尺神经。

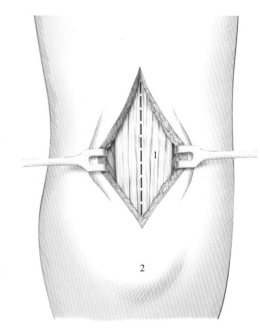

图 16.10 劈开三头肌腱。
1 肱三头肌腱
2 鹰嘴

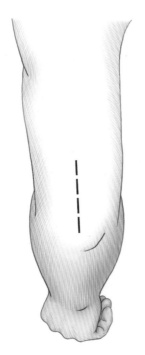

图 16.9 采用后方入路，针对逆行髓内钉开放髓腔。

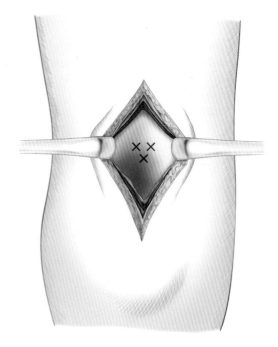

图 16.11 钻孔标记，用于开放髓腔。

16.4 肱骨前方入路

R. Bauer, F. Kerschbaumer, S. Poisel, C. J. Wirth

16.4.1 主要适应证

- 肿瘤
- 局部炎症

前方入路应该是显露肱骨近端和肱骨中段的标准入路。由于肱骨的解剖形状，前路不适用于钢板内固定，而后路更适合（译者注：目前锁定钢板结合微创穿皮技术使得前路钢板内固定更安全、更简便）。一般在外侧放置钢板，必须剥离三角肌止点或肱肌起点。

16.4.2 体位和切口

患者取平卧位，肩关节下垫枕，前臂内收（图

16.12）。有些时候需要外展上臂，将其放置在托架上。皮肤切口始于喙突尖的远端，在肱二头肌外侧沿三角肌胸大肌间沟向远端延伸，终于肘关节水平靠内侧。分离皮下组织后，由近及远在肱二头肌外侧三角肌胸大肌间沟表面切开筋膜。分离时，将三角肌与头静脉置于外侧（图 16.13）。

现在辨认胸大肌在肱骨的止点。为了更好地显露肱骨，暂时切断胸大肌的止点很有帮助（图16.14）。预制缝线后，肌腱下方插入带槽的探条或弯钳，然后切断。也不是一定要切断肌腱，相反，肱骨也可以从肌腱止点的外侧面来暴露。

16.4.3 前方显露肱骨

向内牵开肱二头肌就可以看到邻近的肱肌。于中线外侧 1 指宽处直达骨面纵行分离肱肌，应从

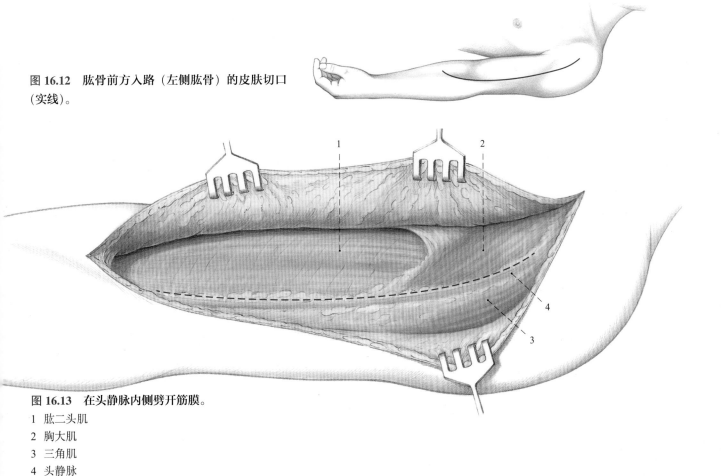

图 16.12　肱骨前方入路（左侧肱骨）的皮肤切口（实线）。

图 16.13　在头静脉内侧劈开筋膜。

1　肱二头肌
2　胸大肌
3　三角肌
4　头静脉

肱骨中段水平开始锐性切开（肱肌内侧头是由肌皮神经支配，外侧头则由桡神经支配）。强烈建议不要使用电刀切断，因为桡神经离此处太近（图

16.15）。若向更远端暴露肱骨，建议屈曲肘关节以松弛肱肌。分离过程中，应使用 Langenbeck 拉钩而非 Hohmann 拉钩，将其放置在三角肌止点远端、

图 16.14　切断胸大肌止点。

1　肱二头肌
2　胸大肌
3　三角肌
4　头静脉

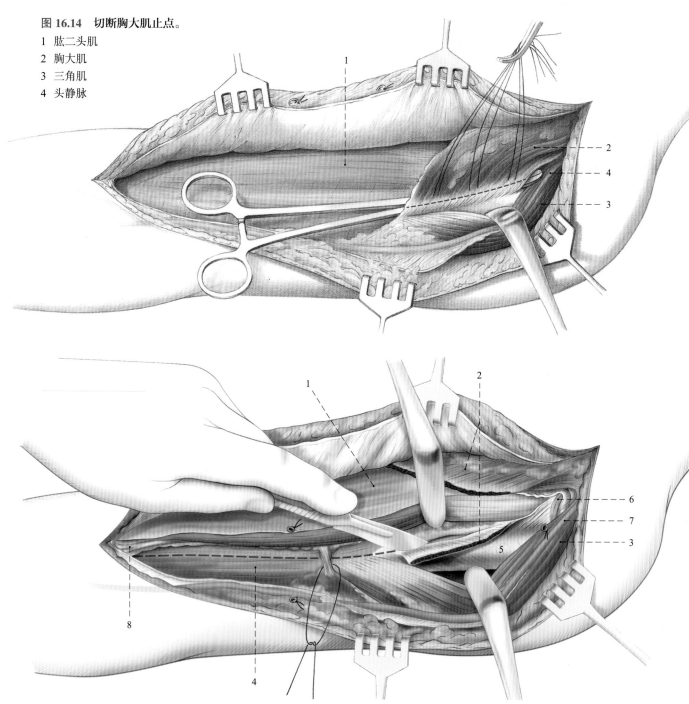

图 16.15　向外牵开三角肌，分离肱肌直达肱骨骨膜（虚线）。保留胸大肌在肱骨上的止点，以便后期重新缝回。

1　肱二头肌　　　　　　　5　肱骨干
2　胸大肌　　　　　　　　6　旋肱前血管
3　三角肌　　　　　　　　7　头静脉
4　肱肌　　　　　　　　　8　前臂外侧皮神经

切口靠外侧，以便保护桡神经（图 16.16）。如有必要，也可以应用此入路从前方打开关节囊（参阅15.1 相关内容，图 15.6~ 图 15.11）。

16.4.4 显露神经血管束

若想在肱二头肌沟内显露神经血管束的话，需要用剪刀在肱二头肌短头和喙肱肌内侧的神经血管束表面钝性分离（图 16.17）。用 Langenbeck 拉钩轻柔牵拉喙肱肌和肱二头肌，以免肌皮神经受损。如果需要，可以游离正中神经并用橡皮条保护，因为它离切口很近。尺神经的位置最深，在肱动脉、肱静脉表面走行（图 16.18）。也可以在近端切口来显露桡神经。

16.4.5 分离桡神经

如果需要显露桡神经，可以根据 Henry 方法来操作，在三角肌止点远端 1 指宽处纵行劈开肱肌（图 16.19）。切口深处就可见桡神经，它位于肱三头肌肌纤维束之间（参阅图 16.20）。

16.4.6 解剖部位

图 16.21 展示了肌皮神经的走行，以及它与肱二头肌、喙肱肌和肱肌之间的相互关系。

注意肱动脉和正中神经伴行，肱深动脉和桡神经伴行，尺侧上副动脉和尺神经伴行，而后者位于内侧肌间隔的后方。

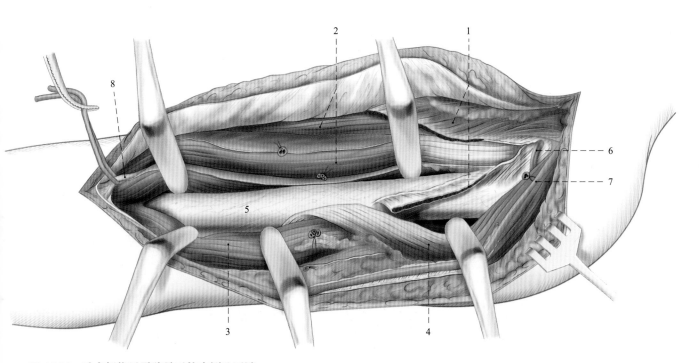

图 16.16　手术部位显露肱骨干的内侧及近端。
1　胸大肌
2　肱二头肌
3　肱肌
4　三角肌
5　肱骨干
6　旋肱前血管
7　头静脉
8　前臂外侧皮神经

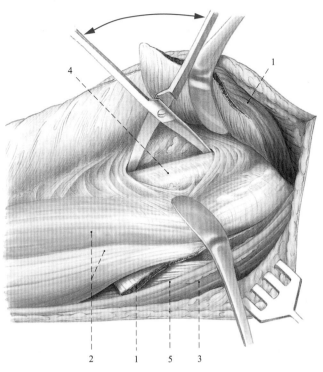

图 16.17 在肱二头肌和喙肱肌内侧显露神经血管束。

1 胸大肌
2 肱二头肌
3 三角肌
4 神经血管束
5 头静脉

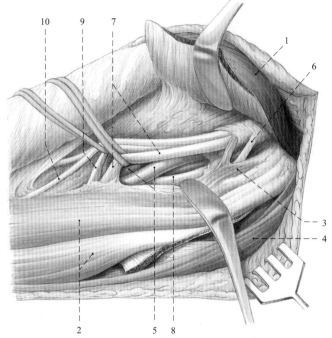

图 16.18 手术部位，用橡皮条套拉正中神经和尺神经。显露肱动脉、肱静脉、桡神经和肌皮神经。

1 胸大肌   6 肌皮神经
2 肱二头肌   7 正中神经
3 喙肱肌   8 桡神经
4 三角肌   9 尺神经
5 肱血管   10 前臂内侧皮神经

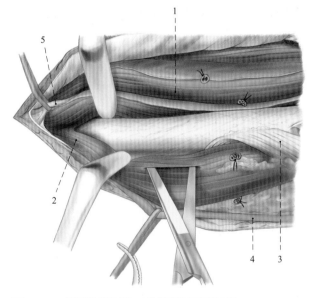

图 16.19 劈开肱肌和肱三头肌以显露桡神经。

1 肱二头肌   4 头静脉
2 肱肌   5 前臂外侧皮神经
3 三角肌

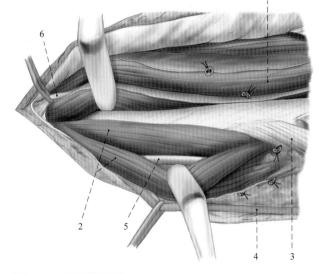

图 16.20 显露桡神经。

1 肱二头肌   4 头静脉
2 肱肌   5 桡神经
3 三角肌   6 前臂外侧皮神经

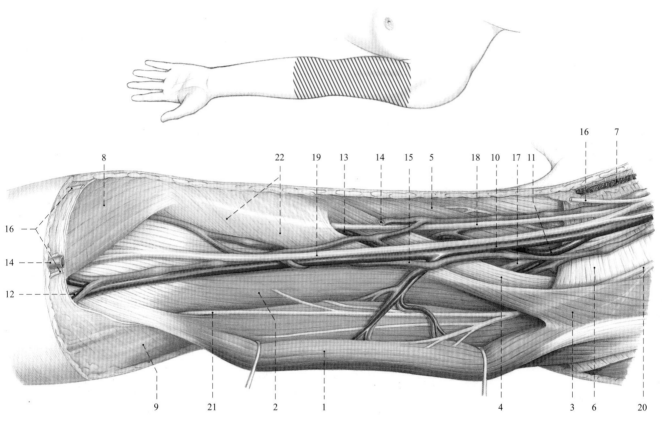

图 16.21 上臂内侧面和前面的解剖示意图。请注意肌皮神经的方向和行径，以及它发出的肌穿支，支配肱肌的内侧半。尺神经位于肱三头肌的前方、内侧肌间隔的后方。

1 肱三头肌		12 桡动脉	
2 肱肌		13 尺侧上副动脉	
3 喙肱肌		14 贵要静脉	
4 肱三头肌内侧头		15 肱静脉	
5 肱三头肌长头		16 前臂内侧皮神经	
6 背阔肌		17 桡神经	
7 胸大肌		18 尺神经	
8 屈肌群起点		19 正中神经	
9 肱桡肌		20 肌皮神经	
10 肱动脉		21 前臂外侧皮神经	
11 肱深动脉		22 内侧肌间隔	

16.5 肱骨外侧入路

R. Bauer, F. Kerschbaumer, S. Poisel, K. Weise, K. Häringer

16.5.1 主要适应证

- 骨折
- 局部假关节形成
- 肿瘤
- 炎症

16.5.2 体位和切口

患者取平卧位。患肢放在体侧，可以用托架支撑。皮肤切口始于三角肌止点近侧 2 指宽处，向肘关节尽可能延伸，直到扪及肱桡肌（图 16.22）。

切开筋膜后（图 16.23），将肱肌拉向一边，而将肱三头肌（近端）和肱桡肌（远端）拉向另一边（图 16.24）。在切口远端的肱肌与肱桡肌之间找出并显露桡神经（图 16.25）。

游离肱骨干上的肌肉（图 16.26）。

16.5.3 显露肱骨干

橡皮条保护桡神经后，用骨膜剥离器显露由前方肱骨干到外侧肌间隔的区域（图 16.27）。在切口近端暴露肱骨会受到桡神经肌肉穿支的限制。

16.5.4 延伸切口

如有需要，可以将外侧切口与肩关节的三角肌胸大肌切口结合起来，提供从前侧到外侧的手术入路。切口向远端延伸，可以显露肱骨远端 1/3 的前方

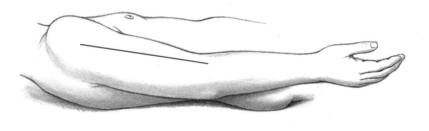

图 16.22　肱骨外侧入路（右侧）的皮肤切口（实线所示）。

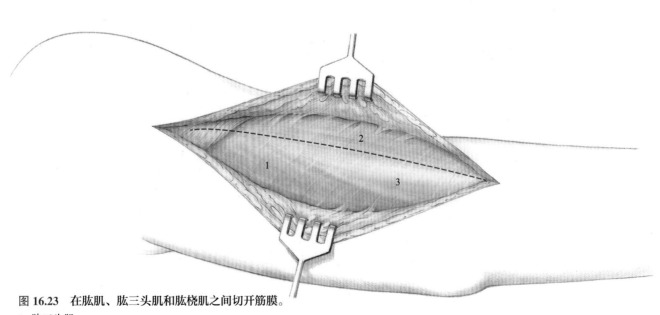

图 16.23　在肱肌、肱三头肌和肱桡肌之间切开筋膜。
1　肱三头肌
2　肱肌
3　肱桡肌

结构以及肘关节,甚至越过肘关节延伸到肱桡肌处。

16.5.6 风险

若将 Hohmann 拉钩置于切口远端部分,可能会损伤桡神经。

16.5.5 切口闭合

用连续缝合法,将游离的肱肌重新缝回外侧肌间隔。

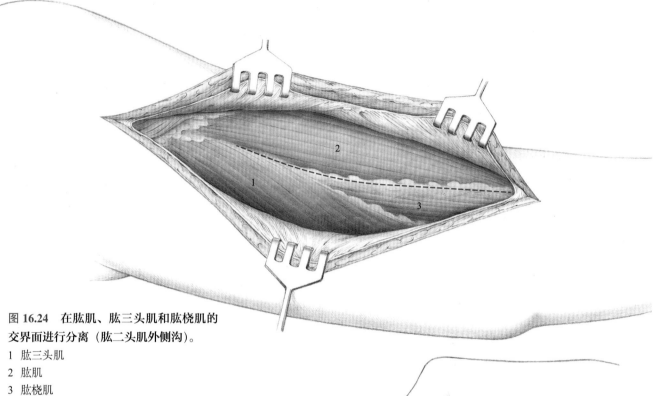

图 16.24 在肱肌、肱三头肌和肱桡肌的交界面进行分离(肱二头肌外侧沟)。
1 肱三头肌
2 肱肌
3 肱桡肌

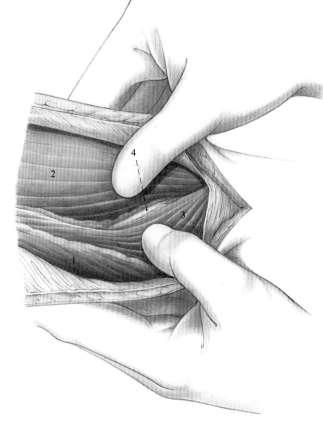

图 16.25 在肱桡肌和肱肌之间显露桡神经。
1 肱三头肌
2 肱肌
3 肱桡肌
4 桡神经

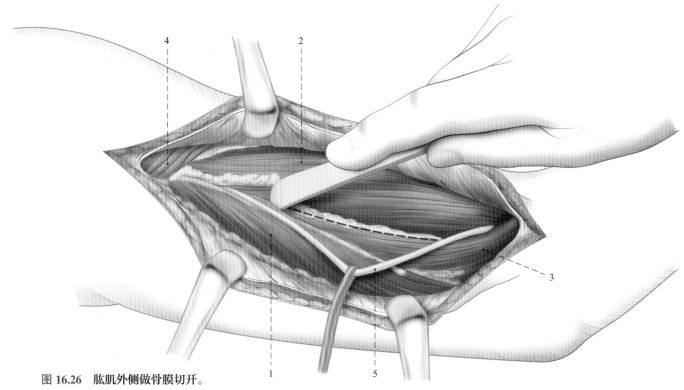

图 16.26　肱肌外侧做骨膜切开。

1　肱三头肌	4　三角肌
2　肱肌	5　桡神经
3　肱桡肌	

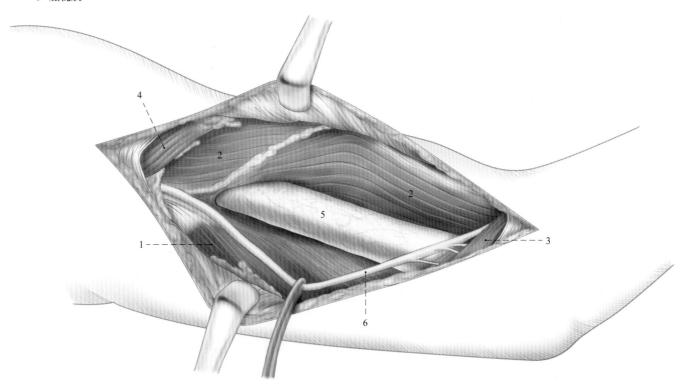

图 16.27　显露肱骨干时，肘关节屈曲，前臂旋后。

1　肱三头肌	4　三角肌
2　肱肌	5　肱骨干
3　肱桡肌	6　桡神经

16.6 肱骨内侧入路

R. Bauer, F. Kerschbaumer, S. Poisel, C. J. Wirth

内侧入路只能显露肱骨中 1/3 长度。

16.6.1 主要适应证

- 神经血管束损伤
- 外侧皮肤条件差，而需做翻修手术

16.6.2 体位和切口

患者取仰卧位，上臂外展，放置在托架上。皮肤切口始于腋前襞的胸大肌下缘，线性切口，直达肱骨内上髁（图 16.28）。分离皮下组织后，在内侧肌间隔的屈肌侧切开上臂筋膜（图 16.29）。辨认切口后方的尺神经，游离之，肌间隔则稍向远端分离（图 16.30）。

16.6.3 显露肱骨

结扎一些横过切口的小血管后（图 16.31），分别向前方、向后方游离骨膜和肌肉组织，那么肱骨干中 1/3 段就显露无遗了（图 16.32）。

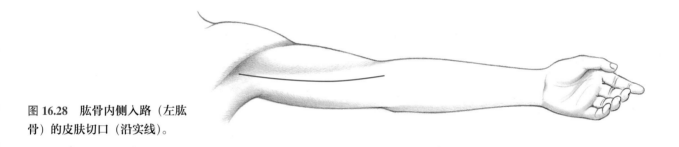

图 16.28 肱骨内侧入路（左肱骨）的皮肤切口（沿实线）。

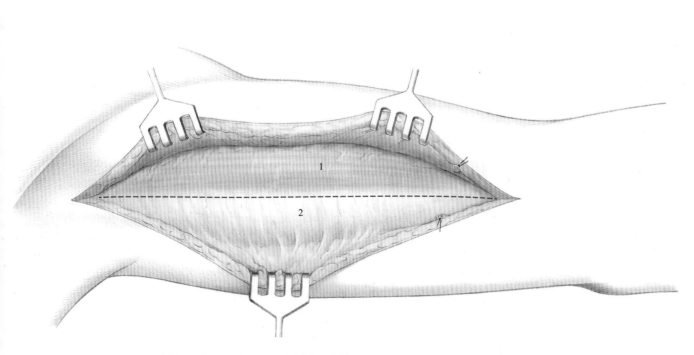

图 16.29 在肱二头肌后侧缘切开筋膜（肱二头肌内侧沟，虚线）。
1 肱二头肌
2 神经血管束

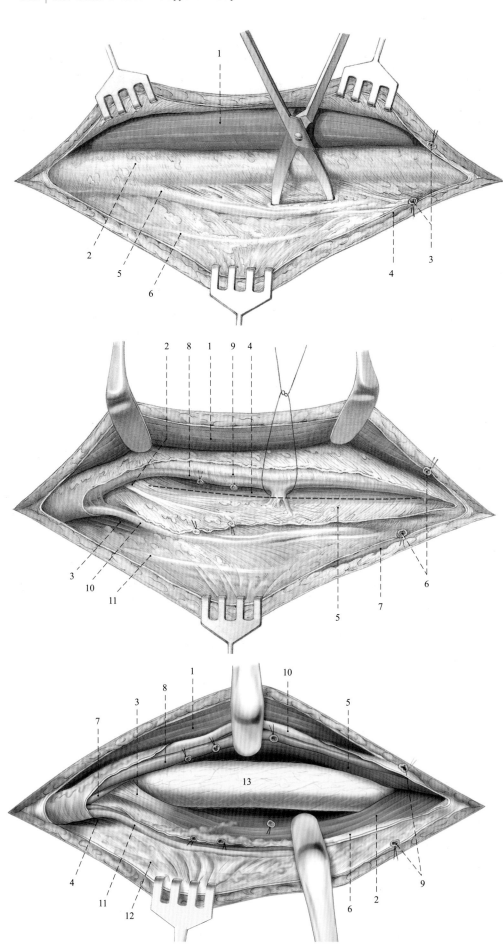

图 16.30　辨认尺神经。
1　肱二头肌
2　神经血管束
3　肘内侧静脉
4　贵要静脉
5　尺神经
6　前臂内侧皮神经

图 16.31　结扎并切断横行经过内侧肌间隔前方的小血管。在肱三头肌和肱肌之间切开骨膜。
1　肱二头肌
2　肱三头肌内侧头
3　肱三头肌长头
4　肱肌
5　内侧肌间隔
6　肘内侧静脉
7　贵要静脉
8　肱静脉
9　正中神经
10　尺神经
11　前臂内侧皮神经

图 16.32　显露肱骨干中段。
1　肱二头肌
2　肱三头肌
3　肱三头肌内侧头
4　肱三头肌长头
5　肱肌
6　内侧肌间隔
7　肱动脉
8　肱静脉
9　肘内侧静脉
10　正中神经
11　尺神经
12　前臂内侧皮神经
13　肱骨

16.6.4 延伸切口

从内侧可以将切口向远端延长，直到显露肱骨内上髁和肘关节水平。

16.6.5 解剖部位

参阅图 16.33。

横断面示意图展示了肱骨中、远端的内侧、外侧及后方入路。对于内侧和外侧入路来说，是在肌间隔的前方显露肱骨，分别将尺神经和桡神经向后牵开。

16.6.6 切口闭合

将肱肌大致缝回内侧肌间隔。常规关闭切口。

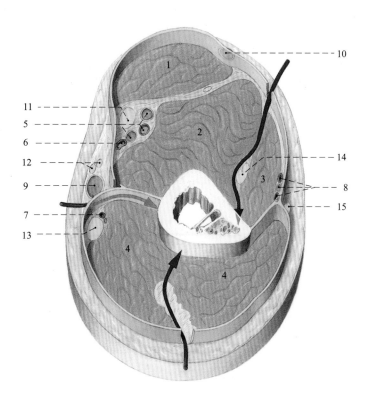

图 16.33　解剖部位。横断面示意图展示了上臂中、远 1/3 段的内侧、外侧及后方入路（箭头所指）（右侧上臂，由近端俯视图）。

1　肱二头肌
2　肱肌
3　肱桡肌
4　肱三头肌
5　肱动脉及伴行静脉
6　尺侧下副动脉
7　尺侧上副动、静脉
8　桡侧副动脉及伴行静脉
9　贵要静脉
10　头静脉
11　正中神经
12　前臂内侧皮神经
13　尺神经
14　桡神经
15　前臂后侧皮神经

17 肘关节 Elbow

本专题将叙述 4 种肘关节入路：标准后方入路及其 3 种改良（外侧入路、内侧入路和前方入路）。

对于一般小型手术，单纯外侧或内侧入路足以应付，但是某些特殊情况下，可能用到前方入路。

对于大部分肘关节手术来说，应用后路手术最为理想，因为它能显露整个肘关节后方结构。

17.1 肘关节后方入路

K. Weise, K. Häringer

17.1.1 主要适应证

- 骨折
- 局部假关节形成
- 创伤后畸形
- 关节置换

17.1.2 体位和切口

患者取俯卧位，胸部垫枕。放置好止血带（可不选用），消毒铺巾后上臂应任由摆放，上臂外展后可放置在小手术桌或托架上。作为支撑的托架不能太长，以便术中肘关节可以屈曲 90°。

皮肤切口始于鹰嘴尖近端 10 cm，向桡侧弧形绕开鹰嘴，至鹰嘴尖远端 10 cm 处的尺骨缘（图 17.1）。分离皮下组织后，辨认尺神经。它从肱三头肌内穿出，走行于尺神经沟，用橡皮条保护，轻柔牵拉（图 17.2）。

肱三头肌旁侧入路

此入路适用于关节外骨折。

在肱三头肌内侧、外侧分别开窗显露肱骨，用骨膜剥离器将肌肉推离肱骨。

接着可以将肱三头肌从鹰嘴的内侧牵开，也可以从肘肌外侧牵开（图 17.3，图 17.4）。

分离内侧副韧带后应用 Alonso-Llames 技术，最大限度旋前位，将尺骨脱位（肱三头肌仍附着在鹰嘴上），暴露肱骨远端关节面。

采用 Bryan-Morrey 技术，先游离肱三头肌，切断融合在一起的前臂筋膜和关节囊约 6 cm（图 17.5）。屈肘 30°，用骨膜剥离器将上述两结构从鹰嘴上牵开，然后从内侧进入（图 17.6）。

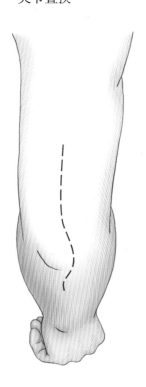

图 17.1 肘关节手术入路（右侧肘关节）的皮肤切口。

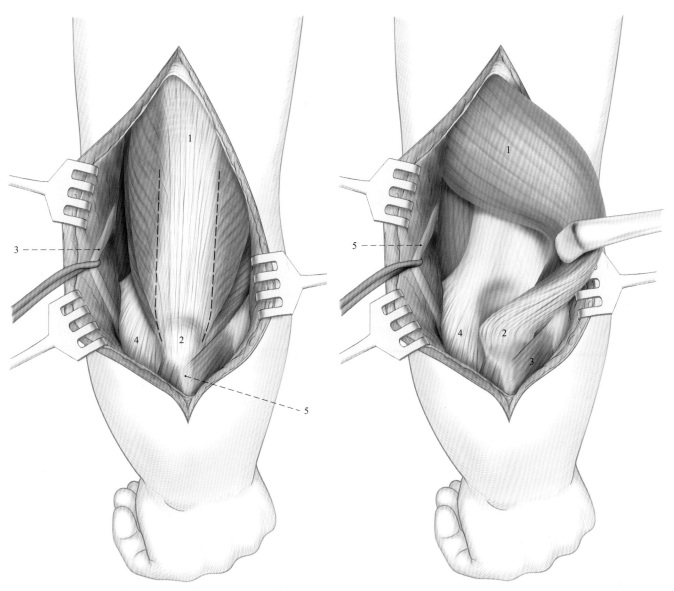

图 17.2　肱三头肌旁侧入路，从其内、外侧进入。找到尺神经，并用橡皮条保护。

1　肱三头肌
2　尺骨鹰嘴
3　尺神经
4　前臂屈肌群
5　前臂筋膜

图 17.3　肱三头肌旁侧入路，显露肱骨内上髁。

1　肱三头肌
2　鹰嘴
3　肘肌
4　前臂屈肌群
5　尺神经

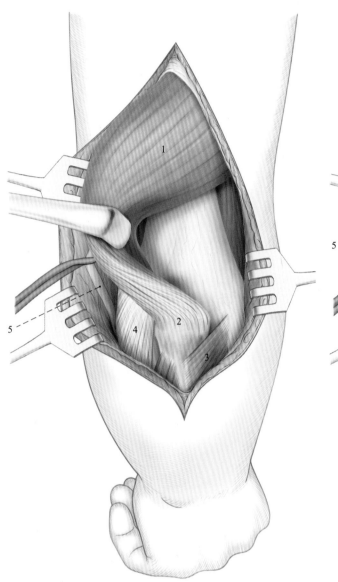

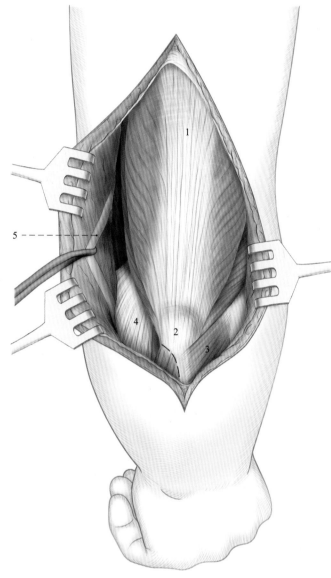

图 17.4　肱三头肌旁侧入路，显露肱骨外上髁。

1　肱三头肌
2　鹰嘴
3　肘肌
4　前臂屈肌群
5　尺神经

图 17.5　采用 Bryan-Morrey 技术，切开前臂筋膜。

1　肱三头肌
2　鹰嘴
3　肘肌
4　前臂屈肌群
5　尺神经

纵行劈开肱三头肌

从鹰嘴近端 10 cm 处,肱三头肌腱中央部纵行切开,直达鹰嘴尖(图 17.7),随后将肌肉钝性拉向

两侧(图 17.8)。用骨膜剥离器将关节囊向两侧拨开。这样可很清晰地暴露肱骨远端结构(图 17.9)。

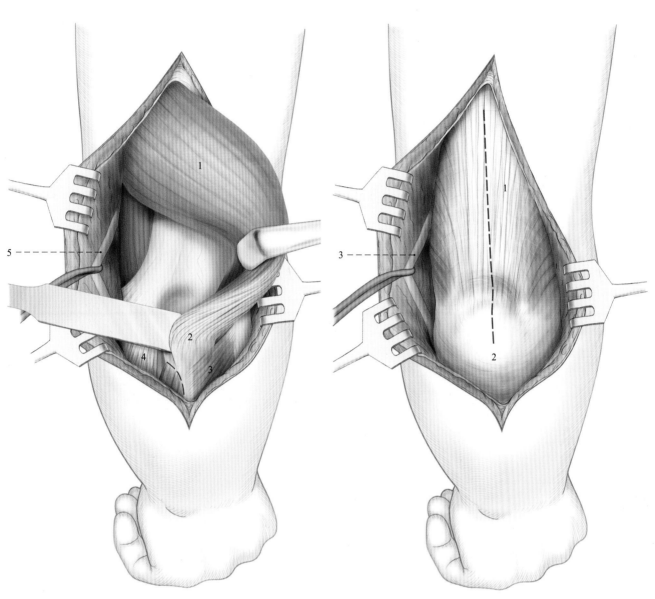

图 17.6 采用 Bryan-Morrey 技术,将肱三头肌和前臂筋膜从鹰嘴处牵开,内侧进入。

1 肱三头肌
2 鹰嘴
3 肘肌
4 前臂屈肌群
5 尺神经

图 17.7 纵行劈开肱三头肌,筋膜切口。

1 肱三头肌
2 鹰嘴
3 尺神经

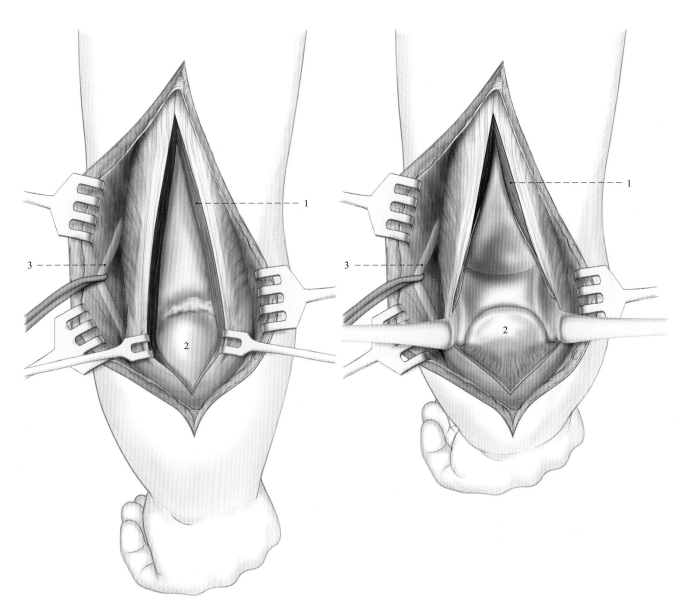

图 **17.8**　纵行劈开肱三头肌，显露肱骨远端结构。
1　肱三头肌
2　鹰嘴
3　尺神经

图 **17.9**　纵行劈开肱三头肌，屈曲肘关节显露肱骨滑车。
1　肱三头肌
2　鹰嘴
3　尺神经

鹰嘴截骨

此入路适合肱骨远端 C 形骨折。

鹰嘴偏桡侧切口，向远端最多延伸约 10 cm，行于尺骨表面，显露尺骨近端。鹰嘴以远骨膜外做 V 形切口（图 17.10），用摆据在尺骨上切出 V 形断口，最后用骨刀凿断鹰嘴。将肱三头肌腱连同鹰嘴，以及附着的部分后侧关节囊一起掀向近端，这样可以清晰暴露肱骨滑车（图 17.11）。在桡侧和尺侧打开关节囊，进一步屈曲肘关节，可以显露整个滑车结构。例如，可以用张力带技术将鹰嘴截骨重新固定（图 17.12）。

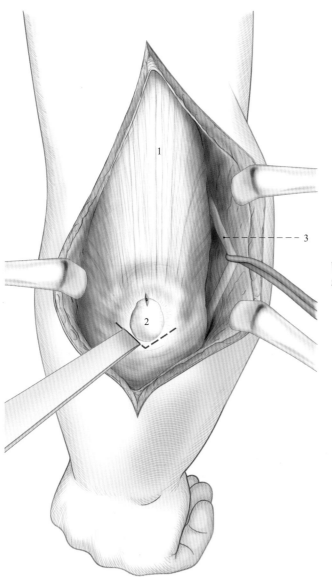

图 17.10 尺骨鹰嘴的 V 形截骨。
1 肱三头肌
2 鹰嘴
3 尺神经

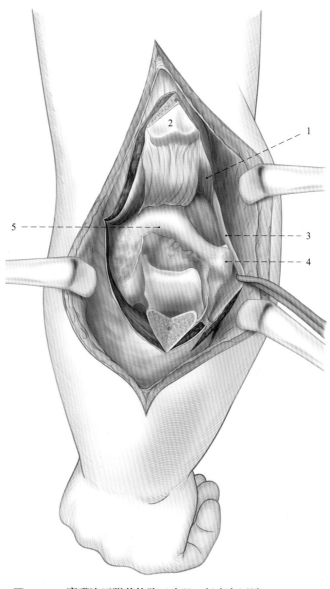

图 17.11 鹰嘴连同附着的肱三头肌一起牵向近端。
1 肱三头肌
2 鹰嘴
3 尺神经
4 内上髁
5 肱骨

17.1.3 延伸切口

为了直视下更好地暴露关节内部结构，可在骨膜下将肘肌从尺骨上剥离，并游离内侧副韧带。

17.1.4 切口闭合

张力带固定鹰嘴，放置 Redon 引流后（图 17.12），肱三头肌用连续缝合关闭。肘肌和内侧副韧带则用穿骨缝合技术修补。

17.1.5 风险

在分离尺骨近端时，桡神经深支容易受损。

暴露内侧髁时，容易伤及尺神经。因此建议先显露一段长约 8 cm 的尺神经，用橡皮条保护起来。可以在切口近端，肱三头肌内侧头与内侧肌间隔（Struthers 弓）之间辨认尺神经，劈开肌间隔。由此处一直追踪到 Osborne 弓，这是跨越了尺侧腕屈肌的肱骨头和尺骨头。分离 Osborne 弓。要格外保护尺神经的伴行血管，尤其是支配尺侧腕屈肌的运动支。

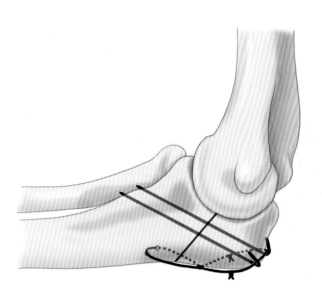

图 17.12　尺骨鹰嘴的张力带内固定。

17.2 肘关节外侧入路

R. Bauer, F. Kerschbaumer, S. Poisel, K. Weise, K. Häringer

17.2.1 主要适应证

- 桡侧外上髁骨折
- 桡骨头骨折和脱位
- 不稳定
- 剥脱性软骨炎
- 滑膜切除术
- 炎症

17.2.2 体位和切口

患者取仰卧位，肩关节下垫枕。消毒铺巾后，患肢应任由摆放。可以放在体侧，也可以放在小托架上。皮肤切口始于肱骨外上髁近端 3 横指宽，直切口向远端后方跨过桡骨头 3 横指距离（图 17.13）。

皮下从尺侧腕伸肌和肘肌间隙入路，向近端延伸，到达外上髁的后方（图 17.14）。尺侧腕伸肌和肘肌牵开后，深部即是关节囊。

17.2.3 显露肘关节

在关节囊两侧预制缝线，然后在缝线之间纵行切开关节囊（图 17.15）。逐渐伸直肘关节，可以见到关节内部结构：桡骨头以及环状韧带，肱骨小头及滑车的外侧部分，尺骨鹰嘴的外侧部分及鹰嘴尖（图 17.16）。轻度屈曲肘关节后，此时可以见到鹰嘴窝。另外，如果需要显露关节前方结构，可以从指伸肌与桡侧腕长、短伸肌之间的间隙进入（图 17.17）。切口远端朝屈肌群，也就是肱骨外上髁的前方。需要将桡侧腕长、短伸肌的起点从紧贴肱骨处剥离，小心勿损伤前臂后侧皮神经。将桡侧伸肌群牵向屈肌群方向，再打开关节囊。屈曲肘关节，将 Langenbeck 拉钩插入前方关节囊，就可以显露桡骨头的前方结构、肱骨小头、部分外侧滑车以及冠突的外侧部分。

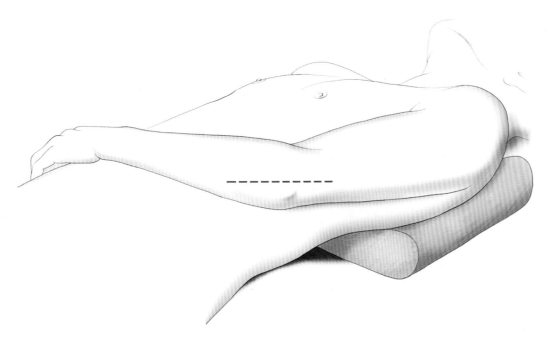

图 17.13　肘关节的外侧入路（左上肢）。

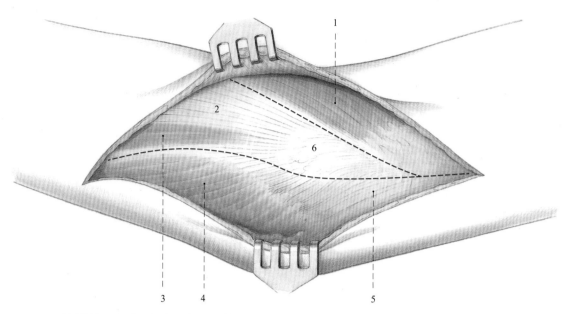

图 17.14 尺侧腕伸肌和肘肌间隙入路，显露关节后方。在指伸肌与外侧伸肌群间隙入路，显露关节前方。

1 桡侧腕长伸肌
2 指伸肌
3 尺侧腕伸肌
4 肘肌
5 肱三头肌腱
6 肱骨外上髁

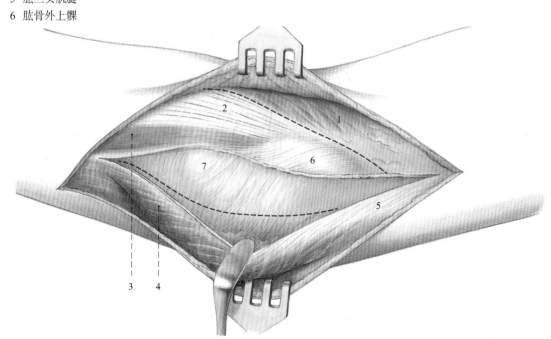

图 17.15 打开后方关节囊（低位虚线，第 2 条虚线是显露关节前方结构的入路）。

1 桡侧腕长伸肌
2 指伸肌
3 尺侧腕伸肌
4 肘肌
5 肱三头肌腱
6 肱骨外上髁
7 桡骨头

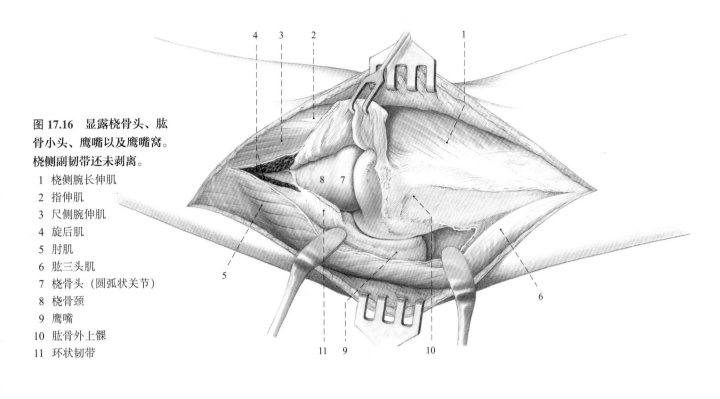

图 17.16　显露桡骨头、肱骨小头、鹰嘴以及鹰嘴窝。桡侧副韧带还未剥离。

1　桡侧腕长伸肌
2　指伸肌
3　尺侧腕伸肌
4　旋后肌
5　肘肌
6　肱三头肌
7　桡骨头（圆弧状关节）
8　桡骨颈
9　鹰嘴
10　肱骨外上髁
11　环状韧带

图 17.17　屈曲肘关节，分离桡侧伸肌群，从前方打开关节。

1　肱桡肌
2　桡侧腕长伸肌
3　旋后肌
4　指伸肌
5　尺侧腕伸肌
6　肘肌
7　肱三头肌
8　桡骨头（圆弧状关节）
9　肱骨小头
10　肱骨外上髁

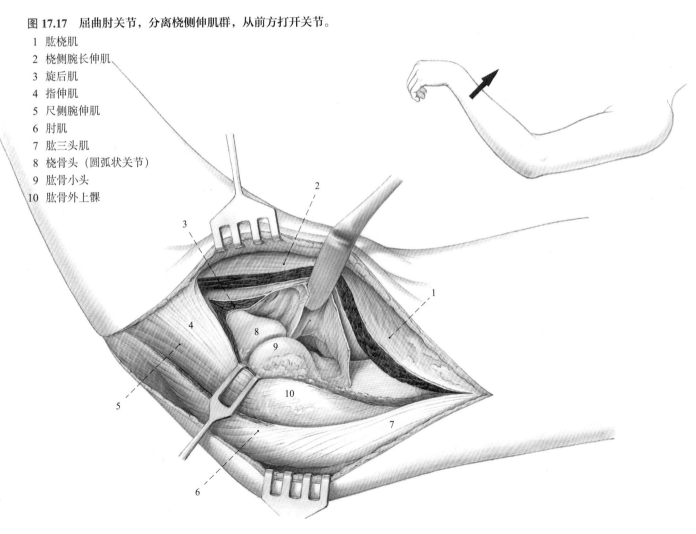

17.2.4 切断桡侧副韧带的外侧延长入路

若一开始就想做外侧更为广泛的显露，如关节置换手术，那就要通过尺侧腕伸肌与肘肌之间的后方入路，将关节囊连同桡侧副韧带的起点从肱骨外上髁上一起剥离（图 17.18）。肱骨上的伸肌群止点最多可以向肱骨外上髁近端剥离一手掌宽，而不会伤及桡神经。与此同时，该入路中应保护前臂后侧皮神经。将前臂旋前，在切口远端将环状韧带与旋后肌从尺骨上切断。外侧轻度屈曲肘关节时，能清晰显露关节内部结构，最多可以看到肱骨内上髁（图 17.19）。

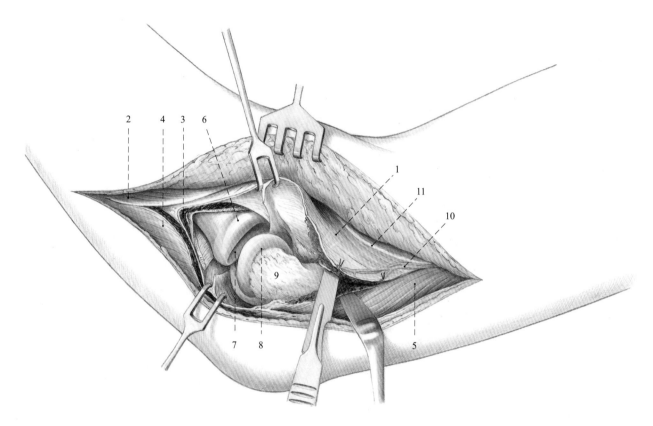

图 17.18　外侧延长入路。手术界面位于尺侧腕伸肌与肘肌之间，打开关节囊后，在肱骨外上髁剥离桡侧副韧带。肱骨外上髁处剥离肌肉的长度不要超过一手掌宽（桡神经在此）。

1　肱桡肌
2　尺侧腕伸肌
3　旋后肌
4　肘肌
5　肱三头肌
6　桡骨头（圆弧状关节面）
7　关节面凹陷
8　肱骨小头
9　肱骨外上髁
10　桡副动、静脉
11　前臂后侧皮神经

17.2.5 切口闭合

应用穿骨缝合法，将桡侧副韧带起点重新缝合至肱骨外上髁。同样也要重建环状韧带。将前臂伸肌群靠近肱三头肌或肘肌。

17.2.6 风险

采用切断桡侧副韧带的外侧延长入路时，桡神经及其分支在以下两种情况下容易受到损伤：切口近端剥离桡侧肌肉止点时；切口远端的旋后肌区域，尤其是前臂旋前下，没有贴着尺骨进行肌肉剥离。

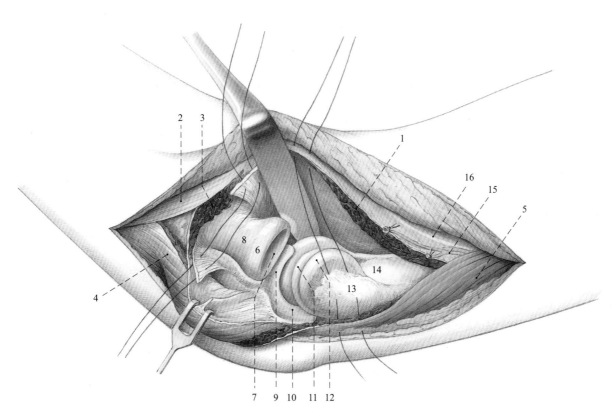

图 17.19　在此体位下显露关节内所有结构。关闭切口时，要将桡侧副韧带穿骨缝合重建止点，并缝合环状韧带。
1　肱桡肌
2　尺侧腕伸肌
3　旋后肌
4　肘肌
5　肱三头肌
6　桡骨头（圆弧状关节面）
7　关节面
8　桡骨颈
9　冠突
10　鹰嘴
11　肱骨滑车
12　肱骨小头
13　肱骨外上髁
14　冠突窝
15　桡副动、静脉
16　前臂后侧皮神经

17.3 肘关节内侧入路

R. Bauer, F. Kerschbaumer, S. Poisel, K. Weise, K. Häringer

17.3.1 主要适应证

- 肱骨内上髁骨折
- 不稳定
- 剥脱性软骨炎
- 滑膜切除术
- 炎症
- 尺神经沟综合征
- 脑瘫时的前臂屈肌延长术

17.3.2 体位和切口

患者取平卧位。消毒铺巾后允许上肢任意摆放，外展后将上臂置于搁手台上。术者位于上臂的腋侧。皮肤切口呈弧形，可以在肱骨内上髁的前侧或后侧，长度约 10 cm（图 17.20）。皮下游离时，在屈肌侧容易伤及上臂和前臂内侧皮神经。首先在内侧肌间隔的后方分离尺神经表面筋膜，显露尺神经后用橡皮条保护之。分离最远程度只能到尺神经沟水平。屈曲肘关节，切开尺侧腕屈肌肱骨头与尺骨头之间船帆状的腱膜，在此处分离尺神经，并保护之。务必保护支配尺侧腕屈肌的运动支（图 17.21，图 17.22）。

17.3.3 显露肘关节

将前臂屈肌群从肱骨内上髁剥离，或做内上髁截骨，都可以从内侧打开肘关节。切断内侧肌间隔后，将内上髁尖连同前臂屈肌群一起牵向远端。注意不要过度牵拉正中神经和尺神经的运动支。为了更好地暴露关节，可以屈曲肘关节，将尺神经拉向前方。这样可以见到冠突、鹰嘴和肱骨滑车。

17.3.4 扩大入路

若要向近端延伸切口暴露肱骨远端的话，可以在骨膜下剥离肱肌和肱三头肌（图 17.23，图 17.24）。

该入路向远端延伸几乎不可能，因为切口远端有支配前臂屈肌群的正中神经和尺神经。

17.3.5 切口闭合

肱骨内上髁截骨块需用张力带或加压螺钉固定。

17.3.6 风险

将松解的前臂屈肌群连同内上髁尖过度拉向远端的话，前臂屈肌群部分失神经支配和肌肉运动支断裂。在肱肌前方放置拉钩，可能损伤正中神经。

17.3.7 注意事项

如果必须将尺神经前置到屈肌侧，那么一定要将前臂屈肌群向远端推移。关闭内侧关节囊后，将尺神经移位至前方关节囊与前臂屈肌群之间。然后再将内上髁重新固定到肱骨上。

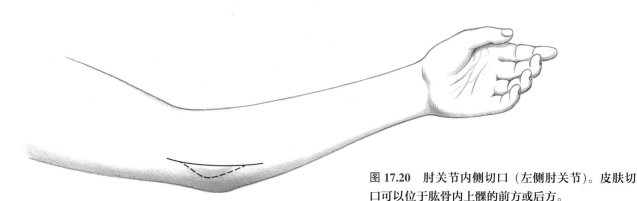

图 17.20　肘关节内侧切口（左侧肘关节）。皮肤切口可以位于肱骨内上髁的前方或后方。

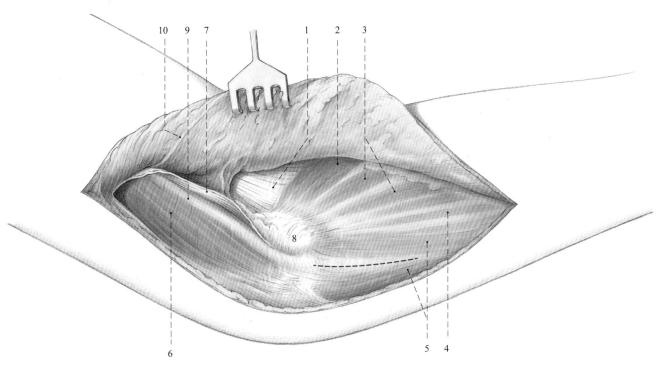

图 17.21 切开皮肤、游离皮下组织后，保护皮神经，分离尺神经表面筋膜。

1 肱肌	5 尺侧腕屈肌	9 尺神经
2 旋前圆肌	6 肱三头肌	10 前臂内侧皮神经
3 桡侧腕屈肌	7 内侧肌间隔	
4 掌长肌	8 肱骨内上髁	

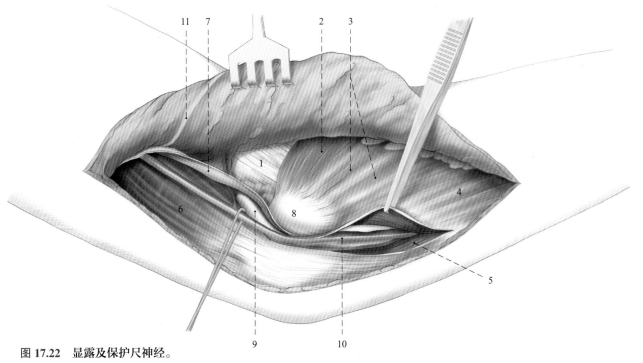

图 17.22 显露及保护尺神经。

1 肱肌	5 尺侧腕屈肌	9 尺神经沟
2 旋前圆肌	6 肱三头肌	10 尺神经
3 桡侧腕屈肌	7 内侧肌间隔	11 前臂内侧皮神经
4 掌长肌	8 肱骨内上髁	

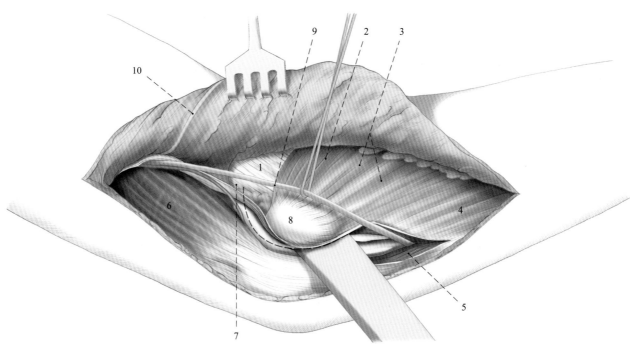

图 17.23 将尺神经牵拉向前方，钻孔后再做肱骨内上髁截骨。

1 肱肌	5 尺侧腕屈肌	9 尺神经
2 旋前圆肌	6 肱三头肌	10 前臂内侧皮神经
3 桡侧腕屈肌	7 内侧肌间隔	
4 掌长肌	8 肱骨内上髁	

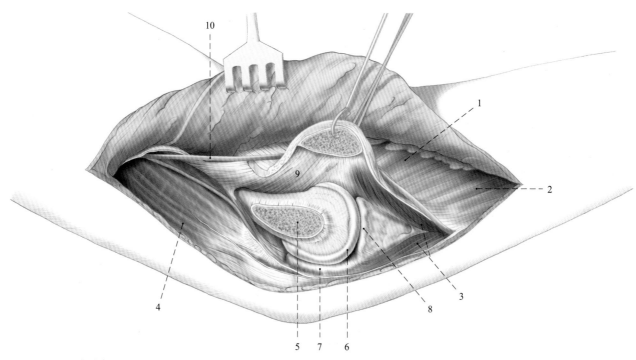

图 17.24 肱骨内上髁截骨后，显露肘关节的内侧面。

1 桡侧腕屈肌	5 肱骨内上髁	9 肘关节囊
2 掌长肌	6 肱骨滑车	10 尺神经
3 尺侧腕屈肌	7 鹰嘴	
4 肱三头肌	8 冠突	

17.4 肘关节前方入路

R. Bauer, F. Kerschbaumer, S. Poisel, K. Weise, K. Häringer

17.4.1 主要适应证

- 冠突骨折
- 剥脱性软骨炎
- 肱二头肌远端断裂
- 桡神经卡压综合征
- 脱位

17.4.2 体位和切口

患者取平卧位。消毒铺巾后，上臂位置应任由摆放，外展后放置在搁手台上。肘关节伸直，前臂旋前。在肱肌和肱桡肌间沟做 S 形切口，跨过肘横纹向远端延伸（图 17.25）。显露筋膜要结扎横过切口的静脉丛。皮下分离时要小心前臂外侧皮神经。显露该神经后，才能纵向完整切开筋膜，并辨认肱桡肌和肱肌之间的界面（图 17.26）。向两边牵开上述肌肉后，可以看到桡神经分成浅支和深支。在切口内侧区域，可以发现桡动脉返支及其分支。需要显露、结扎，切断这些分支血管丛。向两侧牵拉显露手术间隙，切口内侧是前臂屈肌群，外侧是前臂伸肌群（图 17.27）。

17.4.3 显露肘关节

尽可能旋后前臂，首先在肱二头肌位于桡骨粗隆的止点处切除肱二头肌桡侧滑囊。将旋后肌尽可能向远端的尺骨侧剥离，纵行切开桡骨的环状韧带并打开关节囊（图 17.28）。为了更好显露，轻度屈曲肘关节，将 Langenbeck 拉钩置于肱肌深面。小号 Hohmann 拉钩放在桡骨头深面。这样操作后，可以清晰显露肱骨小头、肱骨滑车外侧部分、桡骨头部和颈部（图 17.29）。

17.4.4 切断肱肌后的扩展入路

在治疗肘关节挛缩时，偶尔需要切断肱肌。对于这些病例，必须要暴露肱动脉和正中神经，并将其牵向内侧。在肌性和腱性交界区显露肱肌，将弯钳从外侧插到其深面。在腱性部分做 V 形切开，切断肌腱（图 17.30）。然后横行切开邻近的关节囊。完全伸直肘关节后，就可以清楚显露肱骨滑车及冠突结构（图 17.31）。

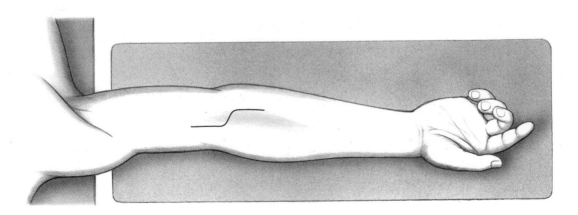

图 17.25 肘关节前方入路（右侧肘关节）的皮肤切口（实线）。

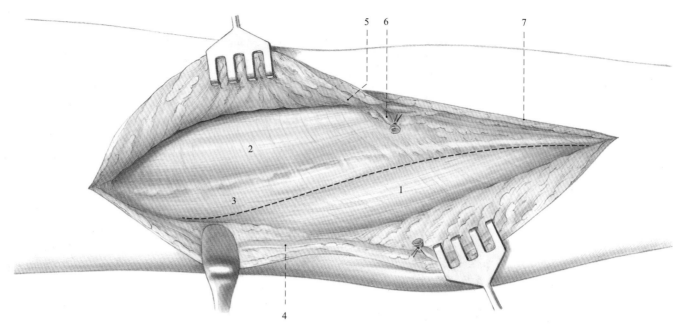

图 17.26 结扎和切断皮下静脉，暴露前臂外侧皮神经，劈开筋膜（虚线）。

1 肱桡肌
2 肱二头肌
3 肱肌
4 头静脉

5 贵要静脉
6 肘内侧静脉
7 前臂外侧皮神经

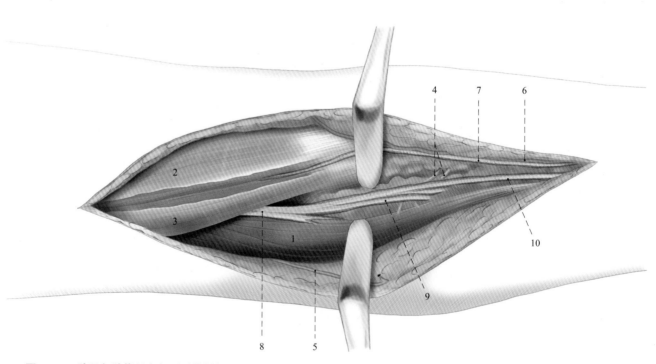

图 17.27 肱肌与肱桡肌之间显露桡神经。

1 肱桡肌
2 肱二头肌
3 肱肌
4 桡动脉返支及静脉
5 头静脉

6 贵要静脉
7 前臂外侧皮神经
8 桡神经
9 桡神经深支
10 桡神经浅支

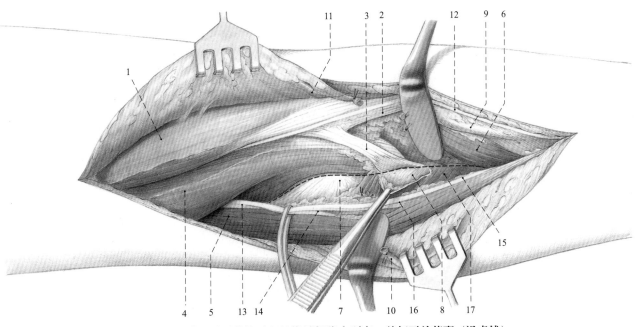

图 17.28 结扎桡动脉返支，旋后前臂，随后将旋后肌从桡骨粗隆上剥离，并打开关节囊（沿虚线）。

1 肱二头肌	7 肘关节囊	13 桡神经
2 肱二头肌腱膜	8 肱二头肌桡侧滑囊	14 桡神经深支
3 肱二头肌腱	9 桡侧血管丛	15 桡神经浅支
4 肱肌	10 头静脉	16 桡神经肌支
5 肱桡肌	11 贵要静脉	17 旋后肌
6 旋前圆肌	12 前臂外侧皮神经	

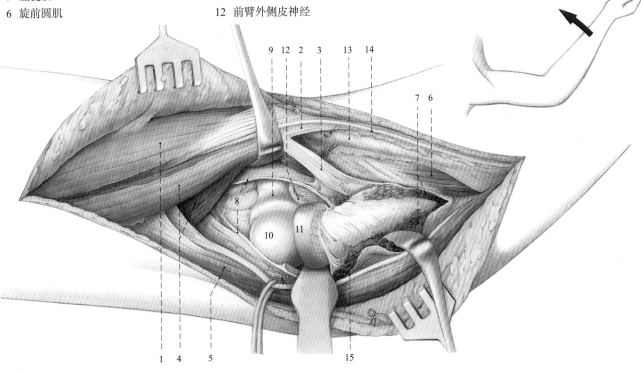

图 17.29 打开关节囊，屈曲肘关节，暴露肱骨小头和桡骨近端。

1 肱二头肌	6 旋前圆肌	11 桡骨头（环状关节面）
2 肱二头肌腱膜	7 旋后肌	12 尺骨冠突
3 肱二头肌腱	8 肘关节囊	13 桡侧血管丛
4 肱肌	9 肱骨滑车	14 前臂外侧皮神经
5 肱桡肌	10 肱骨小头	15 桡神经浅支

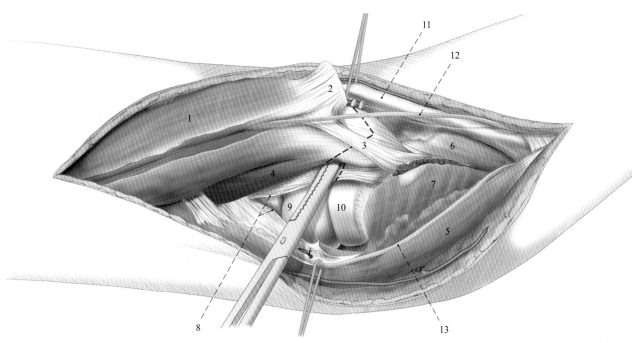

图 17.30 显露并牵开肱动脉和正中神经，切断肱肌肌腱，并打开关节囊（虚线）。

1 肱二头肌	6 旋前圆肌	11 桡侧血管丛和正中神经
2 肱二头肌腱膜	7 旋后肌	12 前臂外侧皮神经
3 肱二头肌肌腱	8 肘关节囊	13 桡神经浅支
4 肱肌	9 肱骨小头	
5 肱桡肌	10 桡骨头（环状关节面）	

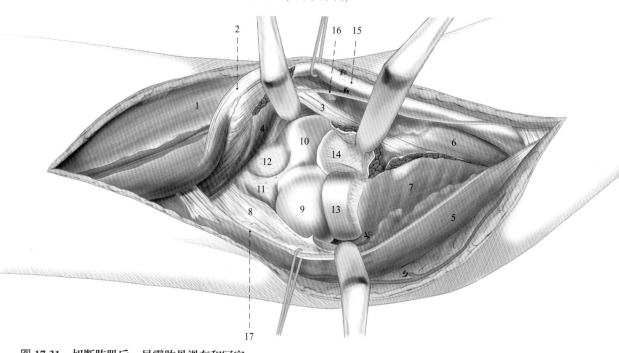

图 17.31 切断肱肌后，显露肱骨滑车和冠突。

1 肱二头肌	7 旋后肌	13 桡骨头（环状关节面）
2 肱二头肌腱膜	8 肘关节囊	14 尺骨冠突
3 肱二头肌肌腱	9 肱骨小头	15 桡侧血管丛和正中神经
4 肱肌	10 肱骨滑车	16 前臂外侧皮神经
5 肱桡肌	11 桡侧窝	17 桡神经浅支
6 旋前圆肌	12 冠突窝	

17.4.5 解剖部位

桡动脉和正中神经都走行在肘关节和前臂的屈肌侧。为了更好显露桡神经的肌肉支，需要将旋前圆肌的肱骨头和屈指浅肌腱从桡骨上剥离下来。正中神经与各屈肌间的关系，也就是近端正中神经卡压症发生的来源（图17.32）。

17.4.6 切口闭合

采取扩展切口时，应用V-Y缝合法延长肱肌肌腱。关闭关节囊，重新缝合旋后肌。

17.4.7 风险

如果将旋后肌从桡骨颈处剥离，而不是在前臂旋后情况下从桡骨粗隆止点剥离的话，可能会损伤桡神经深支。

在分离筋膜时会伤及前臂外侧皮神经，因此必须显露和保护它。采用扩展入路切断肱肌之前，必须显露并牵开肱动脉和正中神经，以免伤及。

17.4.8 注意事项

假如有必要将尺神经前置到屈肌侧，那就要把前臂屈肌群向远端推移。关闭内侧关节囊后，把尺神经移位到前方关节囊与前臂屈肌群之间。然后将肱骨内上髁重新固定回肱骨。

在肘部做2~3 cm横切口就足以重建肱二头肌止点，不必再用缝线锚钉。

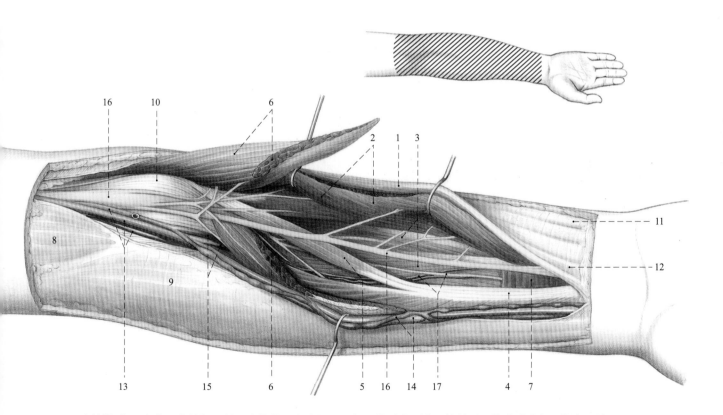

图17.32 解剖部位。 注意正中神经及其肌支的位置和走行。已经从桡骨上剥离了旋前圆肌的肱骨头和屈指浅肌腱。

1 桡侧腕屈肌	7 旋前方肌	13 肱动脉及伴行静脉
2 屈指浅肌	8 肱二头肌	14 桡动脉及伴行静脉
3 屈指深肌	9 肱桡肌	15 尺动脉及伴行静脉
4 拇长屈肌	10 肱肌	16 正中神经
5 拇长屈肌的肱骨头	11 尺侧腕屈肌	17 骨间前血管和神经
6 旋前圆肌	12 掌长肌	

17.5 肘关节镜入路

D. Kohn

17.5.1 主要适应证

- 无法解释的疼痛和关节活动阻挡，而影像学资料无法证实
- 优先于开放手术

- 清除游离体
- 滑膜切除
- 关节松解

17.5.2 体位

我们推荐仰卧位，并悬吊上臂，使其任由摆放（图 17.33），这样才能清楚观察到肘关节屈肌侧的

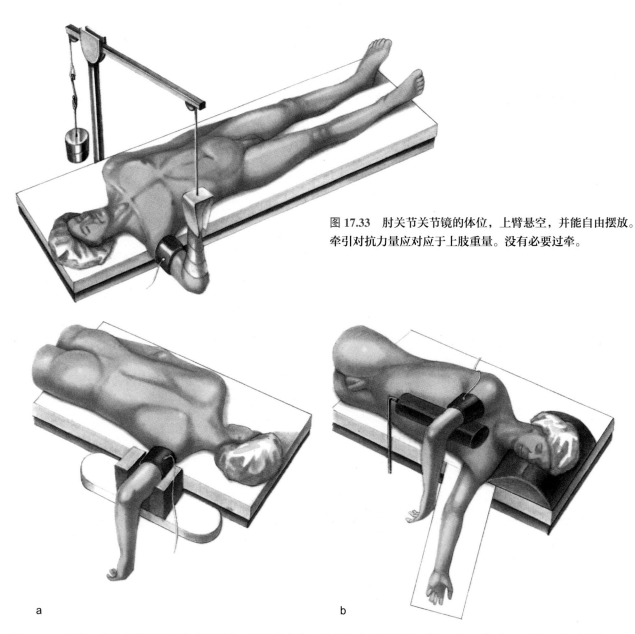

图 17.33 肘关节关节镜的体位，上臂悬空，并能自由摆放。牵引对抗力量应对应于上肢重量。没有必要过牵。

a

b

图 17.34 另外一些作者推荐俯卧位或侧卧位。相比悬空位，这样很容易到达伸肌侧，而且更加容易固定上臂（引自 Bauer R, Kerschbaumer F, Poisel S. Schulter und obere Extremität. Stuttgart, Thieme; 1997 Orthopädische, Operationslehre; Band 3.）。
a 俯卧位。
b 侧卧位。

结构。助手需要悬空稳定住肘关节。另一些作者喜欢俯卧位或侧卧位，这样能更好到达关节后方，而且更加容易固定上臂（图 17.34）。手术团队和麻醉人员的位置并不需要受到患者体位的影响。

17.5.3 入路

所有肘关节的入路都取决于各骨性标志。只有关节内注满水才能开启手术入路，因为注满水后，才会达到神经血管最大的安全距离。在肘三角的中心处穿刺，肘三角分别由鹰嘴尖、桡骨头和肱骨外上髁构成（图 17.35）。就像做踝关节镜一样，采用一些特殊技术保护感觉神经支，因为肘关节通道的安全距离很小。切口位于饱满的皮肤褶皱。血管钳分离后推进套管及顶棒，用钝头顶棒穿透滑膜关节囊。

其他一些入路（图 17.36）是用类似踝关节镜的非由内向外技术，因为担心离感觉神经太近（图 17.37），或者采取由内向外的方式（图 17.38）。

17.5.4 切口闭合

退出关节镜器械后，缝合皮肤，关闭伤口。手术结束前必须放松止血带，以便彻底止血，如有需要，留置 Redon 引流。

17.5.5 风险

可能会伤及皮神经、神经血管束（肱动脉、正中神经）、尺神经或者桡神经。若尺神经之前曾做过前置手术，那么禁忌采用尺侧入路。

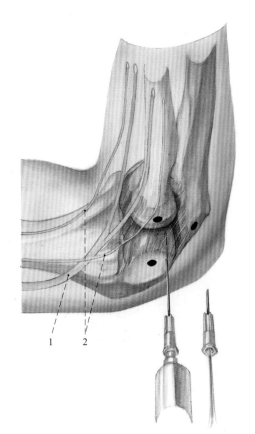

图 17.35 肘关节穿刺示意图，从后外侧注水。从针头处出现液体逆流说明进入了正确的关节间隙（引自 Bauer R, Kerschbaumer F, Poisel S. Schulter und obere Extremität. Stuttgart, Thieme; 1997 Orthopädische, Operationslehre; Band 3.）。

1 桡神经
2 前臂外侧皮神经

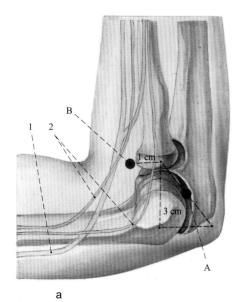
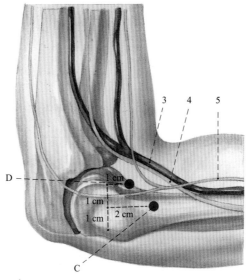
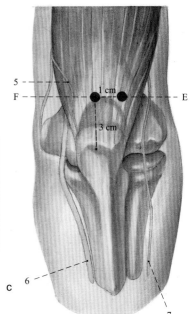

图 17.36 多种入路（引自 Bauer R, Kerschbaumer F, Poisel S. Schulter und obere Extremität. Stuttgart, Thieme; 1997 Orthopädische, Operationslehre; Band 3.）。

1 桡神经
2 前臂外侧皮神经
3 肱动脉
4 正中神经
5 前臂内侧皮神经
6 尺神经
7 前臂后侧皮神经

a 桡侧。
　A　后外侧
　B　前外侧
b 尺侧。
　C　上尺侧
　D　前尺侧
c 后方。
　E　后外侧
　F　后正中

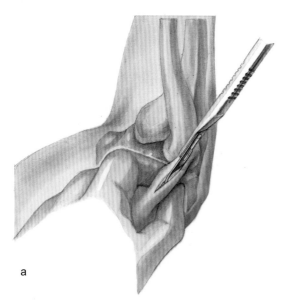
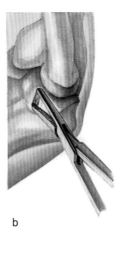
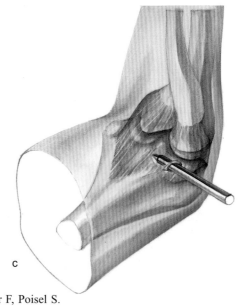

图 17.37 开放通道时保护感觉神经支的技术（引自 Bauer R, Kerschbaumer F, Poisel S. Schulter und obere Extremität. Stuttgart, Thieme; 1997 Orthopädische, Operationslehre; Band 3.）。

a 在饱满的皮肤褶皱处做切口。
b 用小钝头血管钳分离后顺势插入套管。
c 应用钝头顶棒 / 套管穿透关节囊。

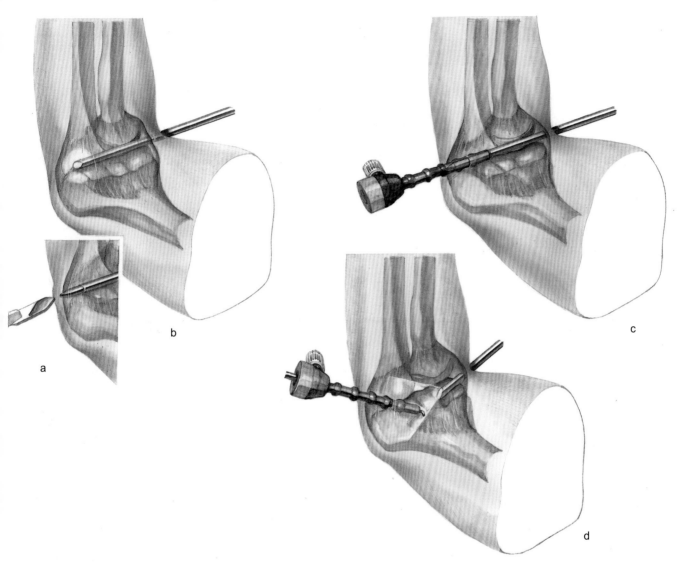

图 17.38 从现成的前外入路，开发出前内侧入路（引自 Bauer R, Kerschbaumer F, Poisel S. Schulter und obere Extremität. Stuttgart, Thieme; 1997 Orthopädische, Operationslehre; Band 3.）。

a 关节镜横行穿入关节腔，停留在关节腔的内侧壁。

b 插入锐性顶棒套管，在切口相对处穿通内侧关节囊和皮肤。

c 建立工作通道，重置套管及关节镜。

d 退出关节镜后，在工作通道中置入探钩。

18 前臂 Forearm

18.1 桡骨前方入路（Henry 入路）

R. Bauer, F. Kerschbaumer, S. Poisel

用于显露桡骨近端 2/3 以及肱桡关节。

18.1.1 主要适应证

- 桡骨骨折
- 桡骨头脱位
- 肱二头肌腱断裂
- 肿瘤
- 炎症

18.1.2 体位和切口

患者取仰卧位，前臂外展，并置于搁手台上。应用止血带后，消毒铺巾，并允许前臂自由摆放。皮肤切口始于肘关节近侧一掌宽处，位于肱二头肌与前臂伸肌之间。切口弧形跨过肘关节，朝着桡骨茎突向远端延伸（图 18.1）。切开皮肤后，切断并结扎横过切口的浅表静脉。必须保护前臂外侧皮神经，切开筋膜时将其牵向内侧。在切口靠外侧显露肱二头肌腱，沿肱桡肌走行向远端纵行切开筋膜。将肱桡肌向外牵拉，而前臂屈肌向内侧牵开（图18.2）。切口近端，肱肌与肱桡肌之间找到桡神经。若要显露桡骨近端，则需显露，结扎并切断桡返动脉。前臂旋后，在桡骨粗隆处切除肱二头肌桡侧滑囊，并于肱二头肌止点处暴露近端桡骨结构。骨膜下切断旋后肌，将其连同桡神经深支一起向外侧牵开。进一步的切口，沿着虚线向近端、远端切开（图 18.2）。如果可行的话，切莫剥离旋前圆肌的止点。

18.1.3 显露桡骨

将前臂旋前就可以观察到桡骨的后方结构。若有必要，也可以显露桡骨的远侧部分。可能的话，尽量不要将 Hohmann 拉钩置于切口近端（以保护桡神经深支）。应对骨折时，不要采取骨膜下剥离。

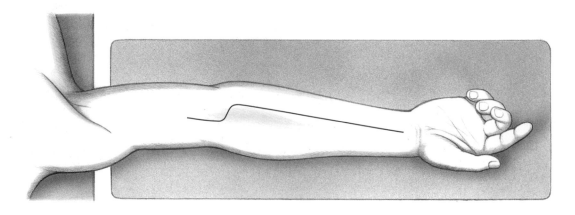

图 18.1　桡骨前方入路（Henry 入路）（右侧前臂）的皮肤切口。

18.1.4 解剖部位

前臂近端的横断面参阅图 18.4，入路是在桡侧伸肌与尺侧屈肌之间到达桡骨。同一张示意图上，标出了桡骨背外侧入路（Thompson 入路），以及显露尺骨近端和桡骨头的 Boyd 入路（参阅 18.3 相关内容）。请注意旋后肌的方位，以及桡神经深支与其关系（也可参阅图 18.9）。

18.1.5 切口闭合

对于深层结构，只需要缝合关节囊，前臂旋后时将旋后肌放回原位即可，没必要缝合肌肉。然后逐层缝合关闭切口。

18.1.6 风险

在切口近端分离筋膜时，必须保护肌皮神经的终末支（前臂外侧皮神经）。切口的远端区域，桡神经主干穿过筋膜，必须小心保护（图 18.3）。一定要在前臂旋后时，贴近肱二头肌止点来剥离旋后肌，以免伤及桡神经深支。

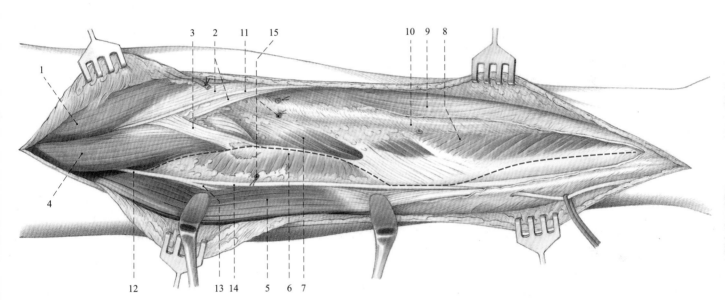

图 18.2　劈开筋膜的同时，要保护前臂外侧皮神经。前臂旋后，将肱桡肌牵向外侧，显露桡神经，切断桡返动脉。打开关节囊，（沿虚线）骨膜下剥离旋后肌，暴露桡骨。

1　肱二头肌
2　肱二头肌腱膜
3　肱二头肌腱
4　肱肌
5　肱桡肌
6　旋后肌
7　旋前圆肌
8　拇长屈肌
9　桡侧腕屈肌
10　桡侧血管
11　前臂外侧皮神经
12　桡神经
13　桡神经深支
14　桡神经浅支
15　桡返动脉

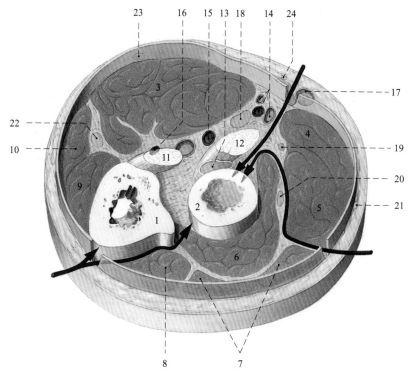

图 18.3 前臂旋前，最长可以显露到桡骨远侧干骺部。没有必要剥离旋前圆肌止点。

1 肱二头肌	7 旋前圆肌	13 桡骨头
2 肱二头肌腱膜	8 拇长屈肌	14 桡骨干
3 肱二头肌腱	9 桡侧腕屈肌	15 桡侧血管
4 肱肌	10 桡侧腕长伸肌	16 前臂外侧皮神经
5 肱桡肌	11 肘关节囊	17 桡神经浅支
6 旋后肌	12 肱骨小头	

图 18.4 解剖部位。这是经过前臂近端的横断面示意图，图中标明了桡骨与尺骨的手术入路（箭头所指处）（右侧前臂，近侧观）。

1 尺骨	13 肱二头肌桡侧滑囊
2 桡骨	14 桡动脉及伴行静脉
3 屈肌总腱起点	15 骨间总动脉
4 肱桡肌	16 尺动脉
5 桡侧腕屈肌	17 头静脉
6 旋后肌	18 正中神经
7 指伸肌	19 桡神经浅支
8 尺侧腕屈肌	20 桡神经深支
9 指深屈肌	21 前臂后侧皮神经
10 尺侧腕屈肌	22 尺神经
11 肱肌腱	23 前臂内侧皮神经
12 肱二头肌腱	24 前臂外侧皮神经

18.2 桡骨背外侧入路（Thompson入路）

R. Bauer, F. Kerschbaumer, S. Poisel

18.2.1 主要适应证
- 骨折
- 局部假关节
- 截骨
- 炎症
- 肿瘤

18.2.2 体位和切口
患者取仰卧位，上臂外展，安置在搁手台上或体侧。安置止血带后，上肢应任由摆放。皮肤切口始于肱骨外上髁，然后转向前方，线性切开最远可达桡骨茎突（图18.5）。

切开皮肤与皮下组织后，可以扪及后显露位于桡侧伸肌群（肱桡肌以及桡侧腕长、短伸肌）和指伸肌的手术界面。由远及近劈开筋膜，切口应在已见到的拇长展肌和拇短伸肌肌腹表面进行（图18.6）。切口近端最远到达前臂伸肌的腱性部分。

18.2.3 显露桡骨
牵开上述肌群后，可以见到手术野最深层的旋后肌，它的下缘就是桡神经深支（骨间后神经）所在之处。如有需要，可从桡骨上把远1/3的旋后肌

行骨膜下剥离，该操作要尽量靠前方进行，旋后前臂，然后将旋后肌连同桡神经一起向外牵开。如图18.7所示，沿虚线向远端显露桡骨。在桡骨内侧行骨膜下分离，前臂旋前，在切口远端区域就可以安置Hohmann拉钩（图18.8）。

18.2.4 扩大入路
向近端牵开拇长展肌和拇短伸肌后，该入路可以向远端延伸（参阅18.5相关内容，图18.19，18.20）。

18.2.5 解剖部位
参阅图18.9。

图18.9展示了肘关节和前臂的背外侧结构。请注意桡神经深支与其支配肌肉之间关系。已从肱骨上剥离桡侧伸肌群，并劈开旋后肌的浅层，从切口移除了指伸肌。

桡神经卡压综合征主要发生在旋后肌的浅层与深层之间。

18.2.6 切口闭合
前臂旋后时，只要将剥离的旋后肌放回原位即可关闭切口。不需要缝合其他肌肉。

18.2.7 风险
旋后肌只能在远1/3处剥离，因为向近侧推移旋后肌，很可能会伤及桡神经深支。

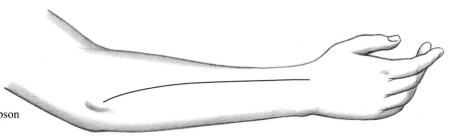

图18.5 桡骨背外侧入路（Thompson入路）（右侧前臂）的皮肤切口。

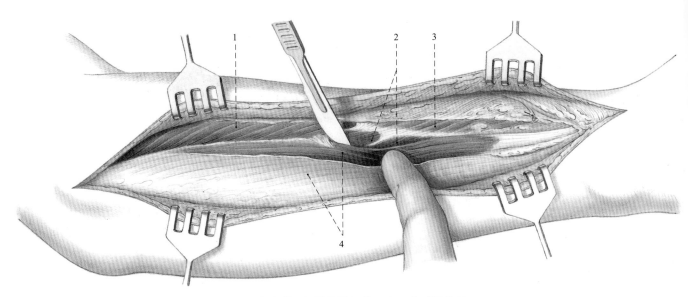

图 18.6 在腕伸肌群和指伸肌之间切开，分离筋膜。保护桡神经的肌支，牵开指伸肌。

1 桡侧腕短伸肌

2 拇长展肌

3 拇短伸肌

4 指伸肌

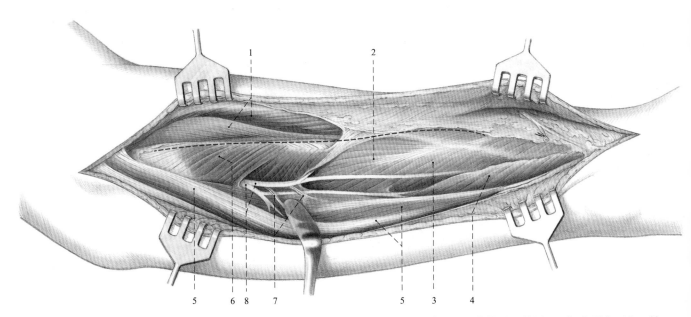

图 18.7 从肱骨外上髁尽量剥离指伸肌后的手术示意图。为了显露桡骨，前臂旋后，将旋后肌的远 1/3 部分剥离下来。然后切口向远端延伸（沿虚线）。

1 桡侧腕短伸肌	5 指伸肌
2 拇长展肌	6 旋后肌
3 拇短伸肌	7 骨间后动脉（肌肉穿支）
4 拇长伸肌	8 桡神经深支

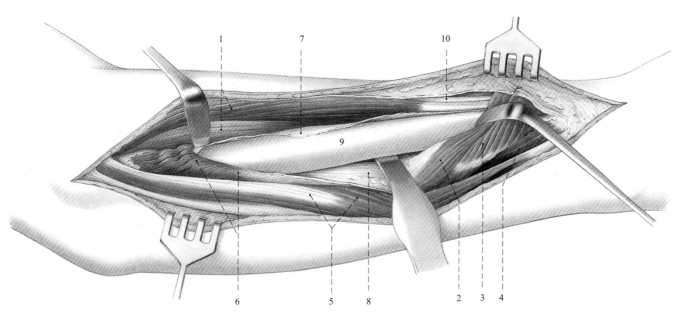

图 18.8 前臂旋前，显露桡骨中段。

1 桡侧腕短伸肌　　　　　6 旋后肌
2 拇长展肌　　　　　　　7 旋前圆肌（Hohmann 拉钩插入处）
3 拇短伸肌　　　　　　　8 骨膜
4 拇长伸肌　　　　　　　9 桡骨干
5 指伸肌　　　　　　　　10 桡侧腕长伸肌腱

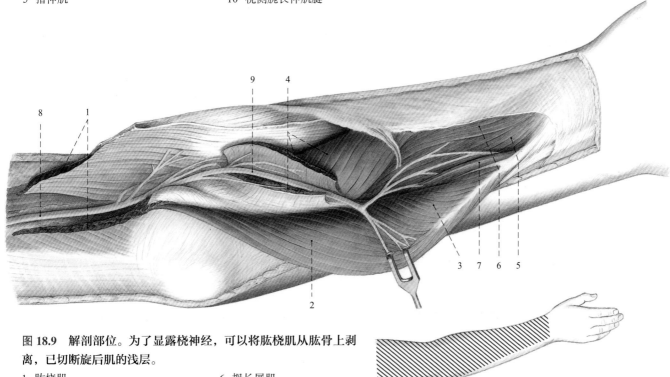

图 18.9 解剖部位。为了显露桡神经，可以将肱桡肌从肱骨上剥离，已切断旋后肌的浅层。

1 肱桡肌　　　　　　　　6 拇长展肌
2 指伸肌　　　　　　　　7 拇长伸肌
3 指伸肌　　　　　　　　8 桡神经
4 旋后肌　　　　　　　　9 桡神经深支
5 拇短伸肌

18.3 近端桡骨与尺骨手术入路（Boyd 入路）

R. Bauer, F. Kerschbaumer, S. Poisel

从后方显露桡骨与尺骨近 1/3 段。

18.3.1 主要适应证

- Monteggia 骨折
- 先天性尺桡骨骨性连接
- 桡骨头脱位
- 去除创伤后骨化
- 肿瘤
- 炎症

18.3.2 体位和切口

患者仰卧位，手术侧肩关节下垫枕，上臂外展。安置止血带后，消毒铺巾，上臂应任由摆放。切口始于鹰嘴尖近端 1 指宽处，位于肱骨外上髁与尺骨鹰嘴之间，沿着尺骨背侧嵴向远端延伸约 10 cm（图 18.10）。切开皮肤和皮下组织后，沿尺骨背侧缘劈开筋膜（图 18.11）。

18.3.3 显露近端桡骨和尺骨

从尺骨上剥离尺侧腕伸肌和肘肌，直到越过鹰嘴尖，将其牵向前方。在切口近端，打开关节囊和桡骨的环状韧带。前臂旋前，在稍远处，将旋后肌从尺骨上剥离，这样尺骨就可以前向脱位。在切口远端能观察到骨间动脉的返支，如有必要，可以结扎并切断之（图 18.12）。

18.3.4 延伸切口

为了显露尺骨和骨间膜，可以将切口向远端延伸。该入路不适于显露远端桡骨。此路倒是可以向近端延伸，最多可以到达肱骨外上髁以近一手掌宽处（参阅 17.2 相关内容）。

18.3.5 切口闭合

放松止血带彻底止血后，旋后肌、桡骨环状韧带以及肘肌和尺侧腕伸肌都要缝回尺骨。

18.3.6 风险

前臂旋前，必须在贴近尺骨处剥离旋后肌，以免损伤桡神经深支。

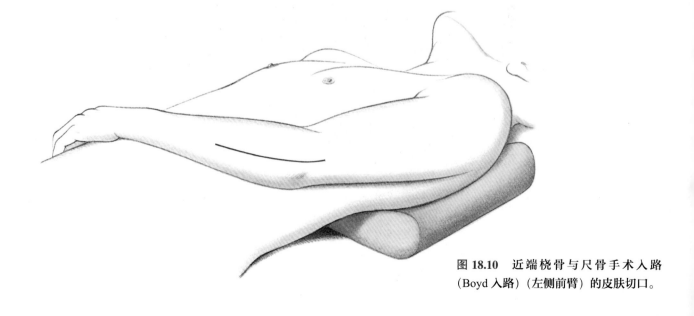

图 18.10 近端桡骨与尺骨手术入路（Boyd 入路）（左侧前臂）的皮肤切口。

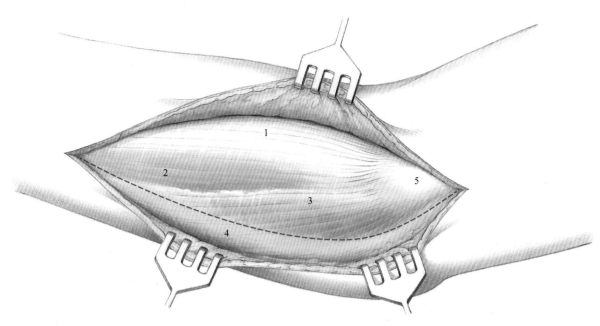

图 18.11　从尺骨上剥离尺侧腕伸肌和肘肌（虚线）。

1　指伸肌
2　尺侧腕伸肌
3　肘肌
4　尺骨
5　肱骨外上髁

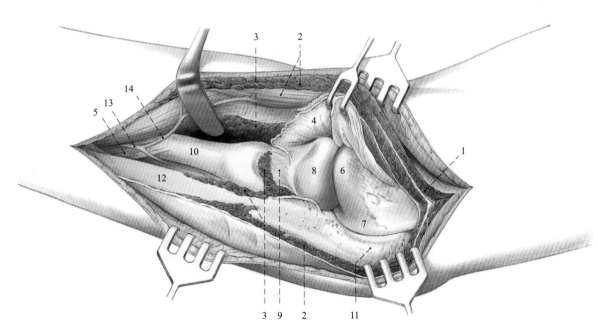

图 18.12　剥离肌肉并打开关节囊的解剖示意图。从尺骨上剥离旋后肌，显露近端骨间膜。

1　肱三头肌	6　肱骨小头	11　鹰嘴
2　肘肌	7　肱骨滑车	12　尺骨干
3　旋后肌	8　桡骨头（环状关节面）	13　骨间后动脉
4　肘关节囊	9　桡骨颈	14　骨间动脉返支
5　骨间膜	10　桡骨干	

18.4 尺骨外侧入路

R. Bauer, F. Kerschbaumer, S. Poisel

18.4.1 主要适应证

- 骨折
- 截骨矫形
- 炎症
- 肿瘤

18.4.2 体位和切口

患者取仰卧位。安置止血带后消毒铺巾，上臂应任由摆放或放在体侧托架上。屈曲肘关节，前臂旋前。扣及尺骨背侧缘，在其后方 1 cm 处平行于它做切口（图 18.13）。

18.4.3 显露尺骨

分离皮下组织后，于尺侧腕伸肌和尺侧腕屈肌之间，在尺骨表面切开筋膜与骨膜（图 18.14）。在手术区域的远端，必须留意尺神经的背侧支。通过骨膜剥离器，骨膜下分离显露尺骨。如有需要，可以插入 Hohmann 拉钩（图 18.15）。操作时应避免环形骨膜下的长段剥离。

18.4.4 解剖部位

图 18.16 展示了经前臂远端的横断面示意图，图中红色箭头标出了尺骨和桡骨的手术入路。

请注意尺骨的方位，以及它与尺侧腕屈肌、指深屈肌、尺侧腕伸肌之间的相互关系。在前臂的中、远 1/3 处，桡侧腕屈肌在掌侧与尺骨毗邻，而非指深屈肌。

18.4.5 切口闭合

逐层缝合筋膜层和骨膜层。常规方式关闭皮肤切口。

图 18.13 尺骨外侧入路（右侧前臂）的皮肤切口。

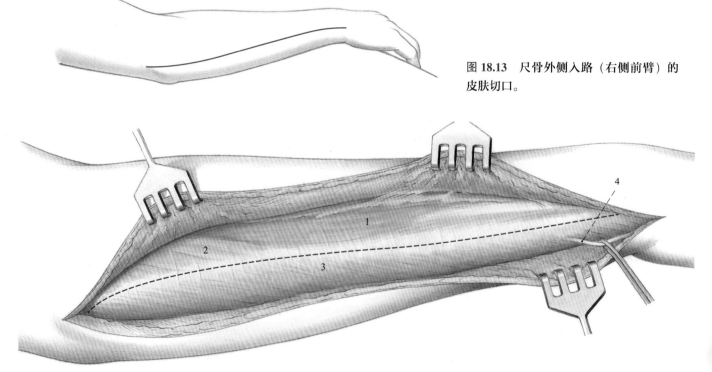

图 18.14 在尺骨表面切开骨膜（虚线）。
1 尺侧腕伸肌
2 肘肌
3 尺侧腕屈肌
4 尺神经背侧支

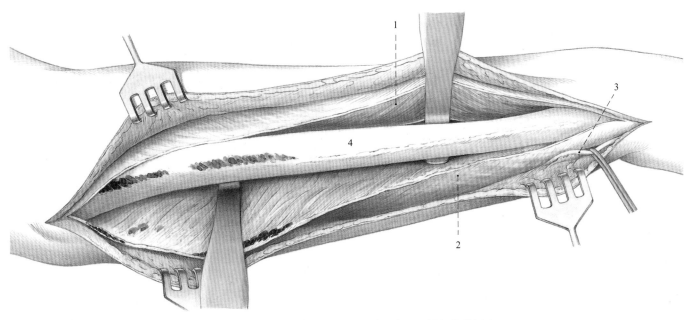

图 18.15 显露尺骨干。操作时应避免长节段的环形骨膜下剥离。显露并牵开尺神经的背侧支。

1 尺侧腕伸肌
2 尺侧腕屈肌
3 尺神经背侧支
4 尺骨干

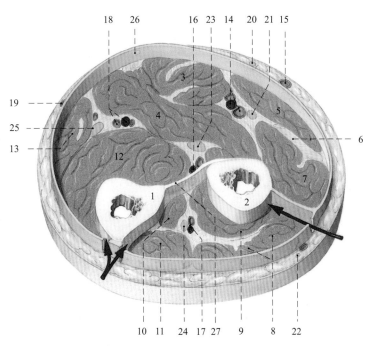

图 18.16 解剖部位。前臂中、远 1/3 的横截面示意图。箭头标明了前臂尺骨和桡骨的手术入路（右侧前臂，近侧观）。

1 尺骨	10 拇长伸肌	19 贵要静脉
2 桡骨	11 尺侧腕伸肌	20 前臂外侧皮神经
3 桡侧腕屈肌	12 指深屈肌	21 桡神经浅支
4 屈指浅肌	13 尺侧腕屈肌	22 前臂后侧皮神经
5 肱桡肌	14 桡动脉及伴行静脉	23 正中神经
6 桡侧腕短伸肌	15 头静脉	24 前臂骨间后侧神经
7 桡侧腕长伸肌	16 骨间前动、静脉	25 尺神经
8 指伸肌	17 骨间后动、静脉	26 前臂内侧皮神经
9 拇长展肌和拇短伸肌	18 尺动脉及伴行静脉	27 骨间膜

18.5 桡骨远端的背侧入路

R. Bauer, F. Kerschbaumer, S. Poisel

18.5.1 主要适应证

- 骨折
- 截骨矫形
- 炎症
- 肿瘤

18.5.2 体位和切口

患者取仰卧位。安置止血带后消毒铺巾，上臂应任由摆放或放在体侧托架上。切口位于前臂后方，从中段开始线性延伸至腕部（图 18.17）。如果条件允许，可以将切口做在偏桡侧，那么尺骨就可以用另一个切口来显露了。分离皮下组织，切开筋膜以及远端的伸肌支持带，可以看到拇长展肌和拇短伸肌（图 18.18）。

18.5.3 显露桡骨远端

拇长展肌和拇短伸肌斜跨过手术野，游离后从其深面穿过橡皮条，保护之（图 18.19）。切口远、近端分别牵开上述肌肉，就可以清晰显露桡骨远端干骺部（图 18.20）。对于骨折来说，不必做骨膜下分离。

18.5.4 延伸切口

该切口可以向近端延伸（参阅 18.2 相关内容，图 18.5~ 图 18.8），也可以向远端延伸（参阅 19.2 相关内容，图 19.5~ 图 19.8）。

18.5.5 切口闭合

传统方式缝合筋膜及伸肌支持带，关闭切口。

18.5.6 风险

请注意在外侧皮下走行的桡神经浅支。在切口远端，必须注意斜跨的拇长伸肌腱。

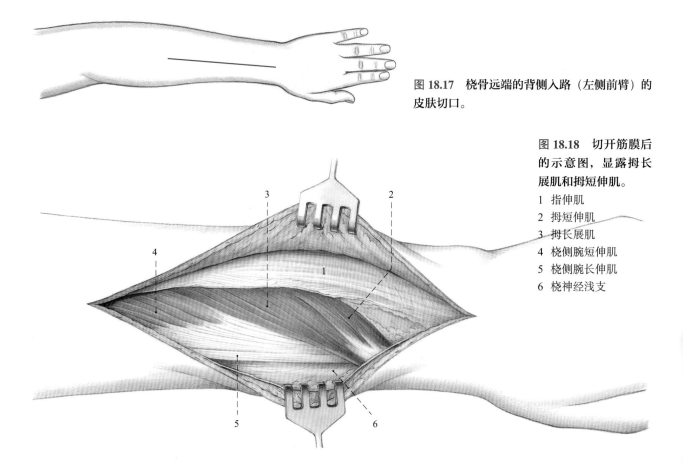

图 18.17 桡骨远端的背侧入路（左侧前臂）的皮肤切口。

图 18.18 切开筋膜后的示意图，显露拇长展肌和拇短伸肌。
1 指伸肌
2 拇短伸肌
3 拇长展肌
4 桡侧腕短伸肌
5 桡侧腕长伸肌
6 桡神经浅支

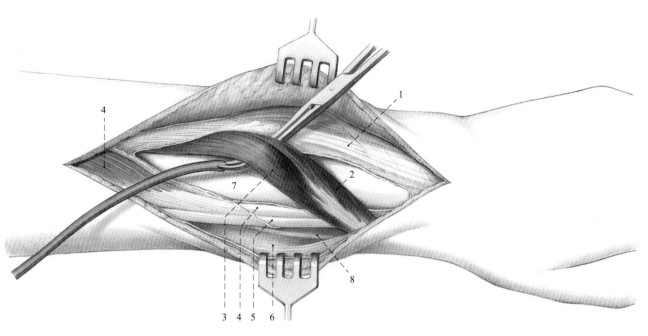

图 18.19 从拇长展肌和拇短伸肌深面穿过橡皮条，并保护之。

1 指伸肌
2 拇短伸肌
3 拇长展肌
4 桡侧腕短伸肌
5 桡侧腕长伸肌
6 肱桡肌
7 桡骨干
8 桡神经浅支

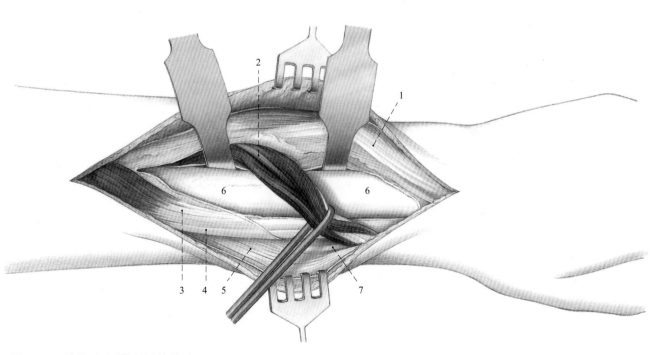

图 18.20 骨膜下显露桡骨远端骨干。

1 指伸肌
2 拇短伸肌和拇长展肌
3 桡侧腕短伸肌
4 桡侧腕长伸肌
5 肱桡肌
6 桡骨干
7 桡神经浅支

18.6 尺骨远端的手术入路
R. Bauer, F. Kerschbaumer, S. Poisel

18.6.1 主要适应证
- 桡骨截骨矫形后尺骨突出
- Madelung 畸形
- 风湿性关节炎时的尺骨头综合征
- 尺侧腕伸肌腱滑囊炎

18.6.2 体位和切口
安置好止血带后，前臂旋前并放在体侧搁手台上。腕部下方垫卷枕。皮肤切口始于尺骨茎突远端 2 cm，向近端延伸线性切开（图 18.21）。

18.6.3 显露尺骨
分离皮下组织后，辨认尺神经背侧支，并保护之（图 18.22）。在尺侧腕伸肌的表面切开伸肌支持带和邻近的前臂筋膜。将尺侧腕伸肌拉向外侧，采用 Hohmann 拉钩，骨膜下显露尺骨（图 18.23）。

18.6.4 切口闭合
如果尺骨头完整，缝合骨膜及关节囊。将尺侧腕伸肌放回原位，关闭其鞘管。如果切除桡骨头，尺骨远端必须仔细缝合关节囊和骨膜，以求重建稳定性。如有必要，可以用支持带的近端部分来加强缝合关节囊。

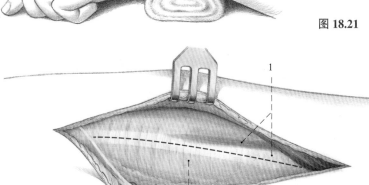

图 18.21　尺骨远端手术入路（左侧）的皮肤切口。

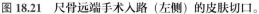

图 18.22　保护尺神经背侧支和尺侧腕伸肌腱。
1 尺侧腕伸肌
2 尺侧腕屈肌
3 尺神经背侧支

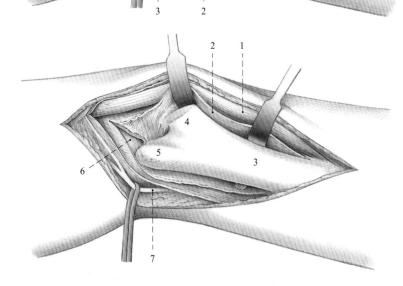

图 18.23　尺侧腕伸肌表面打开腱鞘后，骨膜下显露尺骨。
1 尺侧腕伸肌
2 骨膜
3 尺骨干
4 尺骨头
5 尺骨茎突
6 三角骨
7 尺神经背侧支

18.7 桡骨远端的掌侧入路
R. Bauer, F. Kerschbaumer, S. Poisel

18.7.1 主要适应证
- 骨折
- 截骨矫形
- 炎症
- 肿瘤

18.7.2 体位和切口

安置好止血带后，前臂旋后，放在体侧的搁手台上。皮肤切口起自腕关节远端掌侧皮肤皱褶处，向近端切开约 10 cm，正好位于桡侧腕屈肌的表面（图 18.24）。打开前臂筋膜及桡侧腕屈肌腱鞘（图18.25）。牵开桡侧腕屈肌后，映入眼帘的就是屈指浅肌和拇长屈肌（图 18.26）。

18.7.3 显露桡骨

将屈指浅肌和拇长屈肌向尺侧牵拉。从桡骨上剥离旋前方肌（图 18.27），将其一并向尺侧牵开，以便显露桡骨远端的掌侧结构（图 18.28）。

18.7.4 扩大入路

该入路可以向远端延伸，用来从掌侧显露腕舟骨（参阅 20.1 相关内容）。当然也可以向近端延伸（参阅 18.1 相关内容）。

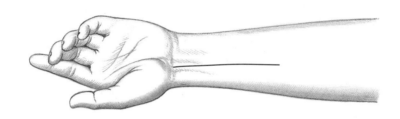

图 18.24　桡骨远端掌侧入路（左侧）的皮肤切口。

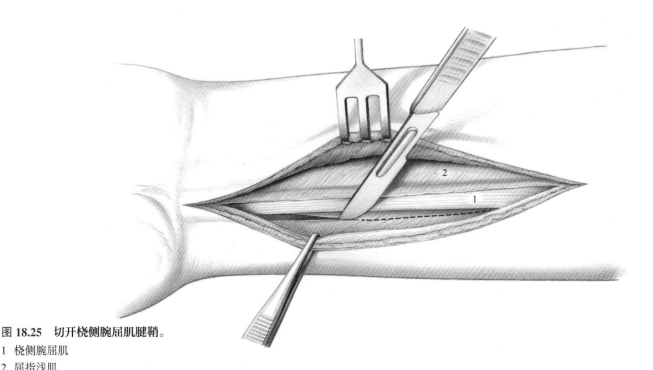

图 18.25　切开桡侧腕屈肌腱鞘。
1 桡侧腕屈肌
2 屈指浅肌

18.7.5 解剖部位

图 18.29 展示了前臂浅层和深层肌群。为了更好地显露尺神经近端，可以将部分掌长肌和屈指浅肌向近端牵拉。请注意尺动脉和正中神经的方位和走行。

18.7.6 切口闭合

将旋前方肌缝到桡骨骨膜上，缝合前臂筋膜，关闭切口。

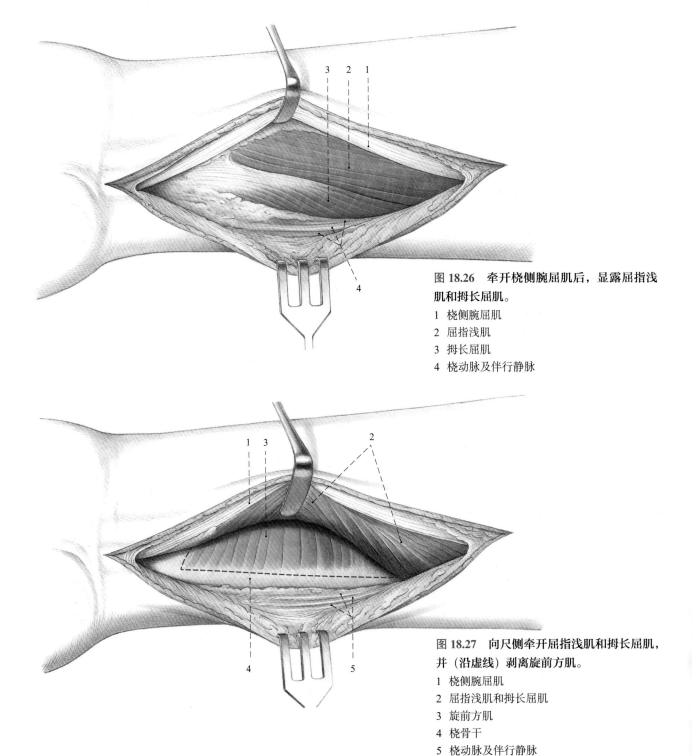

图 18.26　牵开桡侧腕屈肌后，显露屈指浅肌和拇长屈肌。
1　桡侧腕屈肌
2　屈指浅肌
3　拇长屈肌
4　桡动脉及伴行静脉

图 18.27　向尺侧牵开屈指浅肌和拇长屈肌，并（沿虚线）剥离旋前方肌。
1　桡侧腕屈肌
2　屈指浅肌和拇长屈肌
3　旋前方肌
4　桡骨干
5　桡动脉及伴行静脉

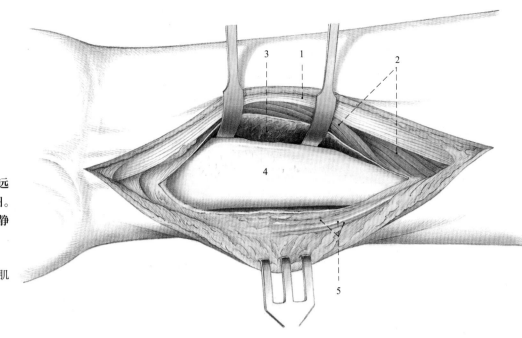

图 18.28　显露桡骨远端的手术部位示意图。注意桡动脉及伴行静脉的走行。

1　桡侧腕屈肌
2　屈指浅肌和拇长屈肌
3　旋前方肌
4　桡骨干
5　桡动脉及伴行静脉

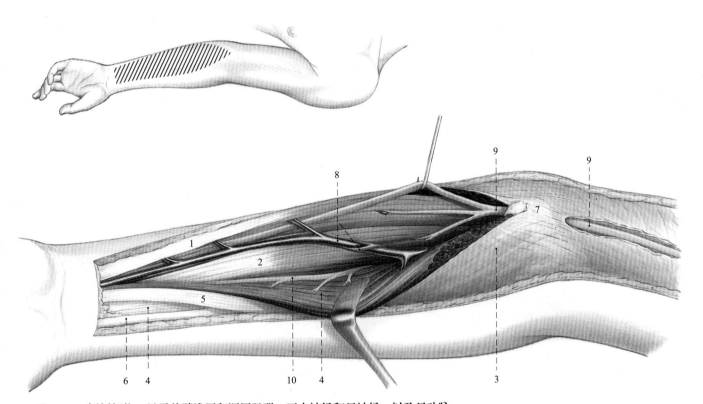

图 18.29　解剖部位。显露前臂浅层和深层肌群、正中神经和尺神经，以及尺动脉。

1　尺侧腕屈肌
2　指深屈肌
3　屈肌群的总起点
4　屈指浅肌
5　掌长肌

6　桡侧腕屈肌
7　肱骨内上髁
8　尺动脉及伴行静脉
9　尺神经
10　正中神经

19 腕关节 Wrist

19.1 镜下腕管松解的微创入路

F. Kerschbaumer

19.1.1 主要适应证

- 腕管综合征，不伴运动障碍

19.1.2 体位和切口

此处展示的是 Chow 描述的双切口技术。

安置止血带后，手掌旋后，在腕掌侧皱褶近端做约 1 cm 的横行切口，位于掌长肌腱的尺侧。分离皮下组织，显露前臂筋膜，然后用小蚊式钳分开筋膜。

在屈肌支持带的深面向远端推进蚊式钳，蚊式钳要从正中神经的尺侧进入腕管。然后过伸腕关节约 30°，直到皮下可以扪及蚊式钳。此部位通常是两条线的交汇点，一条线是尽量外展拇指时沿着拇指尺侧的延长线，另一条是通过第 3、4 指蹼的纵行延长线，沿鱼际掌纹处做 15 mm 的切口（图 19.1）。取出蚊式钳，将手放进塑料夹套中，必须保持腕关节过伸，并维持手的位置。

将带断口的顶棒套管由近及远小心地推进切口，与此同时术者拇指把远端软组织压下去，以免伤及神经和掌浅弓（图 19.2）。用小撬钩将皮肤和皮下组织顶起，随后用小蚊式钳或眼科剪进入近端切口，打开隧道内的掌腱膜。建议从掌长肌尺侧缘进入，以免正中神经掌返支受损。图 19.2b 展示了腕管的横断面，揭示了屈肌支持带、正中神经和内镜套管辅助下切断支持带之间的关联。

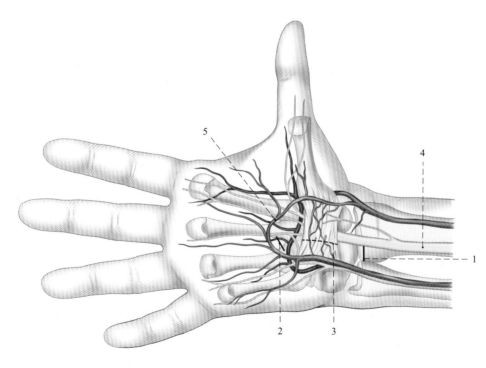

图 19.1 皮肤切口、支持带切断的方向、定位远端切口的辅助线，这三者之间存在内在关系。

1 近侧切口（沿实线）

2 远侧切口（沿实线）

3 屈肌支持带的切口（沿虚线）

4 正中神经

5 掌浅弓

19.1.3 切断支持带

在内镜监控下切断支持带。从近端切口推送镜头，在支持带的深面监控（图 19.3）。套管尖的断口处可见典型横排纤维。如果没有看到的话，要退出镜头，用剥离器推开支持带下方的滑囊膜，直到感觉出支持带特有的搓板样阻力为止。然后再次推送镜头，向右和向左旋转套管，确保神经不在切割工作区内。

随后从远端推送顺行切割刀（图 19.4a）。建议用小撬钩顶起皮肤和皮下组织，以确保刀尖切割的不仅有支持带，还有掌腱膜。切割刀尽可能推进到掌腱膜的近端 1/3 处，然后再撤出，随后从远端切口插入镜头。从近端切口推送顺行或逆行切割刀，切断余下的支持带部分（图 19.4b）。

19.1.4 切口闭合

冲洗两处切口后，分别单针缝合关闭。放松充气止血带。

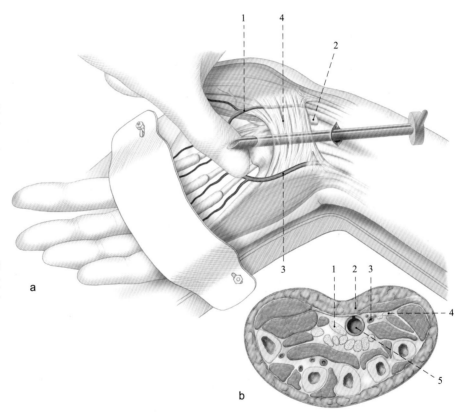

图 19.2 顶棒套管的位置。

a 做完两处切口后，把手部固定在特制的塑料夹套中，维持腕关节背伸，由远及近小心推进套管。术者要将远端软组织推开。

1 掌浅弓
2 正中神经
3 尺动脉
4 屈肌支持带

b 腕管的横断面解剖图，展示了套管、正中神经以及屈肌支持带三者之间的关系。套管上的断口对准需要切断支持带的方向。

1 正中神经
2 掌腱膜
3 尺动脉
4 尺神经
5 套管

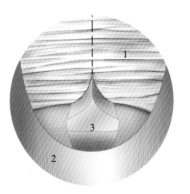

图 19.3 通过内镜，由近及远观看，从远端推进顺行切割刀，切断屈肌支持带。
1 支持带的横排纤维
2 套管
3 顺行切割刀

19.1.5 风险

此处描述的手术入路比单通道内镜出现问题的概率要小很多。当然难免也会发生神经损伤，尤其是支配鱼际的运动神经出现变异，比如鱼际神经运动支位于韧带下、经韧带，甚至来源于尺侧（图19.12）。另外，正中神经分叉较靠近端的话，可能会伤及掌侧指总神经（图20.4）。若切口太靠远端，将可能伤及掌浅弓。按照本文描述，在皮下和软组织下操作可以最大限度地减少这些并发症的发生，但是不可能完全避免其发生。

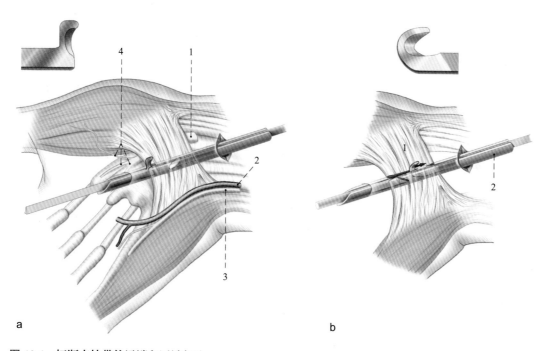

a   b

图 19.4 切断支持带的远端和近端部分。

a 示意图显示从近端插入镜头，从远端插入顺行切割刀。

　1　正中神经

　2　尺动脉

　3　尺神经

　4　掌侧指总神经

b 从远端插入镜头，由近端推送逆行切割刀，完成支持带松解术。

　1　屈肌支持带

　2　逆行切割刀

19.2 腕关节的背侧入路
R. Bauer, F. Kerschbaumer, S. Poisel

19.2.1 主要适应证
- 伸肌腱和腕部的滑膜切除术
- 桡骨远端骨折
- 腕部骨折和脱位
- 腕关节融合术
- 腕关节成形术
- 炎性关节炎

19.2.2 体位和切口
安置好止血带后，前臂旋前，并放在搁手台上。在腕背侧做纵行皮肤切口或 S 形切口。风湿性关节炎患者最好采用纵行切口（图 19.5）。切开皮下组织，并游离下方的前臂筋膜。必须留意桡神经和尺神经的感觉支（图 19.6）。在第 4 伸肌间室表面纵行切开前臂筋膜和伸肌支持带。将指伸肌腱牵向尺侧。在拇长伸肌和骨间后神经的尺侧，位于桡骨和腕关节表面，纵行打开骨膜和关节囊（图19.7）。如果需要显露远排腕骨，建议在桡动脉腕

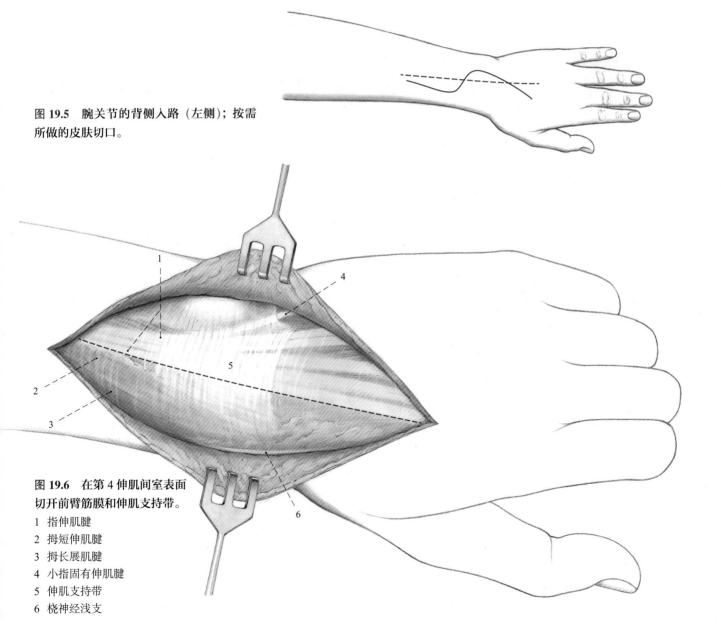

图 19.5 腕关节的背侧入路（左侧）；按需所做的皮肤切口。

图 19.6 在第 4 伸肌间室表面切开前臂筋膜和伸肌支持带。
1 指伸肌腱
2 拇短伸肌腱
3 拇长展肌腱
4 小指固有伸肌腱
5 伸肌支持带
6 桡神经浅支

背支的近侧添加辅助横切口，打开关节囊。这种情况下，伸肌支持带要切开得更远一些，而且一定要显露桡神经浅支。

19.2.3 显露腕关节

不应该将关节囊与骨膜分层，应一并向桡侧或尺侧牵开，底下的第 2、3 间室伸肌腱向桡侧牵开，第 4 间室伸肌腱向尺侧牵开（图 19.8）。遇到骨折，必须保留骨膜。

这样就可以清晰暴露桡骨远端干骺部、Lister 结节（背侧结节）、月骨和腕舟骨，以及头状骨的近侧部分（图 19.8）。

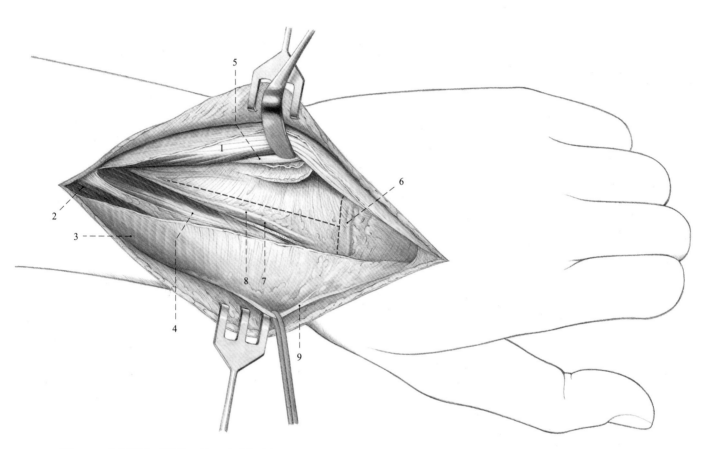

图 19.7　向尺侧牵开指伸肌腱。骨膜和关节囊的切口（虚线）。建议显露桡神经浅支。

1　指伸肌腱
2　拇短伸肌腱
3　拇长展肌腱
4　拇长伸肌腱
5　小指固有伸肌腱
6　桡动脉腕背支
7　骨间后动脉
8　骨间后神经
9　桡神经浅支

19.2.4 延伸切口

该切口可以向近端延伸（参阅 18.5 相关内容，图 18.17~ 图 18.20），也可向远端延伸来显露腕骨。

19.2.5 切口闭合

用可吸收线分 2 层关闭，分别缝合腕关节囊和骨膜，以及伸肌支持带。

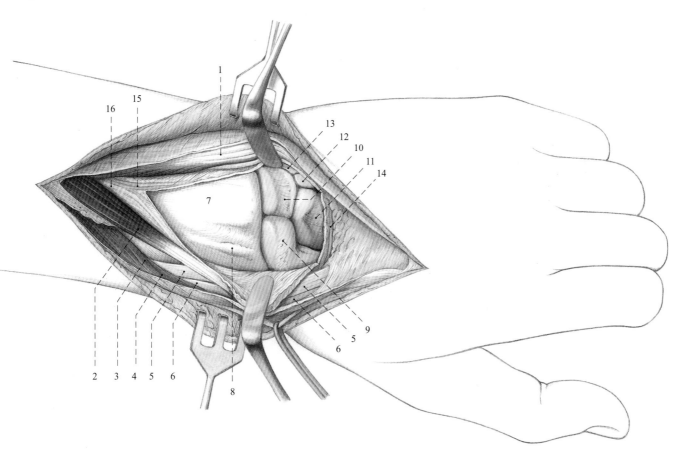

图 19.8　打开关节囊，在骨膜下显露桡骨远端的手术示意图。

1　指伸肌腱
2　拇长伸肌腱
3　拇长展肌腱
4　拇短伸肌腱
5　桡侧腕短伸肌腱
6　桡侧腕长伸肌腱
7　桡骨
8　背侧结节（译者注：Lister 结节）

9　腕舟骨
10　月骨
11　头状骨
12　钩骨
13　三角骨
14　桡动脉腕背支
15　骨间后动、静脉
16　骨间后神经

19.3 腕关节的掌侧入路

R. Bauer, F. Kerschbaumer, S. Poisel

19.3.1 主要适应证

- 腕管综合征
- 屈肌腱滑膜炎
- 腕骨骨折和脱位
- 炎症性关节炎
- 腕骨的无菌性坏死

19.3.2 体位和切口

安置好止血带后，前臂旋后，放在体侧的搁手台上。手背下放纱布衬垫。皮肤切口要分段切开。切口由近及远，始于尺侧腕屈肌与掌长肌之间。再沿屈腕皱褶的远侧纹到达其中部，然后转向远端，在鱼际掌纹尺侧旁开 1~2 mm 处切开，直到近侧屈掌纹水平（图 19.9）。分段锐性分离和切开皮下组织。在切口内一定要避免损伤正中神经掌侧支。在掌长肌腱尺侧纵行切开前臂筋膜和掌腱膜（图 19.10）。

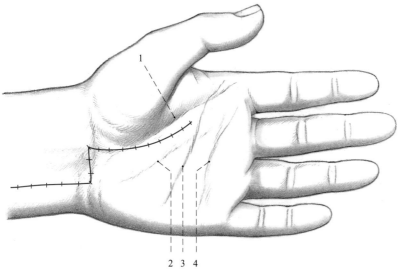

图 19.9　腕关节掌侧入路（左侧）的皮肤切口。
1　鱼际掌纹
2　掌中纹
3　近侧掌纹
4　远侧掌纹

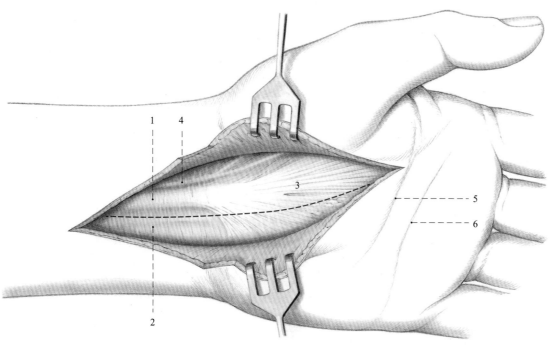

图 19.10　前臂筋膜和掌腱膜的切口（虚线）。保护正中神经的掌侧支。
1　掌长肌
2　屈指浅肌腱
3　掌腱膜
4　正中神经掌侧支
5　近侧掌纹
6　远侧掌纹

19.3.3 显露腕管

切开前臂筋膜和掌腱膜后，辨认正中神经，用橡皮条保护并牵开。直视下在大鱼际和小鱼际之间用手术刀切开屈肌支持带（图 19.11）。必须注意正中神经支配鱼际肌的变异情况（图 19.12）。支持带最远能分离到掌浅弓水平。仔细探查正中神经和其鱼际肌运动支。位于正中神经正下方的是中指和环指的屈指浅肌腱，后两者又在示指和小指屈指浅肌腱的表面。

19.3.4 支配鱼际肌的运动支变异情况

据 Poisel 描述，正中神经鱼际肌的走行有以下 3 种不同情况需要加以区分。

- Ⅰ型，也称韧带外型，其肌支从屈肌支持带的远端冒出，源自第 1 指掌总神经，穿入鱼际肌（占 46%）。
- Ⅱ型，也称韧带下型，在腕管里该肌支已经从第 1 指掌总神经发出，走行于腕管内，远端穿入鱼际肌（占 31%）。

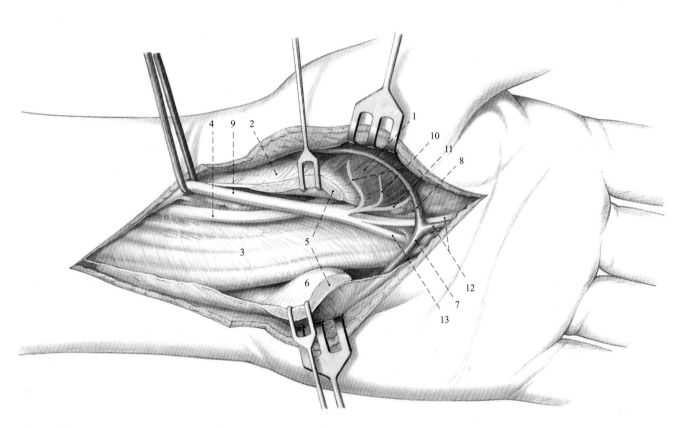

图 19.11　切除屈肌支持带后，显露正中神经和屈指浅肌腱。

1　拇短屈肌的浅头
2　拇短展肌
3　屈指浅肌腱
4　拇长屈肌
5　屈肌支持带
6　钩骨钩
7　掌浅弓

8　桡动脉的掌浅弓吻合支
9　正中神经
10　正中神经肌支
11　拇指的指掌总神经
12　示指的指掌总神经
13　中指的指掌总神经

- Ⅲ型，也称经韧带型，鱼际肌支从腕管里已经发出，但是穿透屈肌支持带，随之进入鱼际肌（占 23%）（图 19.12，Ⅰ~Ⅲ型）。

另外也有罕见情况，Mannerfelt 和 Hybinette 发现存在尺侧来源的鱼际肌运动支（图 19.12，Ⅳ型）。

19.3.5 显露腕关节

为了显露腕关节掌侧关节囊，要将屈指肌腱牵向尺侧，拇长屈肌拉向桡侧（务必留意正中神经）。如图 19.13 所示，沿虚线打开腕关节囊。预制缝线以备牵开后，锐性切开游离关节囊和韧带，显露桡骨、月骨和头状骨（图 19.14）。插入小 Hohmann 拉钩，能清楚显露桡骨、月骨、腕舟骨和头状骨各自的关节面。

19.3.6 切口闭合

可吸收线间断缝合关闭腕关节囊。放置引流后，再关闭皮肤切口。

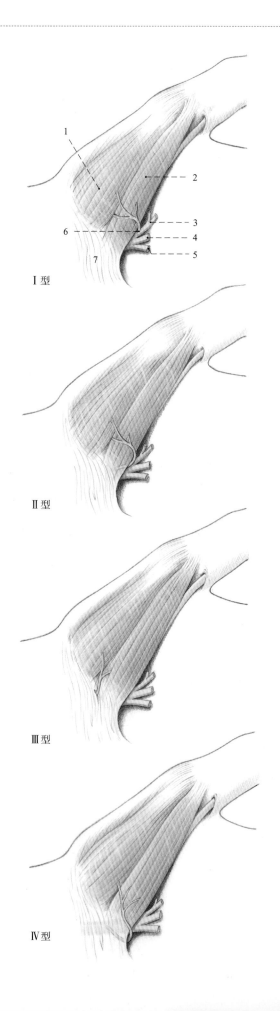

图 19.12 支配鱼际肌的神经支变异情况。

Ⅰ型	也称韧带外型
Ⅱ型	也称韧带下型
Ⅲ型	也称经韧带型

由 Poisel 提出

Ⅳ型 尺侧来源的鱼际肌运动支（由 Mannerfelt 和 Hybinette 提出）

1 拇短展肌
2 拇短屈肌浅头
3 拇指的指掌总神经
4 示指的指掌总神经
5 中指的指掌总神经
6 肌支
7 屈肌支持带

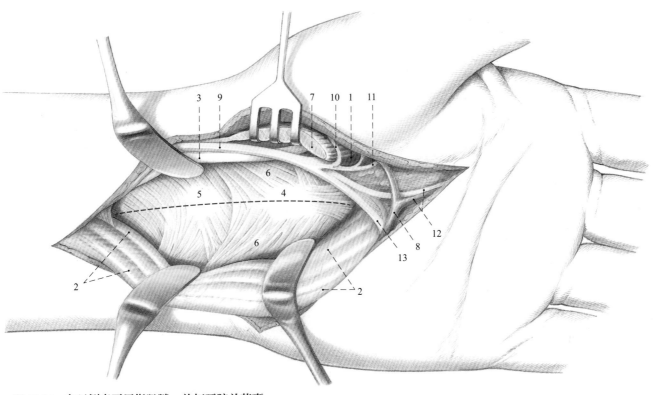

图 19.13 向尺侧牵开屈指肌腱，并打开腕关节囊。

1 拇短屈肌的浅头	6 腕辐状韧带	11 拇指的指掌总神经
2 屈指浅、深肌腱	7 屈肌支持带	12 示指的指掌总神经
3 拇长屈肌腱	8 掌浅弓	13 中指的指掌总神经
4 头状骨	9 正中神经	
5 月骨	10 肌支	

图 19.14 从掌侧显露腕关节和掌骨。

1 拇短屈肌的浅头
2 旋前方肌
3 屈指浅、深肌腱
4 拇指蚓状肌
5 示指骨间掌侧肌
6 屈肌支持带
7 桡骨
8 腕舟骨
9 月骨
10 三角骨
11 头状骨
12 钩骨
13 掌浅弓
14 正中神经
15 肌支
16 拇指的指掌总神经
17 示指的指掌总神经
18 中指的指掌总神经

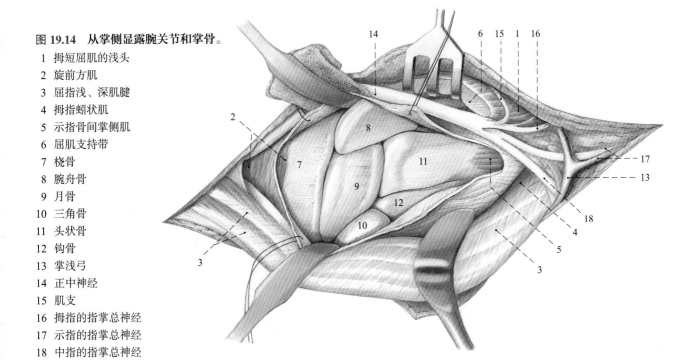

19.4 腕关节镜入路
D. Kohn

19.4.1 主要适应证
- 三角纤维软骨盘损伤
- 活检和滑膜切除
- 软骨成形术

19.4.2 体位
患者取仰卧位。需要持续牵引来扩大关节间隙。可以应用无菌的手部关节镜基座来解决（图19.15a），但是也可以用低成本的肩肘关节镜组合式悬吊系统，配合多指套和对抗上臂的牵引重量来完成（图19.15b）。

19.4.3 入路
这里所有腕部入路都是经背侧或尺背侧的。所有入路都邻近肌腱、神经和血管（图19.16）。必须取得患者的知情同意，务必告知可能会损伤感觉神经，并伴发神经瘤。

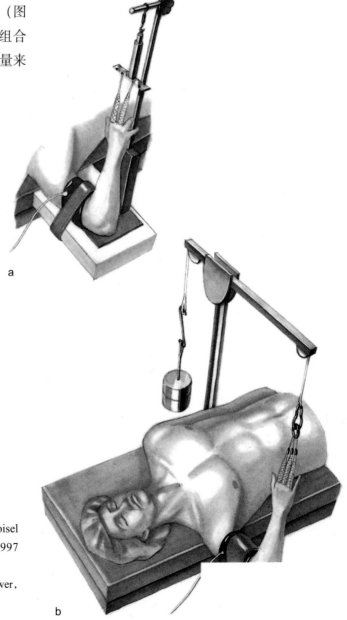

a

b

图 19.15 体位摆放（引自 Bauer R, Kerschbaumer F, Poisel S.Schulter und obere Extremität. Stuttgart, Thieme; 1997 Orthopädische, Operationslehre; Band 3.）。
a 上臂搁手台和无菌的手部关节镜基座（Tractiontower, Linvatec，Germany）。
b 通过多指套和对抗牵引重量来悬空前臂。

19.4.4 切口

消毒手部和前臂。示指、中指和环指安装无菌指套，对抗牵引的固定带绑在止血带上。瘦小的患者牵引分量为 2 kg，而肌肉发达者牵引分量可达 5 kg。前臂维持悬吊。确定骨性和腱性标志（图19.17）。由于止血带的缘故，采用全身麻醉或区域阻滞麻醉。

开始的穿刺间隙在 3/4 通道（图 19.18）。助手向腕关节内注射 5~10 ml 林格液。液体进入关节后有撑开作用，手部会旋转大约 10°，腕关节也会轻度尺偏，所以最终穿刺针会更加接近水平位。下尺桡关节肿胀的话，说明三角纤维软骨盘缺失导致桡腕关节和下尺桡关节相交通了。注射过程中，必须密切观察腕中关节。若出现饱满，表明桡腕关节和

图 19.16 腕关节手术入路（引自 Bauer R, Kerschbaumer F, Poisel S.Schulter und obere Extremität. Stuttgart, Thieme; 1997 Orthopädische, Operationslehre; Band 3.）。

A 3/4 通道（拇长伸肌腱 / 指伸肌腱）
B 1/2 通道（拇长展肌腱 / 桡侧腕伸肌腱）
C MCR 通道（腕中关节，桡侧）
D STT 通道（腕舟骨－大多角骨－小多角骨）
E MCU 通道（腕中关节，尺侧）
F 6U 通道（尺侧腕伸肌 / 尺骨茎突）
G 6R 通道（小指固有伸肌腱 / 尺侧腕伸肌腱）
H 4/5 通道（指伸肌腱 / 小指固有伸肌腱）
I DRU 通道（下尺桡关节）

1~6 伸肌腱间室：

1 拇长伸肌腱和拇短伸肌腱
2 桡侧腕长、腕短伸肌腱
3 拇长伸肌腱
4 指伸肌腱和示指固有伸肌腱
5 小指固有伸肌腱
6 尺侧腕伸肌腱
7 掌浅弓
8 桡动脉
9 拇长伸肌腱
10 指背侧神经
11 伸指肌总腱
12 小指固有伸肌腱
13 尺侧腕伸肌腱
14 骨间后动脉
15 尺神经腕背支
16 三角骨
17 月骨
18 腕舟骨

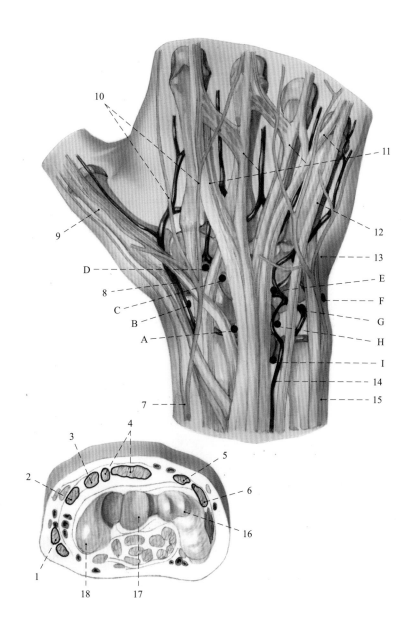

腕中关节之间有漏隙。等到桡腕关节饱满后，非优势手的拇指抵住 Lister 结节，轻轻挤推注射器的同时迅速退出针头。

用 11 号刀片切开皮肤。握刀时刃缘应朝着患者手指方向。运刀时不要来回切，以免损伤腕舟骨和月骨表面。一旦刀刃穿透过半，会有突然的落空感（阻力下降感）。维持握刀姿势，术者将皮肤朝

着刃缘推向近端以扩大皮肤切口，但又不打开关节囊。从关节内会流出大量液体，此时移除手术刀。但是术者的拇指千万不能离开，这样就能固定住各组织层次，因为任何位移都将使通道重新关闭。将手术刀换成带套管的钝头顶棒。稍稍施加压力，将套管和钝头顶棒一起滑进关节腔。

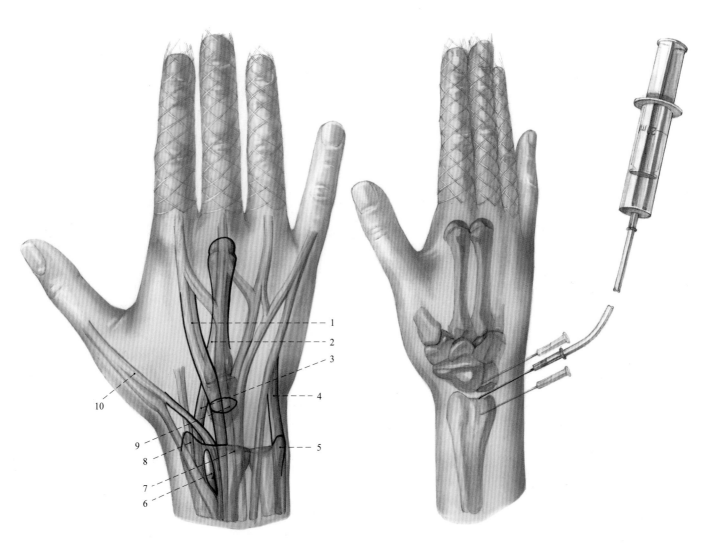

图 19.17 腕部的体表标志（引自 Bauer R, Kerschbaumer F, Poisel S. Schulter und obere Extremität.Stuttgart, Thieme; 1997 Orthopädische, Operationslehre; Band 3.）。

1 示指伸肌腱
2 第 3 掌骨
3 桡侧腕短伸肌腱
4 尺侧腕伸肌腱
5 尺骨茎突

6 Lister 结节（桡骨背侧结节）
7 桡骨背侧关节缘
8 桡骨茎突
9 头骨沟
10 拇长伸肌腱

图 19.18 在 3/4 通道间穿刺。拇指先扪及 Lister 结节，然后是桡骨背侧关节缘。穿刺针头（22 号）沿规定方向进入关节腔。如果第 1 次穿刺不成功，可以按照原方向，在第 1 次穿刺点的近侧或远侧 2 mm 处行第 2 次穿刺（引自 Bauer R, Kerschbaumer F, Poisel S. Schulter und obere Extremität. Stuttgart, Thieme; 1997 Orthopädische, Operationslehre; Band 3.）。

19.4.5 切口闭合

表层皮肤简单缝合。

19.4.6 风险

千万不要暴力推送，因为在 3/4 通道水平，背侧到掌侧的距离大约只有 2 cm，可能一下子就会穿透掌侧关节囊（图 19.19）。

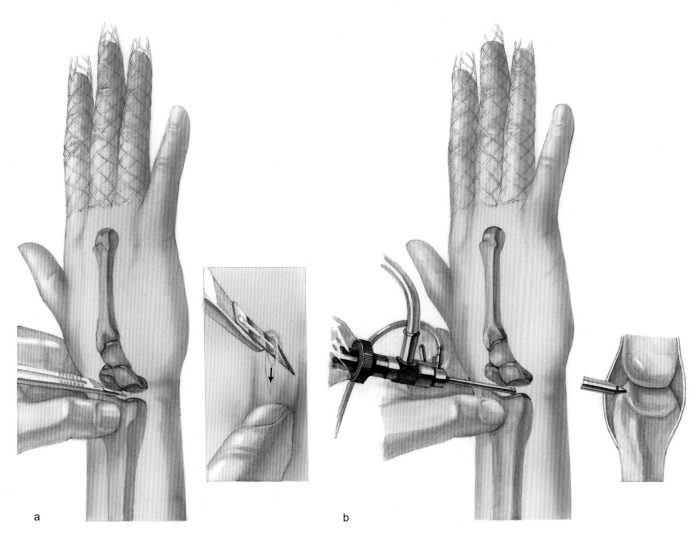

a   b

图 19.19　打开 3/4 通道，导入关节镜套管（引自 Bauer R, Kerschbaumer F, Poisel S. Schulter und obere Extremität. Stuttgart, Thieme; 1997 Orthopädische, Operationslehre; Band 3.）。
a　用 11 号刀片做切口。握住手术刀，将皮肤推向刀刃来扩大切口。
b　导入钝头顶棒及套管。距离前方关节囊仅有 2 cm。

20 手部 Hand

20.1 手部掌侧入路（Skoog 入路）

R. Bauer, F. Kerschbaumer, S. Poisel

20.1.1 主要适应证

- Dupuytren 挛缩
- 炎症
- 腱鞘炎
- 肌腱断裂

20.1.2 体位和切口

安置止血带后，前臂旋后，手掌放在搁手台上。偶尔，推荐使用一些特殊的体位夹板来固定手指与拇指（图 20.40，图 20.45）。在第 3 和第 4 掌骨间做 T 形切口，横行切开位于掌远纹的区域。如有必要，切口还可以向远端延伸（图 20.1）。

20.1.3 显露手掌内部结构

锐性分离掌腱膜，用预制缝线牵开切口皮瓣（图 20.2）。

在切口的近端区域，将探条插入掌腱膜纵行纤维下方，然后切断之。由近及远用剪刀切断掌腱膜向掌深筋膜的垂直纤维隔（图 20.3）。切开掌腱膜后，就能清晰显露掌浅弓、正中神经和尺神经的分支、屈指长肌腱和蚓状肌（图 20.4）。

20.1.4 解剖部位

在图 20.5 中，掌腱膜已经被移除，并切开屈肌支持带和 Guyon 管。请注意指掌侧总动脉和支配蚓状肌的指掌侧总神经的各自的行径以及相互关系。将尺动脉向桡侧牵开，以暴露尺神经深支的发出点（该运动支是支配骨间肌的）。

20.1.5 切口闭合

放松止血带后，彻底止血，留置引流，缝合皮肤切口。

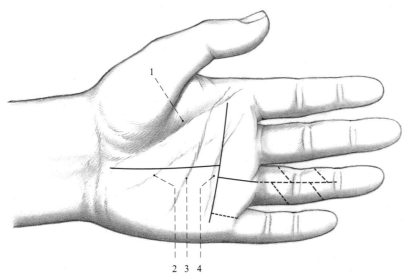

图 20.1　手部掌侧入路（Skoog 入路）（左手）的皮肤切口。若有必要（Dupuytren 挛缩），皮肤切口也可向远端延伸。

1 手掌鱼际纹
2 掌中纹
3 掌近纹
4 掌远纹

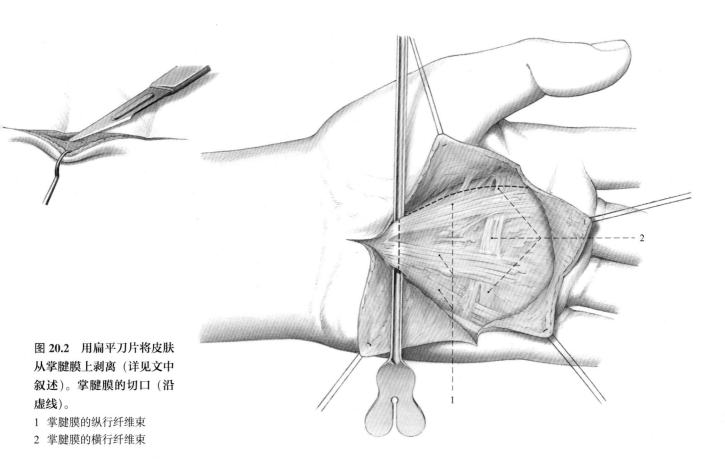

图 20.2 用扁平刀片将皮肤从掌腱膜上剥离（详见文中叙述）。掌腱膜的切口（沿虚线）。

1 掌腱膜的纵行纤维束
2 掌腱膜的横行纤维束

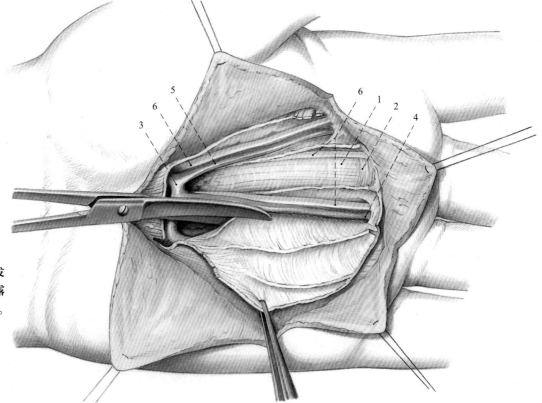

图 20.3 切断掌腱膜发出的垂直纤维隔，显露屈指肌腱和神经血管束。

1 中指的屈指浅肌腱
2 环形韧带
3 掌浅弓
4 中指的指掌侧总动脉
5 示指的指掌侧总动脉
6 指掌侧固有神经

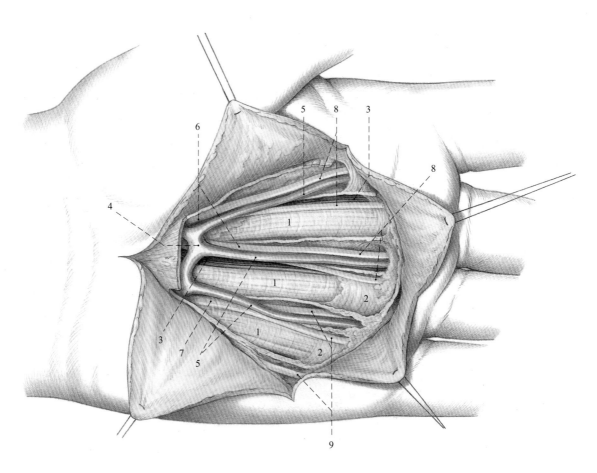

图 20.4　切除掌腱膜后的手术部位。

1　屈指浅肌腱

2　手指腱鞘的纤维环形韧带

3　蚓状肌

4　掌浅弓

5　指掌总动脉

6　指掌侧总神经（正中神经）

7　指掌侧总神经（尺神经）

8　指掌侧固有神经（正中神经）

9　指掌侧固有神经（尺神经）

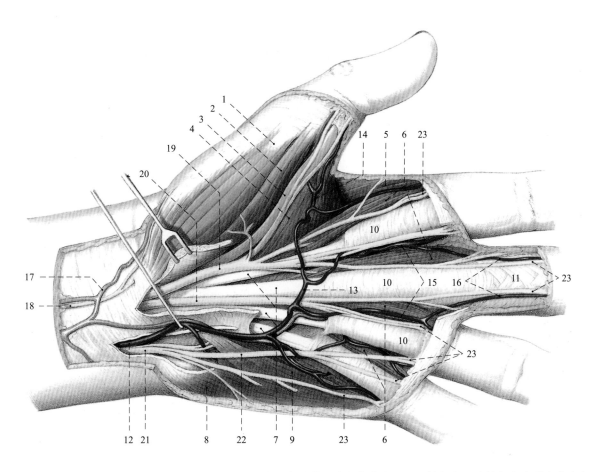

图 20.5 解剖部位。为了显露更为清晰，我们已经移除了掌腱膜。请注意掌浅弓、尺神经和正中神经各自的方位和行径。手指桡侧指神经（正中神经来源）斜跨过肌腱鞘管的纤维环形韧带。

1 拇短展肌
2 拇短屈肌浅头
3 拇长屈肌腱
4 拇内收肌斜头
5 第 1 骨间背侧肌
6 蚓状肌
7 屈指浅肌腱
8 小指展肌
9 小指短屈肌
10 手指腱鞘的纤维环形韧带
11 手指腱鞘的纤维交叉韧带
12 尺动脉

13 掌浅弓
14 拇指主要动脉
15 指掌侧总动脉
16 指掌侧固有动脉
17 拇指头静脉
18 正中神经的掌侧分支
19 拇指和示指的指掌侧总神经
20 中指的指掌侧总神经
21 尺神经
22 环指的指掌侧总神经
23 指掌侧固有神经

20.2 Guyon 管尺神经显露

R. Bauer, F. Kerschbaumer, S. Poisel

20.2.1 主要适应证

• 尺神经卡压综合征

20.2.2 体位和切口

安置止血带后，患手放在体侧搁手台上，前臂旋后。在尺侧腕屈肌偏桡侧 1 cm 处，做 S 形皮肤切口（图 20.6）。

20.2.3 显露尺神经

切开皮下组织后，小心切开伤口近端区域的前臂筋膜，辨认并显露尺动脉和尺神经（图 20.7）。小鱼际隆起（掌腕韧带）有时会发出掌短肌，掌腱膜与小鱼际隆起之间的纤维束构成 Guyon 管的顶

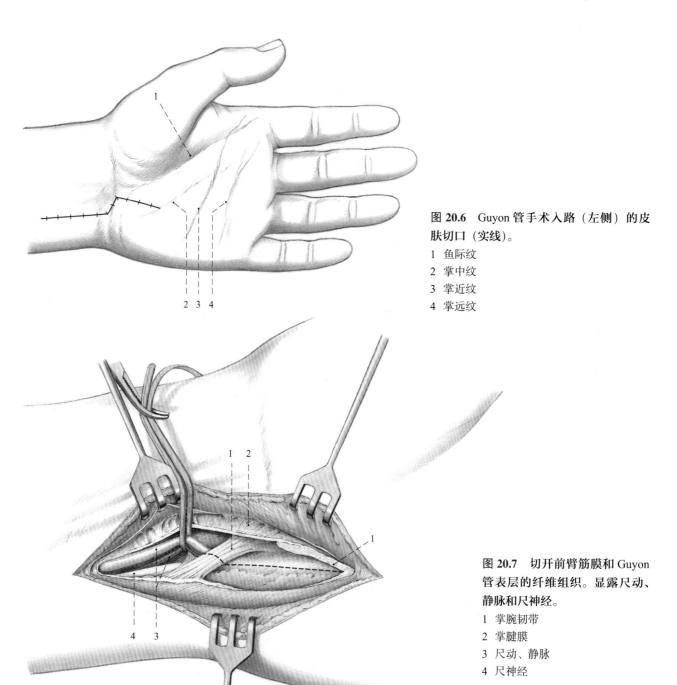

图 20.6 Guyon 管手术入路（左侧）的皮肤切口（实线）。
1 鱼际纹
2 掌中纹
3 掌近纹
4 掌远纹

图 20.7 切开前臂筋膜和 Guyon 管表层的纤维组织。显露尺动、静脉和尺神经。
1 掌腕韧带
2 掌腱膜
3 尺动、静脉
4 尺神经

部，如图 20.7 所示，沿虚线切开此纤维束。向尺侧牵开尺神经时要倍加小心，此处可见尺神经分成了浅支和深支（图 20.8，也可参阅图 20.5）。深支向远端穿行，于小指展肌和小指短屈肌之间进入小指对掌肌的裂隙内，最终到达拇内收肌和拇短屈肌（深头）。为了显露尺神经深部运动支，需要部分剥离位于第 5 掌骨基底处的小指对掌肌止点（图 20.8，虚线处）。从尺神经浅支的深面进行分离，并用橡皮条保护并牵开，就可以显露深部运动支（图 20.9）。Guyon 管的底部是由豌豆骨－钩骨间韧带构成。

20.2.4 切口闭合

放松止血带后，彻底止血，留置引流，缝合皮肤切口。

20.2.5 风险

虽然尺神经深支（运动支）都是从 Guyon 管内发出，但它的走行却千奇百怪。本文所示的属于正常走行，但它也可以从 Guyon 管更偏远处发出，可能穿过 1 层束带样结构，而该层组织连接着小指对掌肌和豌豆骨－钩骨间韧带。为了看清楚这些分支结构，建议使用眼镜式放大镜。

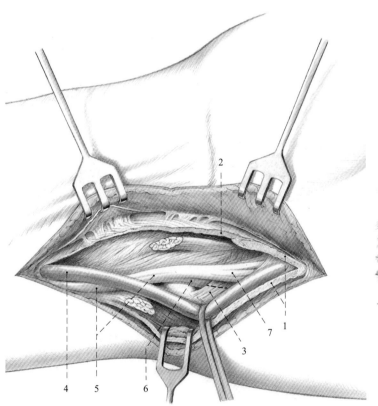

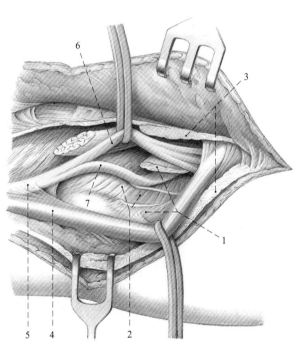

图 20.8 牵开尺动脉，解剖尺神经的分叉处。部分剥离小指对掌肌。
1 掌腕韧带
2 掌腱膜
3 小指对掌肌
4 尺动脉
5 尺神经
6 尺神经深支
7 尺神经浅支

图 20.9 显露尺神经的深支。
1 小指对掌肌
2 豌豆骨－钩骨间韧带
3 掌腕韧带
4 尺动脉
5 尺神经
6 尺神经浅支
7 尺神经深支

20.3 腕舟骨的掌侧入路

R. Bauer, F. Kerschbaumer, S. Poisel

20.3.1 主要适应证

- 骨折
- 脱位
- 局部假关节形成

20.3.2 体位和切口

安置止血带后，旋后前臂并过伸腕关节，将患手置于卷垫上（图 20.10）。皮肤切口始于远侧腕屈纹，在桡侧腕屈肌的表面向近端延伸 4 cm。

20.3.3 显露腕舟骨

切开皮肤和皮下组织后，打开桡侧腕屈肌腱鞘，并将肌腱向尺侧牵开。沿图 20.11 所示的虚线

切开腕关节囊，连同附着的骨膜一起向桡侧牵开（图 20.12）。这样就能从掌侧清楚显露腕舟骨和桡骨的远末端。

20.3.4 延伸切口

该切口可以向近端延伸，从掌侧来显露桡骨远端结构（图 18.24~ 图 18.28）。

20.3.5 切口闭合

缝合关节囊和桡侧腕屈肌腱的腱鞘，关闭切口。

20.3.6 风险

在桡侧腕屈肌下方正确打开关节囊，就可以避免损伤桡动脉。拉钩不能向尺侧过度牵开，以防正中神经损伤。

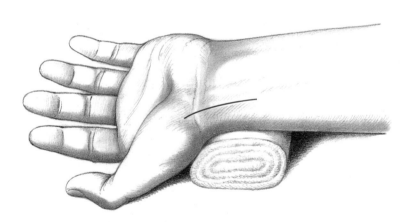

图 20.10　腕舟骨掌侧入路（左侧）的皮肤切口。

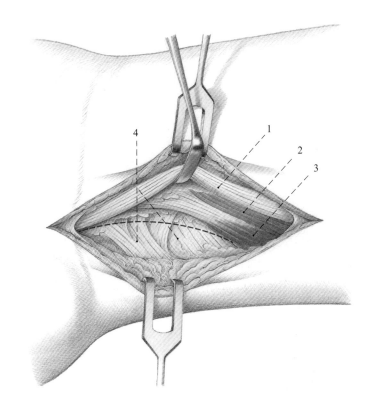

图 20.11 切开腱鞘后，将桡侧腕屈肌牵向尺侧，（沿虚线）打开关节囊。

1 桡侧腕屈肌
2 屈指浅肌腱
3 拇长屈肌腱
4 掌侧腕骨间韧带

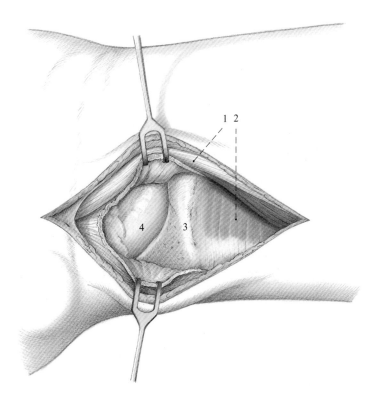

图 20.12 打开关节囊后的外观。显露腕舟骨和桡骨的远末端。

1 桡侧腕屈肌腱
2 旋前方肌
3 桡骨的远末端
4 腕舟骨

20.4 拇指腕掌关节的入路

R. Bauer, F. Kerschbaumer, S. Poisel

20.4.1 主要适应证

- 骨关节炎
- 第 1 掌骨骨折
- 脱位型骨折

20.4.2 体位和切口

安置止血带后，患手维持在中立位。在拇长展肌表面，于桡掌侧做长约 5 cm 的 S 形皮肤切口（图 20.13）。分离皮下组织后，辨认出桡神经浅支并用橡皮条保护之。分离出拇长展肌和拇短伸肌的腱鞘（图 20.14）。

20.4.3 显露拇指的腕掌关节

将拇短伸肌腱牵向背侧，拇长展肌腱牵向掌侧。辨认桡动脉和伴行静脉，从深面游离并用橡皮条保护之（图 20.15）。向近端牵开动脉以显露关节囊；需要沿图 20.15 所示的虚线进行切开。插入微型 Langenbeck 拉钩，可以清楚显露拇指的鞍状关节（图 20.16）。如有需要，可以向近端延伸关节囊切口，以显露腕舟骨和大多角骨之间的关节。

20.4.4 解剖部位

图 20.17 展示了腕关节的桡侧部分结构，包括桡神经浅支的感觉分支和深面的伸肌腱第 1 间室。

请注意拇长展肌腱的双重肌腱。桡动脉和伴行静脉在这些肌腱和关节囊之间穿行，走向背侧，进入第 1 骨间间隙。

20.4.5 切口闭合

关闭拇指腕掌关节囊时一定要倍加小心，以免术后出现第 1 掌骨向桡掌侧的半脱位现象。

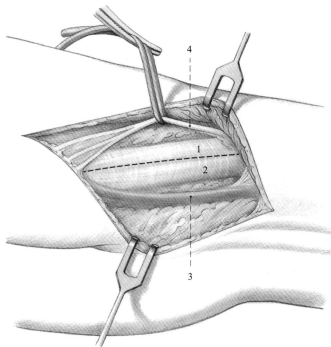

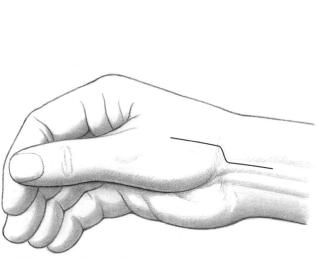

图 20.13 拇指腕掌关节手术入路（右侧）的皮肤切口（沿实线）。

图 20.14 显露桡神经浅支；劈开拇长展肌腱和拇短伸肌腱的腱鞘（沿虚线）。

1 拇短伸肌腱
2 拇长展肌腱
3 前臂头静脉
4 桡神经浅支

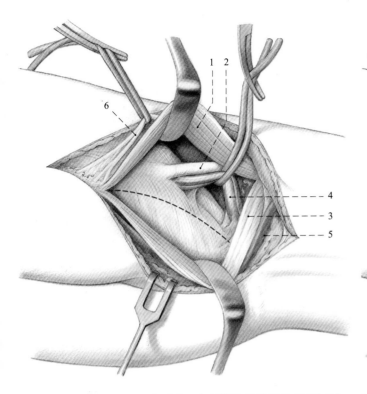

图 20.15 显露并牵开桡动脉，在拇指腕掌关节的表面打开关节囊（沿虚线）。

1 拇短伸肌腱	4 桡动、静脉
2 桡侧腕长伸肌腱	5 前臂头静脉
3 拇长展肌腱	6 桡神经浅支

图 20.16 在拇指腕掌关节表面打开关节囊后的解剖示意图。

1 拇短伸肌腱	5 第 1 掌骨基底
2 拇长展肌腱	6 桡动、静脉
3 拇指腕掌关节的关节囊	7 前臂头静脉
4 大多角骨	8 桡神经浅支

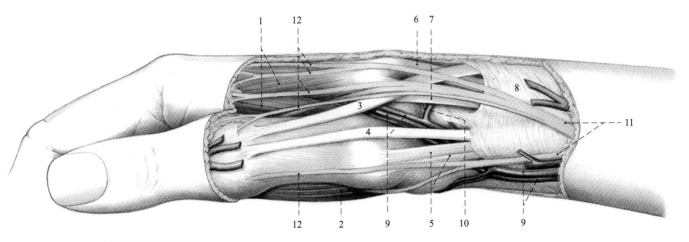

图 20.17 腕关节的桡侧解剖部位。

1 第 1 骨间背侧肌	7 桡侧腕长伸肌腱
2 拇短展肌腱	8 伸肌支持带
3 拇长伸肌腱	9 桡动、静脉
4 拇短伸肌腱	10 腕背支
5 拇长展肌腱	11 桡神经浅支
6 桡侧腕短伸肌腱	12 指背侧固有神经

20.5 第1伸肌间室的入路

R. Bauer, F. Kerschbaumer, S. Poisel

20.5.1 主要适应证

- 狭窄性腱鞘炎（De Quervain 病）
- 第1伸肌间室的滑膜炎

20.5.2 体位和切口

安置止血带后，患手维持在中立位。在第1伸肌间室表面做横行皮肤切口，延续到腕屈纹（图 20.18）。

20.5.3 显露第1伸肌间室

分离皮下组织后，辨认桡神经浅支，从深面游离并用橡皮条保护之。沿图 20.19 所示虚线，切开腱鞘。游离皮下组织使得切口皮缘可以向近端和远端推移，这样可以充分切开第1伸肌间室。遇到拇长展肌有双重肌腱时（图 20.20），两条肌腱之间往往有间隔组织，这必须也要分离。

20.5.4 切口闭合

缝合皮肤，关闭切口。

20.5.5 风险

在第1伸肌间室表面做纵行切口，会留下不雅观的手术瘢痕。必须显露桡神经浅支，并牵开之。

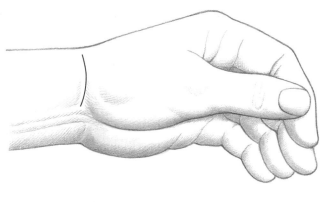

图 20.18　第 1 伸肌间室手术入路（左手）的皮肤切口（实线）。

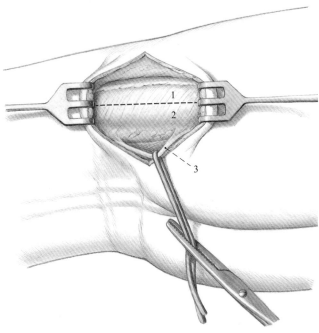

图 20.19　显露桡神经浅支后，（沿虚线）切开第 1 伸肌间室。
1　拇短伸肌腱
2　拇长展肌腱
3　桡神经浅支

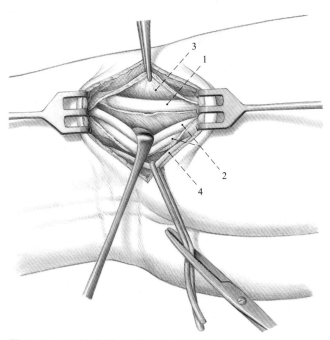

图 20.20　显露拇短伸肌腱和拇长展肌腱（双重肌腱）。
1　拇短伸肌腱
2　拇长展肌腱
3　腱鞘
4　桡神经浅支

20.6 手背和手指的背侧切口
R. Bauer, F. Kerschbaumer, S. Poisel

20.6a 背侧切口：常规显露
图 20.21 展示了显露掌指关节的多种背侧切口。

可以通过横行切口，也可以通过弧形纵向切口来显露掌指关节。如果需要同时显露 4 个掌指关节，推荐采用横行切口。手背的纵行切口也可以用来显露掌骨。

20.6b 掌指关节的背侧入路

20.6b.1 主要适应证
- 滑膜切除术
- 关节成形术
- 骨折
- 炎症

20.6b.2 体位和切口
安置止血带后，患手放在体侧，手掌下垫卷枕（图 20.22）。显露不同的掌指关节，建议采取相应的曲线切口（图 20.21）。

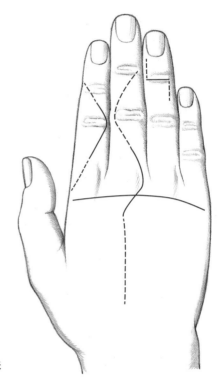

图 20.21 掌指关节、近侧指间关节、远侧指间关节以及各掌骨的背侧入路。

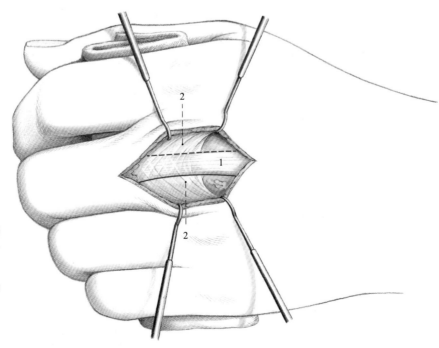

图 20.22 掌指关节的背侧入路（左侧）。皮肤切开后的情况。相对于中间的伸肌腱（中间束）来说，可以从背侧腱旁膜的尺侧切开（沿实线），或桡侧切开（沿虚线）。
1 伸肌腱
2 背侧腱旁膜

20.6b.3 显露关节

可以从伸肌腱中央束的尺侧或桡侧切开背侧腱旁膜（根据 Zancolli 提出的横行板层排列学说）。遇到伸肌腱向尺侧半脱位时，从尺侧劈开腱旁膜后，最后务必将伸肌腱中置以覆盖掌骨头。要钝性分离腱旁膜，尽量不要伤及纤维关节囊组织，然后向外侧牵开即可。

沿图 20.23 中虚线所示，同时打开关节囊的纤维和滑膜结构。牵开关节囊后，屈曲手指，就可以清楚显露掌骨头和近节指骨基底的背侧部分（图20.24）。

20.6b.4 切口闭合

放松止血带并彻底止血后，用细的可吸收线先关闭关节囊，再缝合背侧腱旁膜。

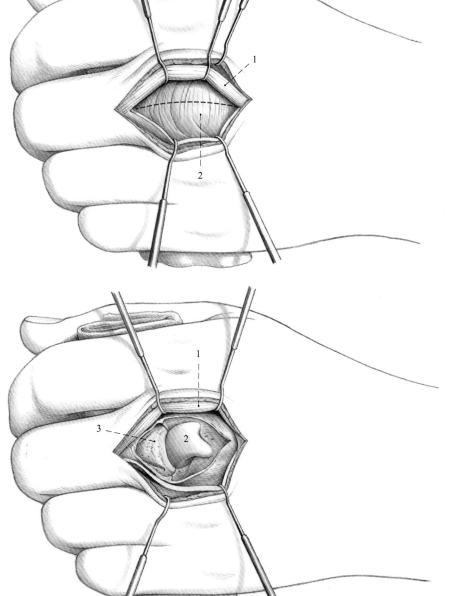

图 20.23　牵开伸肌腱后，切开关节囊。
1　指伸肌腱
2　掌指关节囊

图 20.24　打开关节囊后的示意图。屈曲手指后显露掌骨头。
1　指伸肌腱
2　第 3 掌骨头
3　近节指骨基底

20.6c 近节指间关节的背侧入路

20.6c.1 主要适应证

- 滑膜切除术
- 关节成形术
- 骨折
- 炎症

20.6c.2 体位和切口

如图 20.21 所示，采用弧形皮肤切口。

20.6c.3 显露关节

皮肤、皮下组织连同静脉一起从腱旁膜表面游离出来，并向两侧牵开。如图 20.25 所示，沿虚线从中间劈开伸肌腱（中央束）和关节囊的纤维 / 滑膜结构。屈曲手指并向两侧牵开关节囊，就可以清楚显露近节指骨头和中节指骨基底的背侧结构（图 20.26）。

20.6c.4 切口闭合

用细的可吸收线间断缝合关节囊和指背腱膜。

20.6c.5 风险

应尽量避免过度剥离中节指骨基底的中央部分，因为术后会出现近侧指间关节无法伸直。

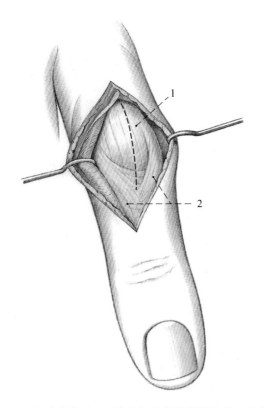

图 20.25 切开皮肤后，近节指间关节的背侧入路。从伸肌腱和关节囊的中央劈开。
1 背侧腱旁膜的中央束
2 背侧腱旁膜的侧束

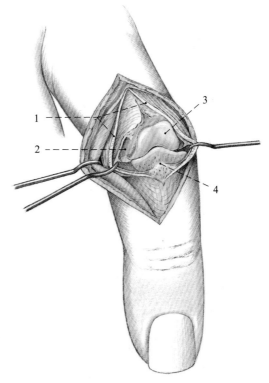

图 20.26 打开关节囊后屈曲手指，就可以清楚看到近侧指间关节的结构。
1 背侧腱旁膜
2 指间关节囊
3 近节指骨头
4 中节指骨的基底

20.6d 需要切断侧副韧带的近侧指间关节背侧入路

20.6d.1 主要适应证
- 滑膜切除术
- 关节成形术
- 骨折

20.6d.2 体位和切口
采用弧形皮肤切口（图20.21）。在伸肌腱的两侧游离皮肤和皮下组织。

20.6d.3 显露关节
可以从伸肌腱中央束的两侧切开（图20.27），也可以如图20.28所示，从侧副韧带的外侧切开。平行于腱旁膜的切口，打开关节囊的纤维和滑膜结构。尺侧副韧带用不可吸收线套扎保护后，在其近端切断（图20.29）。尺侧副韧带的切断水平位于近节指骨头上尺侧副韧带起点稍远几毫米处（图20.30）。在近侧指间关节水平将手指向桡侧脱位，可以充分显露关节内结构，不仅可以看见关节囊的掌侧部分，还可以观察到它的尺侧部分（图20.31）。

20.6d.4 切口闭合
缝合尺侧副韧带后，分层关闭关节囊和伸肌腱的腱旁膜。

20.6d.5 注意事项
需要切断侧副韧带的近节指间关节背侧入路，是专门用于风湿性关节炎的滑膜切除术。一般认为，采用背侧腱旁膜两边的双切口损伤要比采用中央切口的小一些。如果滑膜炎不太严重，采用单一尺侧切口就足以应付。

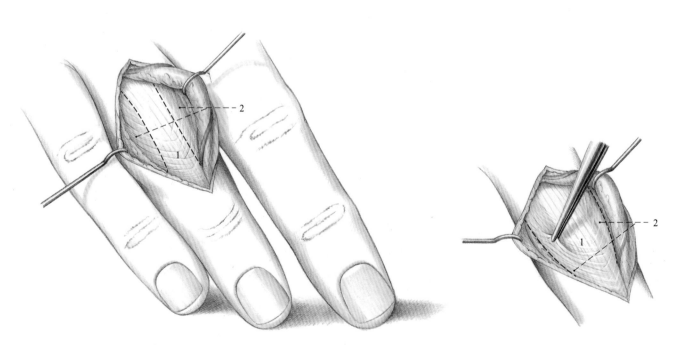

图20.27 从背侧显露近节指间关节的第1种变化方式。在中央束的两侧做切口。
1 背侧腱旁膜的中央束
2 背侧腱旁膜的侧束

图20.28 从背侧显露近节指间关节的第2种变化方式。在伸肌腱侧束旁边的伸肌腱帽处做切口。
1 背侧腱旁膜的中央束
2 背侧腱旁膜的侧束

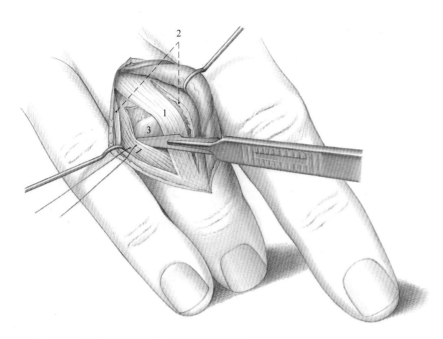

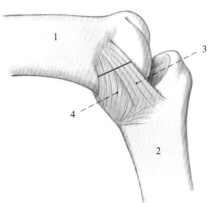

图 20.29　打开关节囊后，切断尺侧副韧带。

1　背侧腱旁膜的中央束
2　背侧腱旁膜的侧束
3　近节指骨头

图 20.30　示意图标注了尺侧副韧带的切断部位。

1　近节指骨
2　中节指骨
3　侧副韧带
4　副韧带

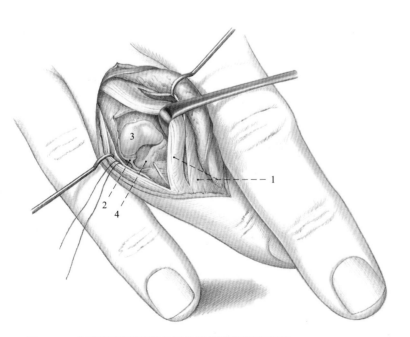

图 20.31　切断尺侧副韧带并屈曲关节的解剖示意图。

1　背侧腱旁膜
2　近侧指间关节的关节囊
3　近节指骨头
4　中节指骨基底

20.6e 远侧指间关节的背侧入路

20.6e.1 主要适应证

- 伸肌腱止点的骨性断裂
- 骨折
- 关节融合术

20.6e.2 体位和切口

可以采用横行或分段式皮肤切口（图 20.21）。游离皮肤和皮下组织瓣后，横行切断伸肌腱（图 20.32）。

20.6e.3 显露关节

切断伸肌腱后，相同切开方式打开关节囊，并屈曲远侧指间关节。按此步骤，就可以清楚显露远侧指间关节的背侧结构（图 20.33）。

20.6e.4 切口闭合

间断缝合法同时关闭关节囊和伸肌腱切口。为了保证缝合效果，可以用克氏针临时固定远侧指间关节。同样，伸肌腱也可以用拔出钢丝法进行固定（图 20.34）。

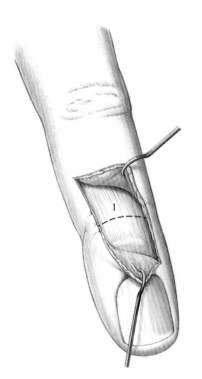

图 20.32 远侧指间关节的背侧入路。切断伸肌腱和关节囊（沿虚线）。
1 背侧腱旁膜（伸肌腱）

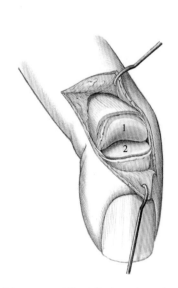

图 20.33 手指屈曲后显露远侧指间关节。
1 中节指骨头
2 远节指骨基底

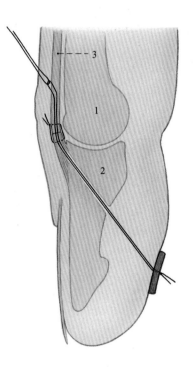

图 20.34 缝合伸肌腱，并用拔出钢丝法强化缝合效果。
1 中节指骨
2 远节指骨
3 背侧腱旁膜（伸肌腱）

20.7 手指屈肌腱的入路

R. Bauer, F. Kerschbaumer, S. Poisel

20.7.1 主要适应证

- 滑膜切除术
- 肌腱断裂
- 肌腱转移
- 掌腱膜挛缩（Dupuytren 挛缩）
- 炎症

20.7.2 Bruner 提出的 Z 形切口

该切口尤其适用于屈肌腱的滑膜切除术（图 20.35）。

20.7.3 Littler 提出的 Z 形切口

与 Bruner 切口相比，这个切口有个好处，那就是如果有需要的话，可以做 V-Y 重建，由此做

皮肤延展。该切口可用于较轻度的掌腱膜挛缩症（Dupuytren 挛缩）（图 20.36）。

20.7.4 侧中线切口

图 20.37 和图 20.38 展示了显露拇指、示指和中指屈肌腱的侧中线切口，添加横行辅助切口可以显露环形韧带。

20.7.5 Z 字成形术

切口如图 20.39 所示，先做一个直切口。切开并游离皮肤和皮下组织后，可以按图 20.39b 所示的方式做 Z 形切口。将原先屈曲的手指掰直后，三角形皮瓣会改变原有位置（图 20.39c）。按照图 20.39d 方法关闭切口。先缝合固定皮瓣角部。

该切口主要适用于掌腱膜挛缩（Dupuytren 挛缩）合并手指屈曲的患者。

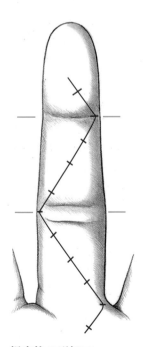

图 20.35 Bruner 提出的 Z 形切口。

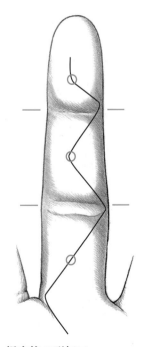

图 20.36 Littler 提出的 Z 形切口。

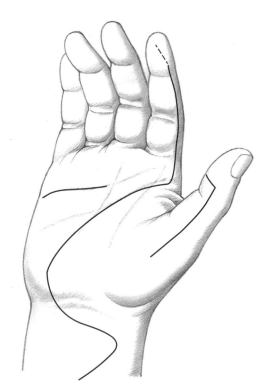

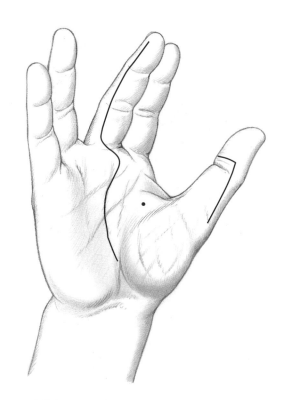

图 20.37　示指的侧中线切口，延伸可以超过腕关节。拇指屈肌腱表面的切口，切口跨过掌近纹。

图 20.38　中指的侧中线切口，切口可以延伸至手掌。显露拇指屈肌腱的掌侧切口。

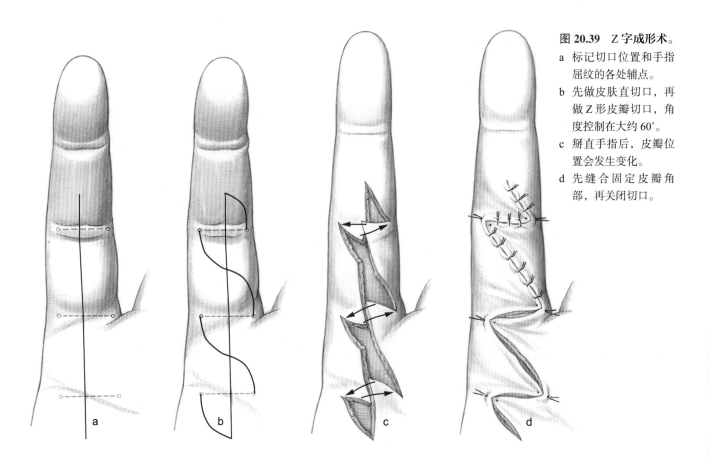

图 20.39　Z 字成形术。
a　标记切口位置和手指屈纹的各处辅点。
b　先做皮肤直切口，再做 Z 形皮瓣切口，角度控制在大约 60°。
c　掰直手指后，皮瓣位置会发生变化。
d　先缝合固定皮瓣角部，再关闭切口。

20.8 指屈肌腱和近侧指间关节的掌侧显露

R. Bauer, F. Kerschbaumer, S. Poisel

20.8.1 主要适应证

- 滑膜切除术
- 关节囊切除术

20.8.2 体位和切口

安置止血带后，手背下垫枕。将各手指固定在"铅手"上。如图 20.40 所示，做 Z 形皮肤切口。游离皮肤和皮下组织瓣后，用固定缝线套扎后将其牵开（图 20.41）。接着就可以清楚显露屈肌腱鞘以及桡侧和尺侧血管神经束（被覆筋膜层，也称 Grayson 韧带，图 20.50）。

20.8.3 显露关节

如果从掌侧显露近侧指间关节的话，要劈开腱鞘，小心掀起指浅、深屈肌腱，并用肌腱拉钩牵向一侧（图 20.42）。

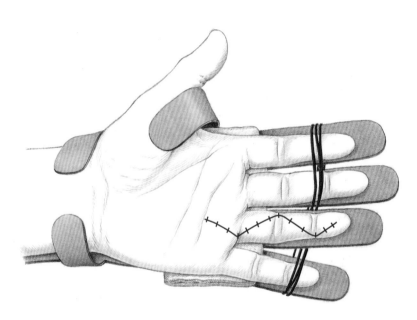

图 20.40　手指屈肌腱入路及从掌侧显露近侧指间关节的入路（左手）的皮肤切口（实线）。

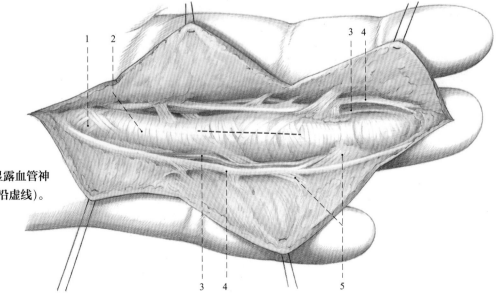

图 20.41　牵开皮瓣后显露血管神经束。切开屈肌腱鞘（沿虚线）。

1　手指腱鞘的交叉韧带
2　手指腱鞘的环形韧带
3　指掌侧固有动脉
4　指掌侧固有神经
5　Cleland 韧带

在指短腱纽下方，关节囊表面做 H 形切口。在关节囊切除术时，尽可能避免损伤腱纽。用微型单钩牵拉器牵开关节囊瓣，显露关节的掌侧部分（图 20.43）。

图 20.44 展示了屈肌腱和相应的腱纽。

20.8.4 切口闭合

缝合掌侧关节囊，屈肌腱鞘无须缝合。关闭皮肤切口已足够。

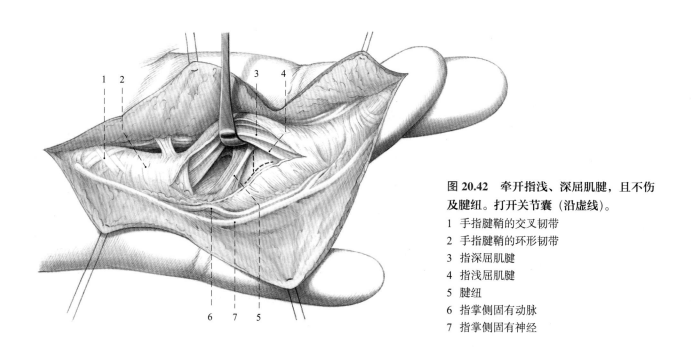

图 20.42 牵开指浅、深屈肌腱，且不伤及腱纽。打开关节囊（沿虚线）。

1 手指腱鞘的交叉韧带
2 手指腱鞘的环形韧带
3 指深屈肌腱
4 指浅屈肌腱
5 腱纽
6 指掌侧固有动脉
7 指掌侧固有神经

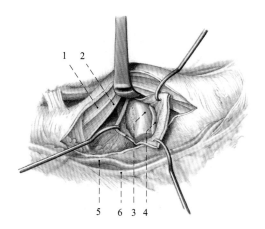

图 20.43 从掌侧打开近侧指间关节囊后的解剖示意图。

1 指深屈肌腱
2 指浅屈肌腱
3 近节指骨头
4 中节指骨基底
5 指掌侧固有动脉
6 指掌侧固有神经

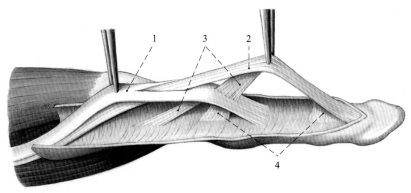

图 20.44 显露屈肌腱及腱纽结构。

1 指浅屈肌腱
2 指深屈肌腱
3 长腱纽
4 短腱纽

20.9 指屈肌腱的侧方中线切口
R. Bauer, F. Kerschbaumer, S. Poisel

20.9.1 主要适应证
- 屈肌腱的滑膜切除术
- 屈肌腱移植术

20.9.2 体位和切口
安置止血带后，手背下垫枕，并用位置安放器将手部固定好（图 20.45）。如图 20.45 所示，这种位置安放器可以配合微型自动拉钩的使用，所以无须助手也可以完成手术，也可见图 20.48。

被动屈曲手指后，再标记手术切口。在手指屈纹的末端做 3 个标记点，详见图 20.46。切口将这些点相连，并向手掌做 S 形或分段式延伸。

20.9.3 显露屈肌腱鞘
游离手掌皮瓣后，先显露从掌腱膜横行纤维束远端穿出的血管神经束（图 20.47）。用细巧的单钩牵拉器，将远端的皮肤和皮下组织瓣连同血管神经束牵离伤口。直视下继续向远端分离，要求皮瓣内包含血管神经束，一同被翻折并牵开（图 20.48）。通过这样的操作，就可以清楚显露屈肌腱鞘。

20.9.4 解剖部位
具体参阅图 20.49，图 20.50。

图 20.49 展示了手指皮肤的神经支配情况。注意支配近节指间关节以远的背侧皮神经源自掌侧。图 20.50 展示了手指近节指间关节稍近端水平的横断面示意图。

20.9.5 注意事项
这种切口的优点体现在某些必须切除绝大部分屈肌腱鞘的手术（屈肌腱滑膜切除术）。观察下来发现，与掌侧皮肤粘连的概率也比 Z 字切口的要低。该入路的缺点是过于复杂的分离过程，因为血管神经束在指根部斜跨手术区域。

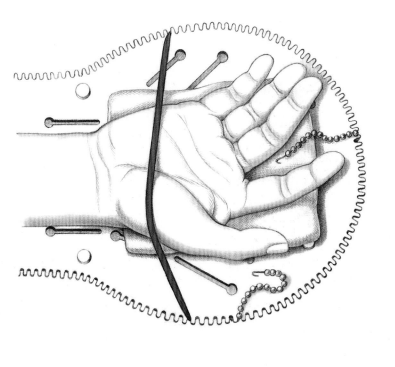

图 20.45　手外科专用位置固定器。链式拉钩可以固定皮瓣，或许还可以免去手术助手（图 20.48）。

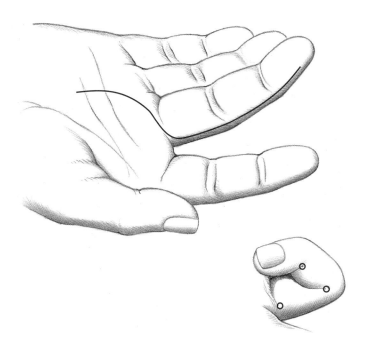

图 20.46　选好辅助点后屈曲手指，侧中线切口就标记在手指屈纹的末端。

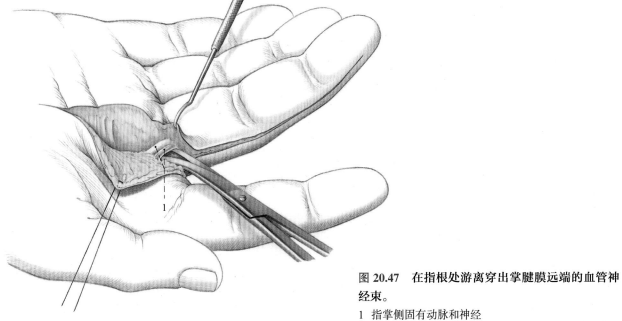

图 20.47　在指根处游离穿出掌腱膜远端的血管神经束。

1　指掌侧固有动脉和神经

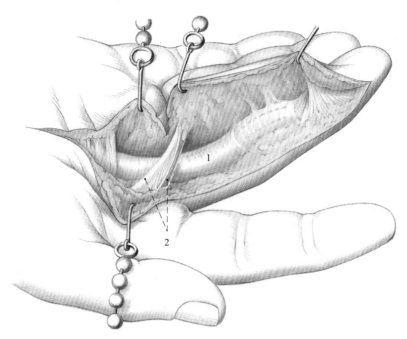

图 20.48　牵开皮肤和皮下组织瓣后的解剖示意图。血管神经束横跨显露的屈肌腱鞘。
1　滑膜鞘管
2　指掌侧固有神经和动脉

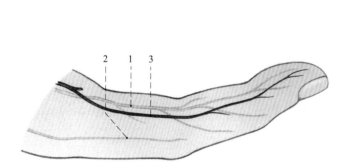

图 20.49　解剖部位。示意图展示了手指皮肤的神经支配情况。
1　指掌侧固有神经
2　指背神经
3　指掌侧固有动脉

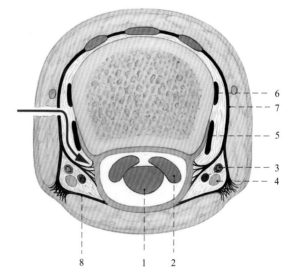

图 20.50　近侧指间关节稍近端水平的横断面示意图；侧中线入路（箭头所示）。
1　指深屈肌腱
2　指浅屈肌腱
3　指掌侧固有动、静脉
4　指掌侧固有神经
5　Cleland 韧带
6　斜行支持韧带（Landsmeer 提出的）
7　横行支持韧带（Landsmeer 提出的）
8　Grayson 韧带

20.10 拇指环形韧带的入路
R. Bauer, F. Kerschbaumer, S. Poisel

20.10.1 主要适应证
- 拇指扳机指

20.10.2 体位和切口
安置止血带后，横行切开屈纹侧皮肤。牵开皮肤后，首先必须要做的是显露桡侧血管神经束，因为后者斜跨于屈肌腱鞘表面（图 20.51）。

20.10.3 显露屈肌腱鞘
分离桡侧血管神经束后，稍稍游离切口皮瓣即可显露屈肌腱鞘，当然也可以借助医用棉拭子。沿图 20.52 所示虚线，劈开环形韧带，这样就可以清楚地显露拇指屈肌腱（图 20.53）。

20.10.4 风险
由于桡侧血管神经束斜行走向（从近端尺侧斜向远端桡侧），所以容易被伤及。

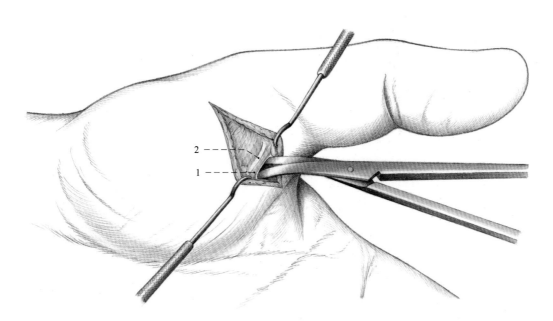

图 20.51　拇指环形韧带的入路（左手）。切开皮肤后，首先要辨认出桡侧血管神经束。
1 指掌侧固有动脉
2 指掌侧固有神经

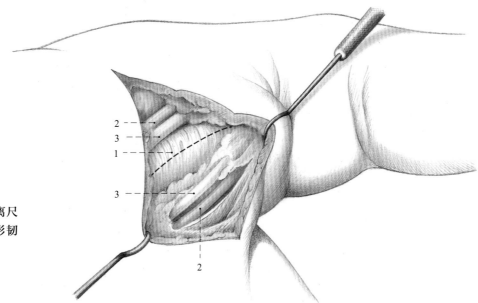

图 20.52 牵开皮肤并分离尺侧血管神经束，切开环形韧带 (沿虚线)。

1 肌腱腱鞘 (环形纤维)
2 指掌侧固有动脉
3 指掌侧固有神经

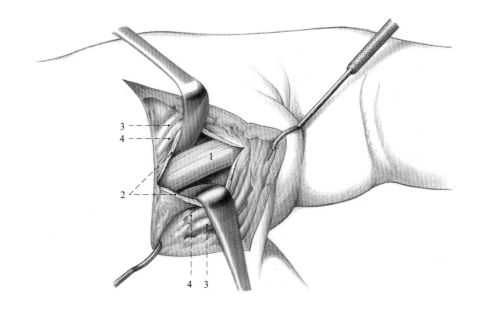

图 20.53 切开环形韧带和显露拇指屈肌腱的解剖示意图。

1 拇长屈肌腱
2 肌腱腱鞘 (环形纤维)
3 指掌侧固有动脉
4 指掌侧固有神经

拓展阅读

[1] Alonso-Llames M. Bilaterotricipital approach to the elbow. Its application in the osteosynthesis of supracondylar fractures of the humerus in children. Acta Orthop Scand 1972;43(6):479-490

[2] Anson BJ, McVay CB. Surgical Anatomy. Vol 1. Philadelphia: Saunders; 1971

[3] Banks SW, Laufmann II. An Atlas of Surgical Exposures of the Extremities. Philadelphia: Saunders; 1968

[4] Bigliani LU, Morrison DS, April EW. The morphology of the acromion and its relationship to rotator cuff tears. Orthop Trans 1986;10:228

[5] Bigliani LU, Cordasco FA, McLlveen SJ, Musso ES. Operative repair of massive rotator cuff tears: long-term results. J Shoulder Elbow Surg 1992;1(3):120-130

[6] Bonnaire F, Bula P. Distale Humerusfrakturen. Trauma Berufs-krankh 2010;12(Suppl. 2):96-103

[7] Brodsky JW, Tullos HS, Gartsman GM. Simplified posterior approach to the shoulder joint. A technical note. J Bone Joint Surg Am 1987;69(5):773-774

[8] Bryan RS, Morrey BF. Extensive posterior exposure of the elbow. A triceps-sparing approach. Clin Orthop Relat Res 1982;(166):188-192

[9] Consentino R. Atlas of Anatomy and Surgical Approaches in Orthopaedic Surgery; vol 1. Springfield, IL: Thomas; 1960

[10] Debeyre J, Patthie D, Elmelik E. Repair of ruptures of the rotator cuff of the shoulder: With a note of advancement of the supra-spinatus muscle. J Bone Joint Surg 1965;47-B:36-42

[11] Ewerbeck V, Wentzensen A. Standardverfahren in der operativen Orthopädie und Unfallchirurgie. 2nd rev ed. Stuttgart: Thieme; 2004

[12] Fernandez DL, Jupiter JP. Fractures of the Distal Radius. Berlin: Springer;1995

[13] Fernandez DL, Jupiter JP. Fractures of the Distal Radius. A Practi-cal Approach to Management. Berlin: Springer; 1996

[14] Fucentese SF, Jost B. Posteriorer Zugang zum Schultergelenk. Op-erative Orthopädie und Traumatologie. Band 22. Berlin: Springer; 2010:188-195

[15] Geschwend N, Ivosevic-Radovanovic D, Brändli P. Die operative Behandlung der Rotatorenmanschettenruptur. In: Helbig B, Blauth W, eds. Schulterschmerzen und Rupturen der Rotatoren-manschette. Hefte zur Unfallheilkunde 180. Berlin: Springer; 1986:69-88

[16] Gohlke F, Hedtmann A. Schulter. In: Wirth CJ, Zichner L, eds. Orthopädie und orthopädische Chirurgie. Stuttgart: Thieme; 2002

[17] Habermeyer P, Brunner U, Wiedemann E, Wilhelm K. Kompres-sionssyndrom an der Schulter und deren Differentialdiagnose. Orthopade 1987;16(6):448-457

[18] Habermeyer P, Lichtenberg S, Magosch P. Schulterchirurgie. 4th ed. Munich: Urban & Fischer; 2008

[19] Hansis M, Schmidt HM. Unterarm und Handgelenk. In: Kremer K, Lierse W, Platzer W, Schreiber HW, Weller S, eds. Chirurgische Operationslehre—Schultergürtel, obere Extremität. Stuttgart: Thieme; 1995

[20] Hepp P, Theopold J, Voigt C, Engel T, Josten C, Lill H. The surgical approach for locking plate osteosynthesis of displaced proximal humeral fractures influences the functional outcome. J Shoulder Elbow Surg 2008;17(1):21-28

[21] Hirner A, Weise K. Chirurgie. 2nd rev ed. Stuttgart: Thieme; 2008

[22] Höntzsch D, Maurer H. Schultergürtel. In: Kremer K, Lierse W, Platzer W, Schreiber HW, Weller S, eds . Chirurgische Operations-lehre-Schultergürtel, obere Extremität. Stuttgart: Thieme; 1995

[23] Hoppenfeld S, de Boer P. Surgical Exposures in Orthopaedics. Philadelphia: Lippincott; 1984

[24] Iannotti JP, Williams GR. Disorders of the Shoulder: Diagnosis and Management. Vols 1 and 2. Philadelphia: Lippincott Williams & Wilkins; 2007

[25] Kaplan E. Functional and Surgical Anatomy of the Hand. Phila-delphia: Lippincott; 1965

[26] Kremer K, Lierse W, Platzer W, Schreiber HW, Weller S. Schul-tergürtel und obere Extremität. Stuttgart: Thieme; 1995. Chirur-gische Operationslehre; Band 9

[27] Krettek C, Wiebking U. Proximale Humerusfraktur: Ist die win-kelstabile Plattenosteosynthese der konservativen Behandlung überlegen? Unfallchirurg 2011;114(12):1059-1067

[28] von Laer L. Frakturen und Luxationen im Wachstumsalter. Stutt-gart: Thieme; 1996

[29] Landsmeer LM. Atlas of Anatomy of the Hand. Edinburgh: Churchill-Livingstone;1976

[30] Matsen FA III, Thomas SC, Rockwood CA. Anterior Glenohumeral Instability. In: Rockwood CA, Matsen FA Ⅲ, eds. The Shoulder. Philadelphia: Saunders; 1990:526

[31] Matsen FA III, Thomas SC, Rockwood CA, Wirth MA. Glenohu-meral Instability. In: Rockwood CA, Matsen FA. The Shoulder. 2nd ed. Philadelphia: Saunders; 1998:611-754

[32] Morrey DF. The Elbow and its Disorders. Philadelphia: Saunders; 2000

[33] Müller ME, Allgöwer M, Schneider R, Willenegger H. Manual der Osteosynthese. Berlin: Springer; 1992

[34] Neer CS II. Anterior acromioplasty for the chronic impingement syndrome in the shoulder: a preliminary report. J Bone Joint Surg Am 1972;54(1):41-50

[35] Neer CS. Shoulder Reconstruction. Philadelphia: Saunders; 1990: 202-207

[36] Neviaser JS. Surgical approaches to the shoulder. Clin Orthop Relat Res 1973;(91):34-40

[37] Nicola T. Atlas operativer Zugangswege in der Orthopädie. Mu-

nich: Urban & Schwarzenberg; 1971

[38] Oestern HJ, Tscherne H. Ergebnisse der AO-Sammelstudie über Unterarmschaftfrakturen. Unfallheilkunde 1983;86(3):136-142

[39] Platzer W. Atlas der topografischen Anatomie. Stuttgart: Thieme; 1982

[40] Platzer W. Bewegungsapparat. In: Kahle E, Leonhardt H, Platzer W. Taschenatlas der Anatomie. Band 1. 4th ed. Stuttgart: Thieme; 1984

[41] Rauber/Kopsch. Anatomie des Menschen. Band 1-4. Stuttgart: Thieme;1988

[42] Resch H, Beck E. Praktische Chirurgie des Schultergelenks. Innsbruck: Bronweiler; 1989

[43] Resch H, Maurer H. Schultergelenk. In: Kremer K, Lierse W, Platzer W, Schreiber HW, Weller S, eds. Chirurgische Operationslehre-Schultergürtel,obere Extremität.Stuttgart:Thieme;1995

[44] Resch H, Povacz P, Ritter E, Matschi W. Transfer of the pectoralis major muscle for the treatment of irreparable rupture of the subscapularis tendon. J Bone Joint Surg Am 2000;82(3):372-382

[45] Rockwood CA, Green ADP, Buchholtz RW. Fractures in Adults. 3rd ed. Philadelphia: Lippincott; 1991

[46] Rüedi T, von Hochstetter AHC, Schlumpf R. Operative Zugänge zur Osteosynthese. Berlin: Springer; 1984

[47] Schünke M, Schulte E, Schumacher U. Prometheus–Lernatlas der Anatomie. Stuttgart: Thieme; 2005

[48] Putz R, Pabst R, eds. Sobotta: Anatomie des Menschen. Munich: Urban & Fischer; 2006

[49] Tscherne H, Blauth M, Kasperczyk W. Indikationen zur konservativ-funktionellen und operativen Therapie von Frakturen am Schultergürtel. In: Rahmanzadeh R, Meißner A, eds. Unfall- und Wiederherstellungschirurgie des Schultergürtels. Berlin: Springer;1992

[50] Tubiana R, Valentin P. The anatomy of the extensor apparatus of the fingers. Surg Clin North Am 1964;44:897-906

[51] Tubiana R, McCullough CJ, Masquelet AD. An Atlas of Surgical Exposure of the Upper Extremity. London: Martin Dunitz; 1990

[52] Weise K, Firbas W. Ellbogen. In: Kremer K, Lierse W, Platzer W, Schreiber HW, Weller S, eds. Chirurgische Operationslehre− Schultergürtel, obere Extremität. Stuttgart: Thieme; 1995

[53] Weise K. Verletzungen des Oberarms, Ellenbogens, Unterarms und Handgelenks. In: Mutschler W, Haas NP, eds. Praxis der Unfallchirurgie. 2nd rev ed. Stuttgart: Thieme; 2004

[54] Wiedemann E. Scapulafraktur. In: Habermeyer P, ed. Schulterchirurgie. 2nd ed. Munich: Urban & Schwarzenberg; 2002

[55] Wiedemann E. Frakturen der Skapula. Unfallchirurg 2004;107 (12):1124-1133

[56] Winker KH, Maurer H. Oberarm. In: Kremer K, Lierse W, Platzer W, Schreiber HW, Weller S, eds. Chirurgische Operationslehre-Schultergürtel, obere Extremität. Stuttgart: Thieme; 1995

附录　专业术语英汉对照

spine 脊柱

cervical spine 颈椎

cervicothoracic junction 颈胸椎交界区

transoropharyngeal approach C1-C2(C3) C1~C2（C3）经口入路

anterior approach to the cervical spine C3-T2 C3~T2 前方入路

anterior approach to the lower cervical and upper thoracic spine C4-T3 according to Cauchoix, Binet, and Evrard 下颈椎及上胸椎前方入路（Cauchoix，Binet 及 Evrard 入路）

thoracic spine 胸椎

transthoracic approach to the thoracic spine T4-T11 T4~T11 经胸腔入路

anterior transpleural approach to the spine T3-T11 according to Louis 前方经胸膜入路显露 T3~T11（Louis 入路）

thoracolumbar junction 胸腰椎交界区

retroperitoneal extrapleural approach to the thoracolumbar spine T9-L5 according to Hodgson 脊柱 T9~L5 水平经腹膜后胸膜外入路（Hodgson 入路）

approach to thoracolumbar spine with two-fold thoracotomy T4-L5 according to Bauer 胸腰椎 T4~L5 双重开胸入路（Bauer 入路）

retroperitoneal extrapleural approach to thoracolumbar spine t11-l5 according to Mirbaha 腹膜后胸膜外胸腰椎 T11~L5 入路（Mirbaha 入路）

lumbar spine 腰椎

lumbosacral junction 腰骶椎交界区

retroperitoneal approach to the lumbar spine L2-L5 经腹膜后入路显露 L2~L5

transperitoneal approach to the lumbosacral junction L4-S1 经腹膜入路显露腰骶椎交界区（L4~S1）

minimally invasive lateral approach to the lumbar spine L2-L5 微创经侧方入路显露 L2~L5

costotransversectomy T3-T10 T3~T10 肋横突关节切除入路

posterior approach to the thoracic and lumbar spine 胸腰椎后入路

paraspinal approach to the lumbosacral junction according to Wiltse 腰骶交界区 Wiltse 椎旁肌入路

short posterior approach to the lumbar spine for laminotomy and removal of an intervertebral disk 椎板切开术及椎间盘摘除术的后路短切口入路

pelvis 骨盆

lower extremity 下肢

pelvic ring 骨盆环

approach to the symphysis and anterior pelvis 耻骨联合与骨盆前环入路

anterior approach to the posterior pelvis 骨盆后环前方入路

posterior approach to the sacrum 骶骨后侧入路

lateral minimally invasive approach for trans-sacroiliac screw placement 置入骶髂螺钉的侧方微创入路

approach to the ischium and pubis 坐骨和耻骨入路

acetabulum 髋臼

ilioinguinal approach according to Letournel 髂腹股沟入路（Letournel 入路）

posterior approach to the hip according to Kocher-Langenbeck 髋关节后侧入路（Kocher-Langenbeck 入路）

anterior limited approach according to Stoppa 前侧微创入路（Stoppa 入路）

transiliac approach according to Judet Judet 经髂骨入路

approach to the acetabulum according to Judet Judet 髋臼入路

hip joint 髋关节

posterior approach to the hip joint with dislocation according to Ganz 髋关节脱位后侧入路（Ganz 入路）

posterior minimally invasive approach 后侧微创入路

transgluteal approach according to Bauer 经臀肌入路（Bauer 入路）

minimally invasive transgluteal approach 经臀肌微创入路

anterolateral approach to the hip joint 髋关节前外侧入路

minimally invasive anterolateral approach to the hip joint 髋关节前外侧微创入路

anterior approach to the hip joint 髋关节前侧入路

anterior minimally invasive approach 前侧微创入路

arthroscopic approaches to the hip joint 髋关节关节镜入路

femur 股骨

anterior approach 前侧入路

lateral proximal approach to the medullary cavity of the femur 股骨骨髓腔的外侧近端入路

lateral approach to the femur 股骨外侧入路

lateral approach—general points 外侧入路：常规显露

lateral approach—exposure of the proximal femur 外侧入路：显露股骨近端

lateral approach to the calcaneus and talocalcaneonavicular joint　跟骨和距跟舟关节的外侧入路

medial approach to the calcaneus　跟骨内侧入路

lateral approach to the talocalcaneonavicular joint　距跟舟关节外侧入路

anterior approach to the metatarsal joints　跖骨关节前侧入路

medial approach to the tarsometatarsal joints　跗跖关节内侧入路

plantar approach to the metatarsophalangeal joints　跖趾关节足底入路

medial approach to the metatarsophalangeal joint of the great toe　第 1 跖趾关节内侧入路

posterior approaches to the metatarsal bones, metatarsophalangeal joint, and interphalangeal joint　跖骨、跖趾关节和趾间关节后侧入路

plantar approach to the toe flexor tendons　趾屈肌腱的足底入路

extensor approach to the second toe　第 2 趾伸肌入路

shoulder　肩部

upper extremity　上肢

scapula　肩胛骨

clavicle　锁骨

approach to the clavicle and acromioclavicular joint　锁骨与肩锁关节的手术入路

approach to the sternoclavicular joint　胸锁关节的手术入路

approach to the scapula　肩胛骨的手术入路

anterior approach to the shoulder joint　肩关节前方入路

extended anterior approach to the shoulder joint with exposure of the proximal humerus　显露肱骨近端的肩关节前方延长入路

anterosuperior approach to the shoulder joint　肩关节前上入路

anterolateral approach according to Bigliani　前外侧入路（Bigliani 入路）

posterosuperior approach according to Gschwend　后上方入路（Gschwend 入路）

posterior approach to the shoulder joint　肩关节后方入路

arthroscopic approach to the shoulder　肩关节镜手术入路

humerus　肱骨

proximal approach to the humerus　肱骨近端手术入路

posterior approach to the humerus　肱骨后方入路

distal posterior approach to the humerus　肱骨远端后方入路

anterior approach to the humerus　肱骨前方入路

lateral approach to the humerus　肱骨外侧入路

medial approach to the humerus　肱骨内侧入路

elbow　肘关节

posterior approach to the elbow joint　肘关节后方入路

lateral approach to the elbow joint　肘关节外侧入路